JN415336

건강증진

|이론과 실제|

박 정 숙 지음

계명대학교 출판부

'본 연구는 2006년 계명대학교
비사연구기금으로 이루어졌음'

머리말

현대사회에서 건강은 모든 사람들이 추구하는 기본사항이 되었고, 건강증진은 장수사회에서 나이가 들어서도 건강하게 살아가기 위해 평소에 지켜야 하는 행동 양상으로 인식되고 있다. 건강증진을 위해서는 개인의 생활습관을 변화시키는 것은 물론이고 주변 환경을 건강하게 유지해야 하고 또한 국가적인 차원에서 건강과 관련된 법과 규정이 정비되어야 한다. 일반인들이 스스로의 건강을 더욱 유지·증진하기 위해 건강증진 생활양식을 실천하는 것도 중요하지만, 의사나 간호사와 같은 전문 의료인들이 건강에 대한 과학적 지식, 교육과 상담 기술을 근간으로 하여 일반인들이 건강증진 생활양식을 실천하도록 전문적으로 이끌어주는 것이 상당히 중요하다.

간호학은 전 인류를 대상으로 하여 질병 회복, 재활, 평화로운 죽음을 돕는 것은 물론이고 질병예방, 건강유지 및 건강증진을 위해 돕는 학문이다. 간호학이 이러한 포괄적인 학문영역을 가지고 있음에도 불구하고 일반인이나 간호사 자신들도 간호학을 아픈 환자를 돌보는 영역으로 제한하여 생각하는 경향이 있다. 이는 근대 간호학의 시조인 플로렌스 나이팅게일이 크리미아 전쟁터의 야전병원에서 환자를 돌보는 전통에서 간호학의 기초가 세워졌기 때문이라고 볼 수 있다. 하지만 오늘날에 이르러 건강자가관리의 개념이 강조되고 국민의 건강관리가 개인의 책임에서 국민의 기본권리로 인식되어 가는 과정에서 건강한 사람을 더욱 건강하게 건강을 유지·증진시키는 데 간호사가 큰 역할을 해야만 한다.

이 책에서는 먼저 건강증진의 개념과 이론 소개, 생애주기별 건강증진, 분야별 건강증진, 건강증진을 위한 영양, 운동, 스트레스 관리 등의 전략, 양생, 경락, 사상체질 등의 한국적 건강증진 기법을 다루었고, 다음으로 전문가를 위한 내용으로 건강증진 프로그램 기획과 평가, 각국의 건강증진 정책과 사례, 건강증진을 위한 전략과 이슈 등을 다루고 있다.

책이 나오기까지 자료수집과 교정을 도와준 모든 분들에게 감사드리며, 이 책을 통하여 건강증진에 대한 이해를 높이고 담당자들이 업무에 비전을 가지고 함께 하기를 바라는 마음이다. 이 책은 건강증진을 체계적으로 다루고자 하는 첫 걸음에 불과하므로 독자들의 좋은 의견을 수렴하여 더 좋은 책으로 만들고자 노력하고자 한다.

2014. 1.
성서캠퍼스 연구실에서
박 정 숙

목 차

제5장 건강증진을 위한 활동

제6장 한국적 건강증진

제1장 건강증진 소개

1. 건강의 개념

1) 건강(health)의 정의

건강이란 단어는 'hoelth'에서 나온 말로서 안전한 상태나 전신의 정상상태를 의미한다. 건강하다는 것은 자연적이며 자연과의 조화를 이룬 상태로 해석되는 반면 건강하지 못한 것은 비자연적인 것 혹은 자연에 대적되는 것으로 간주되었다. 정신건강에 대한 개념은 19세기 후반까지도 존재하지 않았다.

과학의 시대로 의학적 발전이 급속히 진행한 결과, 질병은 특별한 원인, 흔히 미생물 때문에 생기는 것으로 여겨졌으며, 20세기 전반까지 보편화된 건강의 개념은 질병이 없는 상태로서 건강과 질병을 연속선상의 양극단으로 보았다. 제2차 세계대전은 고도의 스트레스가 건강에 미치는 영향을 잘 이해시켜 주는 계기가 되어 정신적 문제와 건강과의 관계에 대한 개념을 넓혀주는 계기가 되었다.

WHO에서는 "건강은 단순히 질병이나 허약하지 않는 상태가 아니라 신체적·정신적·사회적, 영적으로 완전한 안녕상태(well-being)이다."라고 정의하였다. Dunn은 건강과 질병이 이분법적으로 나누어지는 것이 아니라 인간의 건강상태는 건강–질환 연속선(health-illness continuum) 상에서 계속 변화하는 것이라고 보았다〈그림 1-1〉. 즉, 인간의 건강상태는 최고의 안녕상태(high level wellness)에서부터 최악의 건강상태까지 갈 수 있는 가능성을 항상 지니고 있으며, 일상생활에서 효율적으로 대처하고 기능하면 건강한 상태라고 할 수 있으며, 적절히 대처하지 못하거나 기능이 통합되지 못하면 불건강 상태라고 할 수 있다. 이는 실현성을 강조한 건강의 정의로서 최고의 안녕상태라는 용어를 사용한 것이다.

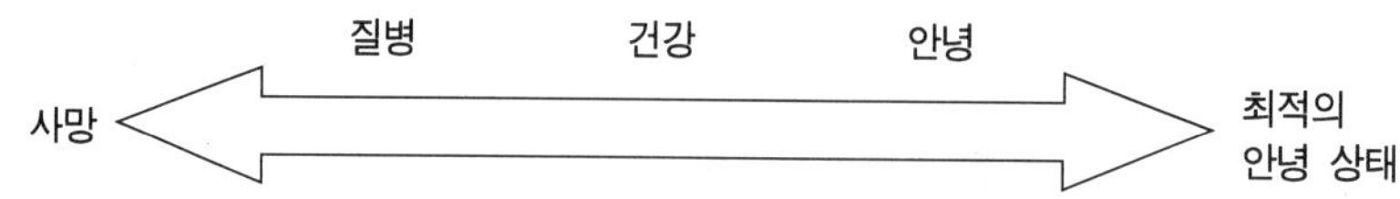

그림 1-1. Dunn의 건강—질환 연속선

(1) Smith의 건강모형

Smith는 기존의 건강에 관한 여러 가지 문헌을 분석한 결과, 건강개념에 대한 정의를 4개의 개념, 즉 임상 개념(clinical conception), 역할수행 개념(role performance health conception), 적응건강 개념(adaptive health conception), 행복론적 개념(eudaemonistic health conception)으로 분류하였다.

'임상 개념'은 의학모델을 통해 개발된 것으로 건강이란 질병, 질환, 증상 그리고 불구 등이 없는 것으로 보는 입장이다. '역할수행 개념'은 의료사회학 연구를 통해 개발된 것으로, 건강이란 인간이 자신에게 주어진 일상적인 역할을 수행하는 데 어려움이 없는 상태라고 보는 입장이다. 예를 들어 다리를 하나 절단했다 하더라도 직장에 잘 다니고 가정생활에서의 역할을 감당할 수 있다면 건강하다는 것을 의미한다. '적응건강 개념'에서는 건강이란 물리적, 사회적으로 효과적인 상호작용을 통해 적응을 잘 해 나가는 상태라고 보았다. 즉 환경의 스트레스에 유동적으로 잘 적응하면 건강하다는 것이다. '행복론적 개념'에서의 건강은 가장 포괄적인 것으로 일반적인 안녕과 자아실현화를 말하며 보다 높은 수준의 안녕을 성취하려는 능력을 의미한다.

Smith의 건강모형에서 임상 개념은 매우 좁은 범위를 나타내므로 거의 사용되지 않고, 행복론적 개념은 너무 추상적이고 삶의 질 개념과 혼동되므로 사용이 어렵다고 본다.

(2) Travis의 wellness 모델

질병(disease)이라는 용어는 생의학적 모델에서 나온 것으로 당뇨병, 간염, 암 등과 같이 의학적으로 진단된 것이며 임상증상을 동반하는 것이다. 이에 비해 질환(illness)이라는 용어는 질병에 대한 인간의 인지와 반응을 포함한 보다 광범위한 의미를 가지며, 생의학적 요소뿐만 아니라 사회심리적인 요소도 포함하고 있다.

Travis는 Dunn과 마찬가지로 인간의 건강상태는 질환—안녕의 연속선상에서 계속 변화하는 것이라고 보았다. 즉 인간의 건강상태는 높은 수준의 안녕(high-level wellness)에서부터 중립상태(neutral point)를 지나 질환으로 인한 조기사망(premature death)에 이를 수 있는 변화의 가능성을 항상 가지고 있다〈그림 1-2〉.

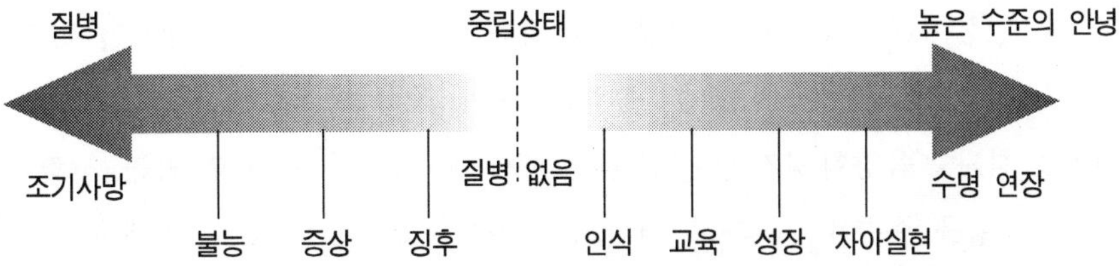

그림 1-2. Wellness 모형

(3) Brubaker 모델

Brubaker는 건강증진을 개인의 습관과 환경의 변화를 추구하는 과정을 통해 고도의 안녕(high level wellness)에 도달하고자 하는 건강관리라고 하면서, 개인의 생활양식의 변화뿐만 아니라 건강한 사회문화적 환경조성에도 관심을 가져야 한다고 강조하였다. 그리고 건강—불건강 연속체에서 각 단계마다 다른 건강관리가 행하여짐을 설명하였다. 즉 치료와 재활을 통해서는 질병 혹은 부정적 건강(negative health) 상태의 회복이 이루어지고, 건강유지 및 질병예방을 통해서는 보통 건강(neutral health)을 얻을 수 있고, 건강증진을 통해서는 안녕상태 혹은 긍정적 건강(positive health)에 이를 수 있다고 하였다. 현재 건강한 사람이 더 나은 안녕상태(high level wellness)에 도달하기 위해서는 건강증진이 필수 불가결한 것이다〈그림 1-3〉.

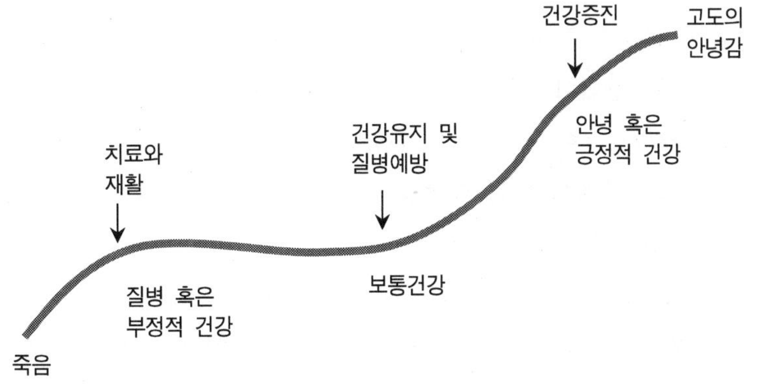

그림 1-3. Brubaker의 건강증진 모형

(4) 동양의 건강 정의

건강이라는 글자의 한자어의 뜻을 풀어보면 '건(健)'은 굳셀 '건'자로 몸이 건강함을 의미하며, '강(康)'은 편안할 '강', 즐거울 '강', 화할 '강'의 뜻으로 마음이 편안한 것을 의미한다. 즉 건강이란 몸과 마음이 함께 건강해야 한다는 뜻이 포함되어 있다. 이렇게 몸과 마음이 함께 건강한 사람을 '음양화평지인(陰陽和平之人)', '진인(眞人)', '지인(至人)'이라고 한다. '음양화평지인'이라 함은 음양의 조화를 이루고 있는 사람으로 전신의 기능이 균형을 이루며, 순환이 원활히 이루어지고 정신적으로 안정을 이루며 외모나 위풍이 당당하고 온화하며 군자와 같은 사람이다. '진인'이나 '지인'은 모두 이상적으로 완성된 사람을 말하며 천지의 기운을 자유자재로 하고 자연의 이치를 통달하며 자기 건강관리를 잘하는 사람이다.

동양적 건강 개념에서는 음양이 조화를 이루고, 水·火·木·金·土의 5행이 정교한 순환적 질서 속에서 서로가 이어받고 영향을 주게 된다. 또한 기(氣)의 개념이 건강을 설명하는 데 중요한 변수가 된다. 기란 생명의 호흡 또는 우주를 생동시키는 에너지를 의미하며 언제나 순환하는 흐름의 원천이 된다. 기의 흐름이 사람의 생명을 유지한다고 보며 일정한 기의 통로를 경맥이라 한다. 기가 원활히 잘 통하는 것을 건강이라고 보며, 평형을 상실하고 기가 적절히 순환하지 못하는 것을 병이라 보았다.

또한 인체의 각 구성부분이 모두 상호관련성이 있고 상호의존적인 생명체라고 보고, 넓은 의미로는 인간은 물리적, 사회적 환경인 자연이나 우주와 계속적인 상호작용을 하는 부분이라고 보았다. 그러므로 인간은 자연의 지배를 받는 소우주로서 자연을 정복하려는 것이 아니고 자연의 이치에 맞게 살아야 한다고 생각하였다. 질병은 바로 대우주인 자연과 소우주인 인간과의 균형상태가 깨진 것이라고 볼 수 있다. 즉 동양적인 건강에 대한 생각은 천지인합일(天地人合一) 사상을 근간으로 하여 인간과 자연이 하나가 되는 균형 상태이며, 음양이 조화를 이루고 우주를 생동시키는 기의 흐름이 언제나 잘 순환하는 것이다. 동양적 건강관리는 개인이 스스로 자신의 신체와 마음을 잘 다스리고 음양체계에 맞는 약초를 이용하고 오행설에 따라 이에 대응하는 내장기관을 다스리는 양생법을 중시하였다.

한국인의 건강관을 살펴보면, 과거에는 우리 사회를 지배해온 유교, 도교, 불교, 무속신앙의 사상에 기초하여 지배층의 건강관은 주로 한의학에, 서민층은 무속에 더 관련이 있었다. 한의학에서의 건강은 자기조절에 의해 자연과 조화를 이루고 있는 상태이며, 질병은 몸에서 일종의 조화가 깨진 무질서 상태로 보았다. 민간의 무속에서는 건강보다는 질병의 치유와 질병의 근원이 되는 악을 제거하는 것에 중점을 두었다.

서양의학의 전래로 인해 우리나라 사람들의 건강관에 많은 변화를 가져오게 되었으나, 우리나라 사람들의 의식의 심층부에는 여전히 전통적인 건강관을 가지고 있으며, 동양적 사고와 전통적 건강관에 입각한 건강행위를 알게 모르게 하고 있는 것으로 볼 수 있다. 한국인의 건강관을 연구한 양순옥(1990)의 연구에서 한국인의 건강관은 힘과 원활함을 근간으로 하여 개인, 가족, 환경과의 조화를 이룬 것이며 그 이면에는 운명론적인 신명성이 내재되어 있다고 했다.

2) 건강의 영향요인

건강에 영향을 미치는 요인으로는 내적 요인과 외적 요인으로 크게 분류할 수 있다. 내적 요인으로는

- 개인적 요인: 연령, 성, 인종, 신체상 동기, 지능
- 생리적 과정: 성장과 발달상태, 신체기전, 유전요인
- 정서: 감정이나 느낌, 기본욕구의 충족
- 행위: 성격특성에 따른 행동양상, 외부에 대한 반응

외적 요인으로는

- 물리적 요인: 공간, 집, 생활유지요소, 환경적인 영향
- 사회적 요인: 사회경제적인 상태, 교육수준, 정치적인 요인, 여가활동, 혈통
- 문화적 요인: 언어/의사소통, 법률/풍습/사회적인 관습/습관, 가족구성조직, 종교 등을 들 수 있다.

(1) 내적 요인

① 개인적 요인

건강에 영향을 미치는 내적 요인으로서 지능, 성, 연령, 종족, 자기개념과 같이 변화되기 힘든 특성을 지닌 것 등을 포함한다.

② 생리적 과정

환경이나 건강관련 행위와는 달리 개인의 노력에 의하여 변화될 수 없다. 당뇨병이나 색명의 가족력을 가진 집안에서 태어난 사람은 어쩔 수 없이 이러한 유전적인 질환에 걸릴 위험성이 높아진다. 하지만 어떤 유전적인 질환의 경우에는 본인이 위험요인을 줄이고 긍정적인 건강행위를 실천함으로써 위험을 극복할 수 있지만, 반대로 장수가정에서 태어난 사람은 똑같은 건강위험행위를 하거나, 똑같은 위험요인에 폭로되더라고 더 오래 살 수도 있다.

③ 정서

건강에 영향을 미치는 긍정적 정서에는 행복, 희망, 신뢰 등이 있고, 부정적 정서에는 불안정(restlessness), 두려움과 불안, 우울, 분노 등이 있다.

④ 성격

개인의 성격 특성에 따라 어떻게 주어진 정보를 해석하여 행동하며 또 그로 인한 결과가 건강에 어떠한 영향을 미치는가를 이해하여 대상자를 도울 수 있다. 성격이란 한 개인이 환경에 적응해 나아가는 방법을 결정해주는 사고방식이나 주어진 상황과 관계없이 그 자신의 고유한 방식으로 행동하고 생각하는 일관성을 지닌 독특한 행동양식 또는 한 개인을 특징 지워 주는 비교적 지속성을 지닌 기본적 행동양식으로서 다른 사람에게 보이는 그 사람의 전체적인 인상을 의미한다.

건강과 관련된 성격으로 대표적인 것으로 건강통제위성격(Health locus of control)을 들 수 있다. 통제위는 개인의 행동이 어떤 특별한 상황에 있어서의 특별한 기대 혹은 다양한 상황에 있어서의 일반화된 기대에 의해서 독특한 행동양식을 추구하는 것을 말한다. 이 행동양식은 기대와 강화가치의 정도에 따른 행동의 소재가 자신에 의해 조절된다고 보는 내적 통제위와 타인지향적인 외적통제위로 구분된다.

한 개인의 행동결과나 강화를 받아들일 때 자신의 능력이나 속성의 결과라고 지각하는 성격특성을 내적통제에 대한 믿음(internal locus of control)이라고 하고, 행운이나 운명 또는 힘 있는 다른 사람의 지배에 의해서 통제된다고 지각하는 성격특성을 외적통제에 대한 믿음(external locus of control)이라고 한다. 통제위 개념에서 발전시킨 건강통제위의 개념은 건강이 일반적으로 무엇에 의해 좌우된다고 보는가로 나타내지는 기대성향을 의미하기 때문에 건강과 관련된 행위를 설명하고 예측할 수 있는 가능성을 보여준다.

내적통제위 성향은 전염병을 예방하기 위해 예방접종에 잘 참여하며, 안전벨트 착용비율이 높은 반면, 신체장애자들은 정상인보다 외적통제위 성향을 많이 나타낸다. 내적통제위 성향은 외적통제위에 비해 정신적인 장애가 적고 자신의 생활에 만족하고 있는 것으로 나타났다. 유아기 때는 완전한 외적통제위이지만 성장·발달함에 따라 주위환경을 통제하는 것이 가능해지면서 내적통제위 믿음이 증가하게 된다. 이처럼 성격 특성은 변화될 수 있기 때문에, 필요한 경우 특정 프로그램을 통해 대상자들의 통제위 성격 성향을 변화시킬 수 있다. 외적통제위를 힘 있는 타인의 조절력을 중시하는 경우 powerful others locus of control이라 하고, 완전히 우연히 이루어지는 것이라고 믿는 경향을 우연성통제위(chance locus of control)라고 한다.

(2) 외적 요인

① 물리적 요인

변화될 수 있거나 변화되고 있는 모든 자극체를 포함하는 것으로서 넓게는 우주의 모든 것 즉, 중력, 기상학적인 요소, 습도, 물, 꽃가루, 산소분압, 대기오염도, 음용수의 오염 정도, 밤낮의 길이나 계절의 기간 및 미생물의 분포도 등이 된다. 건강과 관련된 외적 환경으로 주택문제, 위생시설의 정도, 식이습관, 경제상태, 기호품의 탐닉 정도 등이며, 이러한 변수가 건강이나 질병에 미치는 영향이 크다.

② 사회적 요인

경제수준, 교육수준, 정치적 안정, 의료제도와 의료의 질 등을 들 수 있다. 자신이 속한 지역사회가 어떤 종류의 의료제도를 가지고 있으며, 얼마나 많은 의료시설을 갖고 있으며, 얼마나 의료시설의 이용이 쉬우며, 어떤 수준의 의료를 제공할 수 있는지가 중요하다. 가족환경 역시 매우 중요한데 건강행위를 장려하느냐 혹은 억압하느냐 하는 것도 개인의 건강상태에 중요한 영향을 준다.

Wilkinson과 Marmot는 사회적 결정요인으로 고형요인(solid factor)라는 개념을 사용하였으며, 다음의 10가지를 제시하고 있다.

- 사회적 격차(social gradient)
- 스트레스
- 어린 시절 경험
- 왕따 등의 사회적 배제(social exclusion)
- 노동
- 실업(unemployment)
- 사회적 지지
- 중독(addiction)
- 식량문제
- 교통문제

③ 문화적 요인

문화란 일정하게 주어진 시간 안에서 특정한 사회집단의 과거나 현재의 행위나 느낌, 생각을 포함하므로 이러한 문화는 한 세대에서 다음 세대로 이행되면서 특정한 사회의 한 부분을 구성하게 된다. 따라서 문화란 지식이나 신념, 기술, 도덕, 법, 관습 기타 인간의 행동을 통해서 종합적으로 습득되는 생활양식 등과 관계된 복합적인 사회적 성격을 지닌다. 대상자의 생활양식과 관습을 분석함으로써 그 문화 안에서 생활하고 있는 대상자의 건강과 관련된 행동양식을 알 수 있다.

(3) 다차원적 건강 결정요인

① LaLonde 보고서

LaLonde 보고서에서는 건강에 영향을 미치는 주요 요인을 "건강의 장(health field)"이라는 용어로 표현하고, 보건의료조직, 생물학적 요인, 환경, 생활습관 4가지를 제시하였다.

- 보건의료조직(health care organization): 보건의료서비스를 제공하는 인력, 자원의 양과 질, 자원 배치, 관계 등

- 생물학적 요인(human biology): 신체 내부에서 발생하는 신체적 정신적 건강과 관련된 모든 측면, 유전적 소인, 노화과정, 각종 신체 기관 등
- 환경(environment): 사람의 외부에 존재하고 개인이 통제력을 미치기 어려운 자연적, 사회적 요인, 식품, 의약품, 화장품, 식수, 공해, 오염, 소음, 쓰레기, 하수, 건강 관련 각종 사회 환경
- 생활습관: 개인의 식사습관, 운동습관, 스트레스 관리 습관, 수면습관 등

② 미국의 Healthy People 2020

미국 국가보건계획인 "Healthy People 2020"에서는 건강 결정요인을 다음과 같이 제시하였다.

- 개인의 생물학적 특성: 개인의 유전적 소인, 가족력, 신체적 및 정신적 질환
- 개인의 건강행태
- 물리적 환경: 건강 유해 외부환경, 건강행위를 조장하는 외부 환경
- 사회적 환경: 가족, 친구, 동료, 지역사회 구성원과의 교류, 학교, 종교기관, 직장 등 사회기관, 주택, 교통, 지역사회 폭력
- 정책: 건강 관련 공공정책
- 양질의 보건의료서비스 접근성: 보건의료인에 제공하는 서비스와 다른 인물로부터 제공받는 서비스나 정보 모두 포함

③ 캐나다의 "Population Health Approach"

캐나다의 "Population Health Approach"에서는 건강 결정요인을 다음과 같이 제시하였다.

- 소득과 사회적 지지
- 사회적 지지 네트워크: 가족, 친구, 지역사회로부터의 지지
- 교육과 지적 능력
- 직업과 근로환경: 실업, 불완전한 취업, 직업 스트레스
- 물리적 환경: 대기, 수질, 주택이나 직장 안전, 도로나 지역사회 시설 설계
- 사회적 환경: 건강을 위한 선택이나 생활양식을 가능케 함

- 생물학적 및 유전학적 자질
- 개인의 건강관리 방식과 적응 기술
- 아동기의 건강한 성장
- 보건의료서비스
- 문화: 소외, 낙인찍기, 언어나 문화에 대한 비하, 문화적으로 적절한 보건의료서비스에 대한 접근 장벽 등
- 사회적 성(gender)

3) 건강행위(health behavior)

건강행위는 건강을 회복, 유지 및 증진하기 위해 취하는 행위이다. 사람이 평소에 혹은 아플 때에 어떤 행위를 취하느냐에 따라 그 행위의 결과로 건강 수준이 결정된다고 볼 수 있다. 그러므로 건강행위는 건강유지 및 증진, 질병 조기발견, 질병의 회복에 있어서 필수적인 요소라고 할 수 있다. Kasl과 Cobb은 질환 및 건강에 관련된 행동을 예방적 건강행위(preventive health behavior), 질환행위(illness behavior), 환자역할행위(sick role behavior) 등 3가지 형태로 구분하였다.

(1) 예방적 건강행위

예방적 건강행위는 질병을 피할 수 있다고 믿는 사람들이 취하는 행위로서, 건강유지 및 증진, 질병예방, 증상이 없는 단계에서 질병을 조기발견하는 것을 목적으로 한다. 사람은 질병에 걸릴 기회를 최소화하거나 질병을 예방하기 위해 자발적인 행동을 취하거나 또는 타인의 영향을 받아 예방적인 행동을 취할 수 있다. 단순히 아프지 않고 사는 것이 아니라 well-being이나 삶의 질을 강조하는 오늘날에는 평소의 건강증진 프로그램 참여가 더욱 강조되고 있다.

예방적 건강행위는 손 씻기를 비롯한 규칙적인 위생습관, 영양 및 식습관, 수면과 휴식, 운동, 배설습관, 요가나 단전호흡 등의 스트레스 관리 프로그램 참여 등 건강을 유지 증진시키는 행동에서부터, 자아실현과 최고의 안녕상태를 달성시키는 행동까지 다양하다. 또한 증상이 없는 상태에서 질병을 조기발견하기 위한 건강행위로는 정기신체검사, 구강검사, 안과검사, 유방 및 고환의 자가 검진, 암, 당뇨병, 고혈압, 결핵 등 만성질환을 발견하기 위한 검진 프로그램 참여 등이 있다. 이러한 건강행위를 통

하여 심각한 건강문제를 조기발견하여 조기치료에 임할 수 있다.

산전, 산후 정기방문 및 예방접종이나 정기검진을 위해 건강한 어린이가 규칙적으로 병원을 방문하는 것도 예방적 건강행위에 속한다. 이러한 방문의 목적은 질병 조기발견 차원뿐만 아니라, 임신 중 건강을 증진시키고 임신과 관련된 합병증을 최소화하며 어린이와 영아의 건강을 증진시키는 것이다. 질병에 이환될 가능성을 최소화하기 위한 건강행위로는 예방접종, 알레르기(allergy) 치료, 충치 예방, 전염병 예방, 비타민 섭취 등이 있다.

(2) 질환행위

사람들이 통증이나 불편감 등 질병의 증상, 기능 손상 혹은 이상한 감각을 느낄 때 취하는 행위로서, 이것은 신체적 및 정신적 이상 상태에 대한 개인의 첫 반응이다. 질환행위로는 질병의 원인을 파악하여 적절한 치료방법을 찾으려고 의사를 찾아가는 행위, 혹은 질병을 무시하여 행동을 일단 보류하는 행위 즉 증상을 대수롭지 않게 생각하며 심각한 것이 아니라고 스스로에게 합리화시키면서 의료인을 찾는 행동을 취하지 않는 것이다.

한편 질환의 치료에 저항하는 사람들도 있는데, 이들은 질병에 굴복하는 것을 거부하며 의도적으로 더욱 과도하게 일을 많이 한다. 이러한 행위는 건강문제 해결에 도움이 되지 못하는 경우가 많다.

(3) 환자역할행위

자기 자신이 현재 아프다는 사실을 일단 받아들이고 나면 환자역할행위를 시작하게 된다. 환자역할행위는 자신의 질병을 인식하고, 타인의 도움을 요구하며 일상적인 책임을 포기하고, 낫기 위해 치료자에게 협조하는 행위 등을 포함한다.

환자역할행위는 그가 속해 있는 사회규범과 관련이 있는데, 서구에서는 질병의 급성기외에는 책임의 면제가 적고 자가간호(self care)를 중시하는 반면, 우리나라에서는 환자가 되면 책임이 거의 다 면제되고 전적으로 돌봄을 받으며 늘 곁에 누군가가 있어야 한다는 생각이 지배적이다. 그래서 가족 중 한 명이나 간병인이 늘 환자 곁을 지키고 많은 문병객들이 찾아오게 된다.

환자의 회복을 위한 활동에는 의학적 처방과 함께 자가처방도 포함된다. 의학적 처방은 의사나 의료팀이 질병의 치료를 위해 지시하는 것을 의미한다면, 자가처방은 가족, 친구 혹은 민간치료 관련 인력의 충고나 자기 자신의 과거 경험에 의한 정보를 활용하는 것을 의미한다.

(4) 건강행위에 영향을 주는 관련요인

Donatatell과 Davis는 인간의 의사결정과 행동에 영향을 주는 요인들을 제시하였다. 정기적 건강진단이나 스트레스 관리, 체중조절 등의 건강행위에 여향을 주는 관련요인에는 성향적 요인, 권한부여 요인, 강화적 요인이 있다. 성향적 요인으로는 지식, 믿음, 가치, 태도 등이 포함되고, 권한부여 요인으로는 건강관련 기술, 정부의 노력, 건강보험 수혜 혜택 등이 있으며, 강화적인 요인에는 가족지지, 또래집단의 지지, 교사의 격려 등이 포함된다〈그림 1-4〉.

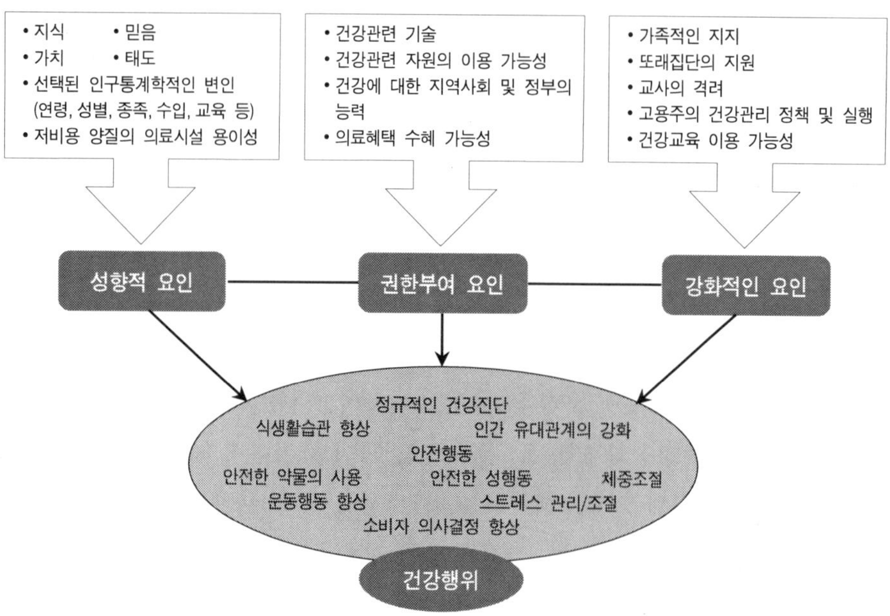

그림 1-4. 개인의 건강행위 의사결정에 영향을 주는 관련요인

4) 예방의 수준(level of prevention)

(1) 일차예방(primary prevention)

일차예방은 질병이나 기능장애가 일어나기 전에 수행하는 예방을 의미하며, 건강한 인구집단에게 적용된다. 질병에 걸리거나 건강이 부정적 상태로 나빠지기 전에 미리 생활습관의 변화, 주위 환경의 정비 등을 통해 건강을 증진시키고, 또한 특정한 질병이나 상해 등으로부터 보호하기 위한 조치 등을 포함한다.

일차예방을 위해서는 개인적으로는 일상생활양식을 건강한 습관으로 변화시키는 것이 중요하다. 규칙적인 운동, 적절한 영양섭취, 스트레스 관리, 금연, 절주, 적절한 수면, 구강관리 등을 지속적으로 실천하는 노력이 필요하다. 또한 전 국민의 건강수준을 향상시키기 위해서 지역사회와 국가 차원에서 건강한 환경과 건강한 생활을 보장하는 법 · 규정의 정비가 이루어져야 한다.

또한 일차예방을 위해서는 개인이나 대중을 상해로부터 보호하는 특정 보호(specific protection)가 필요하다. 특정 보호에는 예방접종, 환경 위생, 직업적 위험요소로부터 격리, 사고 위험으로부터 보호, 발암물질로부터 보호, 알레르기 요인으로부터 보호 등이 포함된다. 아동기의 예방접종뿐만 아니라, 면역력이 떨어지는 노인을 중심으로 독감 예방접종이나 폐렴 예방접종 등을 실시하고, 소음이 심한 작업장에서 일하는 사람들에게 귀마개를 착용하도록 해야 한다.

(2) 이차예방(secondary prevention)

이차예방은 질병이나 건강문제를 조기발견하여 조기치료 할 수 있도록 하기 위해 규칙적인 선별검사(screening test)를 실시하는 것이다. 건강문제의 조기진단을 통하여 사례발견(case finding)을 하게 되면 대상자 별로 적절한 조기치료를 통하여 문제를 조기에 해결하여 합병증과 후유증을 최소화할 수 있다.

이차예방은 질병에 걸려 있지만 증상이 없는 사람을 대상으로 증상발현 전 단계에서 질병을 조기발견하여 치료를 시작하도록 하는 것이다. 유방 자가검진, 자궁경부암 Pap 검진, 치매 선별검사, 심뇌혈관질환 사정을 위한 검사, 대장암 위험을 사정하기 위한 결장경검사(colonoscopy) 등을 들 수 있다〈표 1-1〉.

표 1-1. 선별검사 종류

검사	목적	나이(성별)
Guthrie 검사	페닐케톤뇨증의 조기발견	신생아
혈중 납, protoporphyrin 수치	납중독의 조기발견	12개월
유방 자가검진	유방 조직이나 외양의 변화 발견	미정(여성)
임상 유방검진	자가검진으로 알려지지 않은 유방의 변화 발견	40세 이상(여성)
유방촬영술(mammogram)	너무 작아서 느껴지지 않은 유방조직의 변화 검진	40세 이상(여성)
팝 도말 검사	암을 포함한 자궁경부의 비정상 암 발견	성적 활동을 시작한 지 3년 이내 혹은 21세 이상(여성)
직장 수지 검사	대장직장암(colorectal cancer)의 조기발견	50세 이상
대변잠혈 검사	대변 내 혈액의 흔적 발견, 대장직장암의 조기발견	50세 이상
결장 내시경검사	대장직장암의 조기발견	50세 이상
대장 내시경검사	근위부 결장의 대장직장암의 조기발견	50세 이상
혈중 콜레스테롤	심장질환의 위험 발견	35세~65세: 65세 이상은 사례에 따라 검토
혈압	고혈압, 심혈관질환의 주요 위험요인 발견	18세 이상
공복 시 혈청 포도당검사와 구강 포도당 내성 검사	2형 당뇨병의 조기발견	고혈압이나 고지혈증 성인
전립선 직장수지 검사	전립선암의 조기발견	남자
전립선 특이항원(PSA)	전립선암의 조기발견	남자

(3) 삼차예방(tertiary prevention)

삼차예방은 이미 질병이 발생하여 증상이 있을 때 이를 치료하고 지지를 제공함으로써 합병증을 예방하고 질병에서 회복되도록 하는 것이다. 최대한의 재활을 통해 기능장애를 줄이고 삶의 질을 높이고 최상의 건강상태로 회복되도록 하는 것이 중요하다.

회복 및 재활 개념에서는 남은 기능을 최대한 살리기 위한 병원 및 지역사회에서 교육과 재훈련, 장애인들의 사회적 활동영역 확대, 장애인을 위한 선택적 배치, 병원에서의 작업치료, 요양기관 이용 등이 포함된다.

(4) 예방 수준과 간호사의 역할

일차예방의 건강증진과 특정보호 역할은 지역사회 간호사, 특히 보건교사, 산업장 간호사, 보건소 간호사가 주로 담당하고, 이차예방의 선별검사와 그에 따른 교육은 지역사회 간호사, 병원의 외래간호사, 의원 간호사나 검사 관련 의료기관 근무 간호사가 주로 담당할 것이다. 전통적인 병원 간호사의 입장에서는 이미 질병이 발생하여 치료가 필요한 삼차예방 업무를 주로 담당할 것이며, 그 중에서도 재활분야 간호사의 역할이 적극적으로 요구된다.

이와 같이 각 영역의 간호사들이 일차, 이차, 삼차예방 수준별로 업무를 주로 담당하게 되지만, 간호사는 대상자를 총체적으로(holistic) 바라보고 대상자의 건강상태를 연속적으로 관리하는 사례관리자의 역할을 할 필요가 있다. 즉 간호사가 담당하고 있는 대상자의 건강문제를 중심으로 일차, 이차, 삼차예방을 연속적으로 바라보고 포괄적으로 도와주는 역할을 하여야 한다.

2. 건강증진의 개념

건강증진은 건강(健康)과 증진(增進)이라는 두 단어의 합성어이다. 증진이란 '식욕이 증진되다', '체력을 증진시키다'라는 사례에서 보듯이 '점점 더하여 가거나 나아감, 또는 점점 더하여 가게 하거나 나아가게 함'이라는 뜻을 가지고 있다. 영어로 건강증진은 health promotion인데 promotion의 동사인 promote의 뜻도 동일하다. 건강증진은 인간의 안녕을 유지, 증진시키고 삶의 질을 향상시킬 수 있는 자원들을 개발하도록 도와주는 활동이다. 건강증진의 목적은 안녕에 대한 인간의 가능성에 초점을 두고, 자신의 건강과 안녕을 증진시키는 방향으로 개인적인 습관과 생활양식을 바꾸는 동시에 환경을 스스로 변화시켜 나가는 데 있다. 즉 증상이 없는 상태에서 인간이 건강을 유지하기 위해 건강관리 요원의 특별한 도움이 필요하지 않은 행동을 스스로 실천하는 것을 포함하여 건강한 환경을 조성하고 국가적으로 건강증진 관련 정책을 체계적으로 실시하는 것을 포함한다.

1) 건강증진 개념의 변화

건강증진에 대한 개인적 측면을 강조하는 입장에서는, 건강증진은 처방이나 약물로 얻어질 수 있는 것은 아니고, 스스로 실천해야 하는 적극적인 과정임을 강조하고 있다. 그것은 개개인이 자신의 건강상태를 증진시키고, 보다 나은 안녕상태를 얻는 데 도움을 줄 수 있는 변화를 선택할 것인가에 달려 있다. 자신을 위한 이러한 선택은 자신만이 할 수 있는 것이다. 건강증진 과정을 촉진시키기 위해 많은 건강평가도구들이 개발되고 있다. 사람들에게 정보, 기술, 서비스를 제공하여 개인의 건강과 안녕을 증진시키고 긍정적인 생활양식으로 변화하도록 하기 위해 다양한 건강증진 프로그램이 개발되어 있다.

건강과 안녕 및 건강증진에 대한 개념은 일반 잡지와 광고매체뿐만 아니라 전문 잡지에서 광범위하게 강조되고 있다. 그 결과 건강정보 제공에 대한 대중의 요구가 많아졌고, 건강관리 전문가와 기관에서 이러한 정보를 제공하기 위해 많은 노력을 기울이고 있다. 병원, 학교, 교회, 산업장, 보건소, 매스컴 등 다양한 영역에서 건강증진 프로그램이 점차 활성화되고 있으며, 웰빙 열풍과 더불어 자신의 건강을 스스로 지키고자 하는 건강증진이 개인과 지역사회 구성원 모두의 관심사가 되고 있다.

건강증진에 대한 공적인 개념이 제기된 것은 1976년에 캐나다 정부에서 발표한 Lalonde Report로부터 시작되었다고 볼 수 있다. 이 보고서에서 건강, 질병 그리고 사망을 결정하는 요인을 유전, 물리적 환경, 생활방식 그리고 의료의 네 가지로 분류하고 각기 건강에 기여하는 비중을 정하였다. 그 중에서 생활방식(life style)이 전체의 60% 이상을 차지하므로 건강의 결정요인으로 올바른 생활방식이 대단히 중요함을 강조하면서, 국민의 생활방식을 변화시킬 책임이 국가에 있음을 제시하였다.

1986년 Ottawa charter for health promotion에서는 '건강'이란 삶의 목적이 아닌 일상생활의 차원이고, '건강증진'이란 건강을 향상시키며 건강을 통제할 수 있도록 인간의 능력을 증가하게 해주는 과정이라고 하였다. 이러한 건강증진에 포함되는 내용으로

- 사람들의 건강한 생활양식을 유지하고 지원하는 조치
- 건강향상에 도움이 되도록 행동변화를 촉진하는 조치
- 환경 및 사회적 질병 원인을 제거하기 위한 환경변화를 확보하는 조치(직업보건, 산업보건, 안전관리 등)를 제시하였다.

Clark와 Paraska(2012)는 건강증진이 다른 건강관리와는 차별화되는 기본 개념으로

- 건강에 대한 전인적 접근
- 스스로 참여에 초점
- 건강과 질병의 근본 원인이 되는 사회적, 행동적, 생태적, 환경적 상황 즉 건강 결정요인에 초점
- 건강문제나 장애가 아닌 강점과 자산(assets)을 강조
- 개인, 가족, 지역사회 수준의 건강을 증진시키기 위해서 다양한 보완적 전략 활용 등을 들었다.

미국에서는 건강증진과 질병예방에 대한 Surgeon General의 보고서인 "Healthy People 2000"에서 건강증진을 '안녕상태를 유지 및 강화할 수 있는 생활양식을 실천하도록 지역사회와 개인의 전략을 개발하는 것'으로 정의 내리고 객관적이고 명확한 목표와 대상을 설정하였다. "Healthy People 2000"의 주요 사업목표는 질병예방, 건강

보호, 건강증진의 세 영역으로 나누어져 있으며, 226개의 목표가 포함되어 있었다. 이어서 "Healthy People 2010"과 "Healthy People 2020"을 새로이 마련하였으며, 목적은 건강하고 질적인 삶을 연장시키고 미국 내 여러 지역 간의 건강 불평등을 감소시키는 것으로 설정하였다. 이에 대한 상세한 내용은 제8장에서 다루고자 한다.

우리나라의 건강증진사업은 1980년대 후반에 일부 대기업의 근로자를 대상으로 처음 시작되었으며, 정부차원의 사업은 1992년 노동부 산하에 건강증진 부서를 신설하면서 시작되었다. 국민들을 대상으로 한 사업은 1995년 국민건강증진법과 지역보건법이 제정되면서 본격화되었으며, 1998년부터는 전국의 18개 거점보건소를 선정하여 건강증진사업을 실시하였는데, 보건교육, 질병예방, 영양개선 및 건강생활의 실천을 포함하고 있었다. 2005년에는 건강증진사업 또는 건강생활 실천사업이라는 명칭으로 금연, 절주, 운동, 영양(비만 포함)을 포함하였고, 2006년에는 운동을 신체활동 및 운동으로 변경하였으며, 2007년에는 명칭을 건강생활 실천사업으로 통일하였다. 2008년에는 명칭을 지역특화 건강행태개선사업으로 변경하였으며 절주, 영양, 운동, 비만을 포함하였고 금연사업은 금연클리닉과 합쳐져서 별도의 사업으로 분리되었다. 2013년에는 보건소에서 수행하는 건강행태개선사업과 취약계층을 대상으로 하는 방문건강관리사업과 기타 관련 사업을 통합하여 통합건강증진사업으로 걸음을 내딛게 되었다.

2) 건강증진과 질병예방

1970년대에는 건강증진에 대한 명확한 이해가 부족하여 질병예방이나 건강유지와 혼동되는 면이 있었다. 질병예방은 특정질병에 대한 고위험 집단이 주 대상이 되는 것에 비해 건강증진은 전 인구를 대상으로 현재의 건강상태보다 더 좋게 하려는 행위로 구분할 수 있다〈표 1-2〉.

표 1-2. 건강증진과 질병예방의 차이

건강증진	질병예방
- 건강: 긍정적, 다차원적 - 참여모형 - 전체 환경 속에서 전인구가 초점 - 건강 관련 주제의 네트워크에 관심 - 다양하고 상호보완적 전략 - 스스로 실천할 수 있게 하는 전략 - 인간의 상황과 환경 속에서 변화를 추구하는 프로그램 - 비전문직 조작, 대중 집단, 지방자치단체, 국가의 참여 필요	- 건강: 질병이 없는 상태 - 의학모형 - 전 인구 속에서 고위험집단이 초점 - 특정 병태생리에 관심 - 단일 전략 - 단도직입적이고 설득적인 전략 - 대상 개인과 집단에 초점을 맞추는 프로그램 - 건강관련 전문직 조직이 주 역할
- 전체인구 - 일반적이고 비특이적 상태 측정(안녕, 건강행위 등) - 연구변수: 신념, 위생의식, 행위, 태도 등 - 중재 결과가 늦게 나타남(10년 혹은 그 후) - 이행을 확실하게 측정하기 어려움 - 평가 대상: 주로 과정평가	- 고위험집단 - 특별 상태 측정(혈중 납 수치, 혈청반응) - 연구변수: 약물섭취, 혈압, 콜레스테롤치, 감염 빈도 - 중재 결과가 즉각적으로 나타나거나 한 건강 프로그램에서 측정할 수 있음 - 이행을 사정하거나 조절할 수 있음 - 평가 대상: 마지막 시점의 성과평가

Shamansky와 Claussen은 일차예방에는 건강증진과 질병예방의 개념이 포함되는데, 건강증진은 최적의 건강상태가 되도록 돕고 스트레스를 견디는 능력을 강화하는 것으로 적절한 영양, 운동, 위생 교육 등이 포함되고, 질병예방은 질병의 위험을 줄이는 것으로 예방접종 등이 포함된다고 하였다. Shortridge와 Lee는 건강증진, 예방관리, 유지관리로 구분하였는데, 건강증진은 충만하고 만족스러운 삶을 살기 위해 매일의 활동과 경험에서 노력을 확장시키기 위해 개인을 돕는 것으로 고도의 안녕상태를 지향하고, 예방관리는 질병 예방교육을 하는 것이고, 유지관리는 현재의 건강상태를 보존하는 수단으로 안녕상태를 지향하는 것이라고 하였다.

3) 건강증진의 정의

1986년 제1회 건강증진국제회의에서 채택한 오타와 헌장에서는 건강증진을 '사람들이 스스로의 건강을 관리하고 향상시키는 능력을 증진시키는 과정'이라고 정의하였다. AHA(American Hospital Association)는 '개인이 신체적. 정신적 최적 수준을 성취하고, 자신의 물리적, 사회적 환경을 개선할 수 있도록 적절한 정보를 선택하고, 행동을 변화시키기 위해서 태도에 영향을 미치는 대안들을 이해하는 하는 과정'이라고 정의한 바 있다.

Pender(1982)는 건강증진이란 개인이나 집단의 안녕과 자기실현 및 완성의 단계를 유지하고 증진시키는 활동으로서 일차예방의 성격을 띠며 이는 질병에 걸릴 가능성을 줄일 수 있는 활동을 포함하는 것이라고 하였다. Brubaker(1983)는 건강증진이란 개인의 습관과 환경의 변화를 추구하는 과정을 통해 고도의 안녕상태에 도달하고자 하는 건강관리라고 하였다. 한편 Green과 Krueter(1991)는 건강증진이란 건강을 이루기 위해 경제적, 환경적, 조직적 요인들과 결합된 건강교육으로서, 인간의 자원과 건강행위를 강화하는 것으로 보았다.

우리나라에서는 변영순과 장희정(1992)이 건강증진의 개념을 분석한 결과, 건강증진은 상향성을 지닌 안녕지향성, 능력강화, 힘을 갖는 것(empowering), 힘 있음(enabiling)을 포함하는 것으로 나타났다. 또한 건강증진은 개인이 처한 상황에 따라 주관성을 가지며 각기 다른 목표를 가진다. 개별적인 주관적 건강증진은 삶의 양식의 변화와 행동변화를 통해 일어난다. 이 변화는 지속적이어야 한다(변화성). 건강증진은 개인적인 변화뿐만 아니라 사회 및 환경을 변화하는 것이며, 건강증진 목표를 실현하기 위하여 사회 및 대중의 참여가 중시된다. 즉 건강증진은 확장성의 속성을 나타낸다. 위와 같은 건강증진의 개념분석을 통해 건강증진의 모델 사례, 경계선 사례, 반대 사례, 창조된 사례 등이 〈표 1-3〉에 제시되어 있다.

변영순과 장희정(1992)의 연구에서 건강증진의 선행요소로서

- 건강한 상태여야 한다는 것(사전에 질병예방, 건강유지, 재활, 치료 등을 통해)
- 능동적인 의지와 목표가 있어야 한다는 것(간호사나 건강교육자에 의한 동기화)
- 실천적인 활동이나 행동이 지속적이어야 한다는 것을 제시하였다.

또한 건강증진의 결과로서

- 건강수명 연장(health longevity)
- 인간의 잠재력 및 자아실현 증진
- 안녕수준 증가 및 삶의 질 고양을 제시한 바 있다.

표 1-3. 건강증진의 사례(변영순과 장희정, 1992)

◈ 모델사례(Model Case)

대기업의 중견간부인 A씨는 신체검진에서 양호하다는 판정을 받았다. 그는 1남 1녀 의 아버지로서 현재의 생활보다 더 좋은 건강한 삶을 희망한다(안녕지향성). 그래서 오늘부터 아침에 일찍 일어나 조깅을 시작하고 직업에 충실하고 성공을 위해 대학원 진학을 준비하기로 하였다(변화성). 그는 이러한 변화를 계속 실천하면 좀 더 건강한 삶을 살 수 있으리라 기대한다(주관성). 또한 자기뿐만 아니라 가족전체가 아침에 조깅과 규칙적인 식사, 체중조절, 운동을 할 수 있도록 격려하였다(확장성). 이러한 과정을 통해 A씨는 자신이 힘이 생기게 되는 것을 느꼈다(힘을 가짐).

◈ 경계 사례(Boderline Case)

개념의 중요한 속성 중 일부만 포함하는 사례

☞ 질병예방의 개념

B씨는 얼마 전 그녀의 친구가 유방암으로 유방을 절제한 후 충격을 받았다. 자신도 유방암에 걸리지 않을까 걱정하면서 유방암 예방을 위해 C간호사를 만나 상담하였다. 상담 후 B씨는 유방암 자가검진 방법을 배워 샤워 때마다 검진을 해보기 시작하였다. 뿐만 아니라 가족의 건강을 위해 암예방을 할 수 있는 식이 변화를 시도하고자 한다.

이 사례는 주관성, 변화성, 확장성을 지니고 있으나 행동의 목적이 단순히 유방암을 피하기 위한 것이므로 안녕지향성은 포함하고 있지 않으며, 역량 강화를 찾아볼 수 없다.

☞ 건강유지의 개념

30세 여성인 D씨는 3년 전부터 체중이 표준체중보다 10kg이 증가하였다. 본인은 출산 후 체중이 증가하였다고 위로하고 있으나 이 여성의 식습관은 자기 전에도 음식을 먹거나 스트레스가 쌓인다고 닥치는 데고 먹는 식습관이 있었다. 또한 운동은 전혀 하지 않으며 가까운 거리도 걷기 싫어하는 편이 다. 그러나 6년만에 만난 대학동창이 학교 때는 비만이었으나 현재는 날씬한 몸매와 건강한 모습으로 변한 것을 보고난 후 자신도 체중을 조절하기로 하고 운동, 식이조절, 스트레스 관리를 하였더니 체중이 표준체중으로 되고 전보다 몸이 가벼워져 생활하는데 능력발휘를 할 수 있게 되었다. 또한 친구들에게 체중조절에 대한 자신의 경험담을 들려주었다.

이 사례는 주관성, 변화성, 힘을 갖음, 확장성을 살펴 볼 수 있었다. 그러나 안녕지향성이 배제되어 있다. 즉, 단순히 체중을 조절하려는 데만 역점을 두었으므로 이 예는 건강유지가 된다.

◈ 반대 사례(Contrary Case)

정의된 속성의 개념과 반대되고 그 개념이 아닌 것이 분명한 것을 나타내는 사례이다.

E씨는 막노동을 하는 40대 남자로 얼마 전 간경화증으로 한 달간 입원했다가 퇴원하였다. 그는 퇴원 후 추후관리로 저지방, 저단백식이, 금주를 처방받았다. 그러나 본인도 식이요법이나 금주를 해야 되는 것을 알고 있으면서도 막노동하던 때의 습관과 의욕이 없는 것이 겹쳐져서 매일 저녁 소주를 1병씩 마시고 식이요법도 지키지 않았다. 결국 그는 길거리에 쓰러져 병원 앰뷸런스에 실려 다시 병원으로 입원하게 되었다.

이 사례에는 안녕지향성, 주관성, 변화성, 확장성, 힘을 가짐 중 어느 한 가지 속성도 포함되어 있지 않으며 그 반대의 속성들로 이루어져 있다.

◈ 창의적 사례(Invented Case)

모델사례와 같이 기준이 되는 속성이 다 포함되기는 하나 상상력을 동원하여 실제 경험 밖의 사고를 사용해 만든 사례

F씨는 무균적인 환경에서 살고 있다. 그러나 F씨는 오늘도 아침부터 잠들 때까지 팔목에 차고 있는 건강모니터 시계에서 경보음이 울리지 않게 하기 위해 열심히 노력하고 활동을 하고 있다. 만약 자신이 부적당한 운동, 무적절한 영양, 비효과적인 스트레스 관리를 하거나 활력이 저하되거나 업무의 성취도가 적거나 역할 수행 정도가 미약하게 되면 경보기가 "삐" 하고 울리기 때문이다.

F씨는 경보기가 F씨의 능력과 힘의 정도를 확인하여 앞으로 승진할 수 있을 것이라는 것을 제시하므로 매우 만족하고 성취감을 느꼈고 더욱 더 열심히 일을 하였다. 요즈음은 자신만이 아니라 모든 사람이 건강모니터시계에 경보음이 울리지 않도록 환경문제에도 관심이 생겼다.

이 사례는 병균이 없는 환경을 지니었지만 병균만이 없다고 하여 건강이 저절로 이루어지는 것이 아니며 현재의 상태보다 점 더 나음 상태로 나아가고 변화하려 하고 확장하면서 힘을 갖고자 하는 것이 나타난 사례라고 보인다.

4) 건강증진 개념의 확장

사회생태학적 관점에 따라서 개인, 개인 간, 조직, 지역사회 및 정책 수준에서 적용되는 건강증진 활동을 살펴보면 다음과 같다〈그림 1-5〉.

① 개인 수준: 지식, 태도, 신념, 동기, 자아, 행태에 영향을 미치는 개인의 특성을 변화시키기 위한 동기화, 맞춤식 교육, 상담
② 개인 간 수준: 건강상태와 행위에 영향을 주는 사회적 지지와 사회관계망 강화
③ 조직 수준: 조직의 구조, 규범, 질서를 건강증진적으로 구성
④ 지역사회 수준: 지역사회 역량강화, 주민 참여, 지역사회 각 부문 간의 연계와 협력 강화
⑤ 정책 수준: 건강을 위한 정부 차원의 조례나 법 제정, 각종 유인/규제 조치를 통해 건강증진 활동 지원

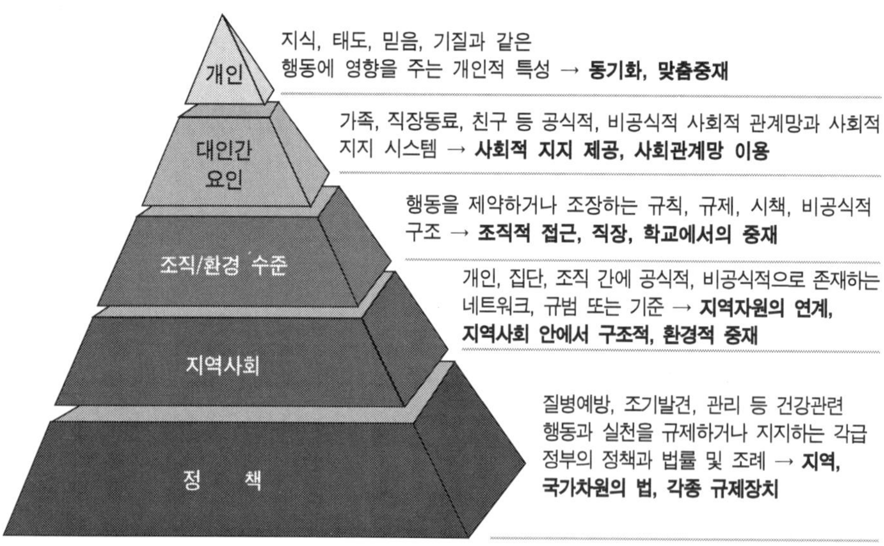

그림 1-5. 사회생태학적 관점에 따른 건강증진의 대상과 활동

자료: 배상수(2012)

한편 배상수(2012)는 건강증진 개념에 대한 이해 부족으로 전 인류의 건강증진을 추구하는 데 어려움을 초래할 수 있으므로 건강증진 개념의 확장이 필요하다고 주장하였다.

① 건강증진의 영역을 개인행태로 축소

건강증진을 개인 건강행태로 축소시키게 되면 사회제도적 접근의 실행이 어렵게 되고, 그 결과 개인행태 개선 노력의 비효율성으로 인해 건강증진사업 자체가 비판을 받을 우려가 있다.

② 건강증진사업을 건강행태 개선으로 제한

건강증진사업의 기본정신을 전체 보건사업에 확장하지 못하고 일부 건강행태 개선사업에서만 실천하려고 하는 것은 문제가 될 우려가 있다.

세계보건기구에서는 건강증진 전략을 특정한 건강관련 행태에 국한시키지 말고, 다양한 인구집단, 위험요인, 질병, 그리고 다양한 생활터에 적용할 것을 제시하였다. 건강증진, 관련 교육, 지역사회 개발, 정책, 입법, 규제 등의 활동은 비전염성질환의 예방에서와 마찬가지로 전염성질환, 사고와 폭력, 정신건강 문제의 해결에도 도움이 된다고 천명하였다.

③ 건강증진의 대상자를 현재와 같이 건강한 사람으로 한정

건강증진의 대상을 건강한 사람으로만 한정해서는 안 된다는 측면이 있다. 세계보건기구가 제안한 혁신적 만성질환 관리(Innovatibe Care for Chronic Conditions: ICCC) 안에 건강증진의 철학과 전략이 함축되어 있으며, 확장 만성질환 관리모형(Expanded Chronic Care Model: ECCM)은 만성질환의 예방과 적절한 관리를 위해 건강증진의 원칙을 통합하여〈그림 1-6〉 건강증진의 영역 확장을 위해 적절하게 활용될 수 있다.

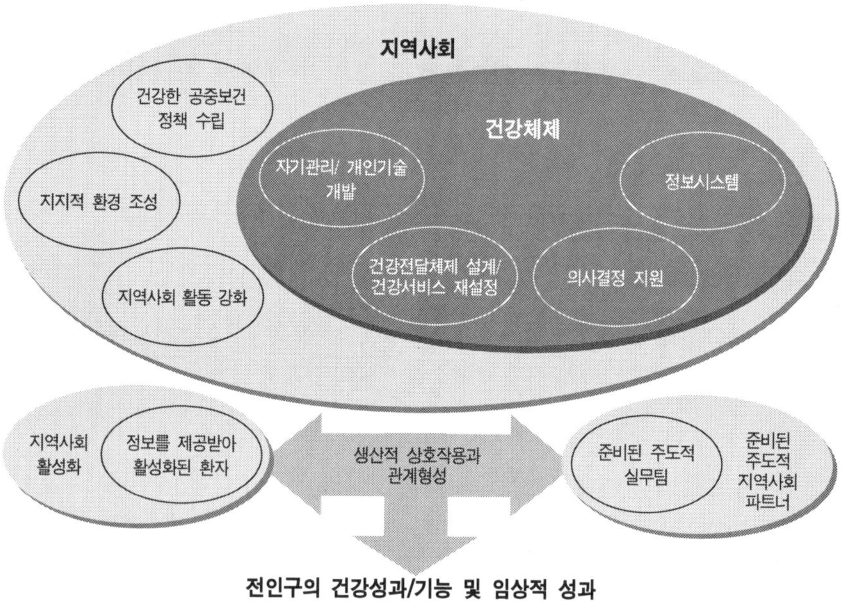

그림 1-6. 확장 만성질환 관리모형(ECCM)

자료: 배상수(2012)

5) 건강증진 전략

(1) 옹호(advocacy)

옹호란 특정한 건강목표나 프로그램에 대한 정치적 지지와 정책 지원, 사회적 승인과 체제의 지원을 얻기 위한 개인과 사회의 합치된 노력을 의미한다. 옹호는 건강친화적 환경을 조성하거나 건강한 생활습관의 실행이 가능하도록 하기 위해 개인, 집단, 대리자에 의해 이루어진다. 옹호는 대중 매체 활용, 정치가 로비활동, 이해관계가 있는 개인이나 조직 연합과 같은 지역사회 활성화 등을 통해 실현된다.

① 입법 활동(legislative action)

- 법과 조례를 통해 건강한 선택이 가능하도록 지역사회 보호
- 전문가 주도, 보건요원이 관리자 역할 수행
- 정책 수립, 로비, 압력 행사 등

② 지역사회 개발(community development)

- 집단이나 지역사회 역량 강화
- 사업요원은 옹호자 역할
- 주요활동: 지역사회 개발과 실천

(2) 능력 강화(enabling)

건강증진에서 능력 강화란 건강을 보호하고 증진하기 위한 목적으로 개인이나 집단이 협력하여 인적·물적 자원을 활성화함으로써 그들의 역량을 강화하는 것을 의미한다. 능력 강화를 위해서 협력을 통한 역량강화와 자원의 활성화가 이루어져야 한다. 사람들이 쉽게 건강정보에 접근할 수 있도록 해주고, 기술개발을 도와주며, 지속적으로 건강증진 행위를 실천하도록 도와주어야 한다.

① 건강 설득(health persuasion)

- 전문가 주도
- 개인 대상
- 주요활동: 조언, 정보 제공
- 건강한 생활습관 권고

② 개인상담(personal counseling)

- 개인 대상
- 개인이 건강을 조절할 수 있는 기술과 확신을 가지도록 역량 강화
- 보건요원은 주민에 대한 상담자/촉진자 역할
- 주요활동: 상담과 교육

(3) 중재(mediate)

건강증진에서 중재란 개인, 지역사회, 여러 분야의 이해를 건강을 보호하고 증진하는 방향으로 조정하는 것을 의미한다. 건강옹호를 위해 개인에게 생활습관 변화의 기술을 적용하고 이를 유지하도록 하며, 집단에게는 건강증진 분위기 활성화의 기술을

적용할 필요가 있다.

6) 건강증진과 간호사의 역할

건강증진에 있어서 간호사의 역할은 매우 중요하다. 간호사는 아픈 환자를 회복시키고, 장기환자의 재활을 촉진하며, 임종환자에게는 평화로운 죽음을 맞이하도록 안내한다. 급성기 환자를 간호하는 병원과 노인병원, 치매센터 등의 장기간호기관에서 간호사의 역할이 중요한 만큼 각자 생활의 터전에서 살아가고 있는 건강인들의 건강증진을 위한 간호사의 역할도 매우 중요하다. 건강인들이 자신의 건강을 잘 관리하여 최적의 안녕상태에 도달하게 하고, 그로 인해 면역력과 에너지가 증가하여 질병의 침범을 피할 수 있도록 하는 건강증진 업무에서 간호사는 다양한 역할을 담당해야 한다.

건강증진 영역에서 간호사는 건강사정 전문가, 옹호자, 케어매니저, 자문가, 직접간호 제공자, 건강교육 전문가, 연구자로서의 역할을 해야 한다. 특히 우리나라 상황에서 공적 영역인 보건소에서 건강증진 업무를 주도하고 있는데, 의사, 간호사, 한의사, 치과의사 등 의료인은 물론이고 영양사, 운동처방사, 물리치료사, 하물며 보건교육사라는 직종까지 건강증진 업무의 인력으로 들어오고 있는 실정에서 간호사가 건강증진 업무에서 통합적인 역할을 맡으면서 또한 각 분야별로 특화할 수 있는 방안을 모색해야할 것이다. 일반 간호사가 건강증진 분야에서 일한다는 생각보다 한 걸음 앞서서 건강증진 전문간호사를 배출하여 건강증진 분야에서 간호사의 역할을 확실히 하는 것도 필요하다고 본다.

간호사는 해부생리학적 지식은 물론 인간 이해를 위해 심도 있는 공부를 하고 인간을 통합적으로 바라보며, 단순히 건강한 상태뿐만 아니라 건강－질병의 연속선상에 있는 인간을 충분히 이해하고 건강－질병 연속선의 어떤 상태에서나 인간을 도울 수 있는 전문직업인이므로 건강증진의 최적 인력이라고 볼 수 있다.

(1) 건강사정 전문가(Assessment)

간호사는 건강력(health history)과 신체사정(physical examination)을 통하여 개인의 건강문제를 사정하여 특별한 문제가 없는 경우에 건강증진 계획을 세우고 건강문제가 발견된 경우에는 우선적으로 전문가에게 의뢰해야 한다. 특히 개인과 가족을 대상으로 건강위험평가(health risk appraisal)를 실시하여 건강 위험요인을 파악하여야 한다.

또한 개별적인 건강증진 전략을 세우기 전에 대상자의 상태를 사정해야 한다. 비만관리를 위해서는 먼저 BMI를 측정하고 피하지방 측정기를 이용하여 상완부 피하지방 두께를 측정한다. 근력강화운동을 계획하기 전에 해당 근육의 근력을 0~5점으로 측정하고, 유연성운동을 실시하기 전에 어깨 유연성과 허리 유연성을 관절각도계로 측정하여 운동 전후로 변화가 생기는지를 확인한다.

(2) 옹호자(Advocacy)

옹호자로서의 간호사는 대상자가 스스로 잘 결정할 수 있도록 정보를 주고 지지해준다. 대상자에게 어떠한 보건의료서비스가 유용한지, 어떤 보건의료서비스를 받을 자격요건을 갖추었는지 등에 대하여 그들 스스로 정보를 얻는 능력이 생길 때까지 안내해주고 최종적으로 대상자가 좀 더 독립적으로 의사결정 할 수 있도록 돕는다. 예를 들어 갱년기 여성이 '의사는 에스트로겐 호르몬을 처방해주려고 하는데 매스컴에서는 부작용이 있다고 하여 어떻게 해야 할지를 모르겠다'고 고민하고 있을 때, 적절한 정보를 제공하고 대상자가 자신의 요구를 주장하도록 격려하며, 대상자 측면에서 위험을 방지하도록 옹호하고 의사소통을 잘 하여 문제해결을 돕는다.

(3) 케어매니저(Care manager)

케어매니저로서의 간호사는 의료서비스의 중복을 방지하고 소비자의 비용 지출을 절감하여야 한다. 대상자가 건강증진을 위해 보건소나 건강증진센터 등 다양한 기관을 활용하도록 조정하고, 간호과정에 따른 문제해결자로서 지속적으로 총체적인 접근(holistic approach)을 한다.

믿을만한 정보원으로부터 관련 정보를 수집하여 제공함으로써 대상지들이 신뢰할 수 없고 비효율적이고 불안전한 정보에 노출되는 것을 방지해야 한다. 국가공인기관이나 공신력 있는 기관에서 발행한 근거중심실무(evidence-based practice)나 표준 프로토콜, 가이드라인 등의 믿을만한 정보를 대상자에게 제공한다. 이 과정에서 케어매니저는 의사, 간호사, 대상자, 가족들과 협동하고, 촉진적 의사소통을 통해 접근해 나가야 한다.

(4) 자문가(Consultant)

자문가로서의 간호사는 대상자 개인이나 집단 혹은 다른 건강팀 요원에게 건강증진이나 질병 예방에 관한 자문을 제공한다. 노인, 여성건강 혹은 공중보건 분야의 전문가인 간호사는 자문가로서 타 분야 의료인을 도울 수 있다. 예를 들어 노인전문간호사는 지역사회 노인주택 개발 시에 노인 건강증진을 위해 어떤 활동을 고려하여 공간을 배치할 것인지에 대해 자문을 제공할 수 있다. 이러한 개별적인 자문 이외에도 모든 간호사는 자문 기술을 습득하여 실무에 적용할 필요가 있다.

(5) 직접간호 제공자

건강증진사업에서 간호사의 중요한 역할은 건강교육, 예방접종, 건강증진 관련 상담과 같은 직접적인 서비스를 제공하는 것이다. 직접적인 서비스 전달은 간호사에 대한 대중의 이미지를 구축하는 기반이 된다. 대중들은 간호사가 건강증진 서비스 전달에 있어서 지식이 있고 유능하기를 기대한다.

건강증진사업에서 간호사는 자가간호 증진자(promoting self-care)로서 대상자가 궁극적으로 자가간호를 잘할 수 있도록 격려하고, 자원을 소개하여 자가관리 기술을 배우도록 돕는다. 만성질환의 경우 유사한 건강문제를 가진 사람들끼리 자신의 문제와 경험을 서로 나눌 수 있는 자조모임(인공항문 보유자모임, 투석환자모임, 당뇨교실, 류마티스교실 등)에 참여하도록 하여 대상자들의 자존심을 높이고 공감의 폭을 넓혀주며, 자가간호에 대해 서로 도움을 주도록 한다.

(6) 건강교육자(Health educator)

건강교육자로서의 간호사는 대상자가 건강관련 지식을 습득하고 실천하도록 돕는다. 건강교육의 목적은 변화된 건강개념을 이해시켜서 긍정적인 건강상태로 전환시키기 위해서, 환자에게 요구되는 건강증진 방안을 제시해 주고 계속 실천해 나가도록 격려하는 것이다. 이때 간호사는 치료계획과 실천방안에 적극적으로 참여하도록 하여 환자자신의 건강관리를 스스로 조정하도록 자극을 주고 조직적으로 일관성 있는 교육을 진행할 수 있는 건강전문인으로 역할을 다한다.

또한 개인 또는 집단의 교육요구에 대한 기초자료를 수집하는 등 관련된 자료를 근거로 하여 교육 프로그램을 개발하고 운영한다. 대상자가 스스로 자신을 돌볼 수 있는 능력을 가지도록 교육하고 문제 발생 시 스스로 건강정보와 적절한 의료자원을 이용할 수 있는 능력을 갖도록 교육한다.

(7) 연구자(researcher)

오늘날 실무 현장에서 간호사는 개별적 간호의 수준을 향상시키기 위해서 임상 의사결정의 기초로서 연구결과를 활용할 수 있어야 한다. 건강증진 분야에서 간호사 개인의 임상 전문가로서의 지식과 경험을 사용하기에 앞서 우수한 연구결과에서 입증된 근거중심실무를 찾아보아야 하고 또한 연구를 읽고 평가하여 그 결과를 실무에 활용할 것인지를 결정하여야 한다.

미국 국립보건원 간호연구지원국(NINR)에서는 4가지 주제 즉 건강증진과 질병예방, 삶의 질 증진, 건강불평등 제거, 임종간호의 방향 설정에 많은 연구비를 지원하고 있다. 건강증진이 이 4가지 주제를 모두 관통하고 있는 것을 볼 수 있다. 간호사는 간호실무의 기본이 되는 연구의 주요성을 인식하고 실제로 본인이 대규모 관련연구에 참여하기도 하고, 스스로의 문제를 해결하기 위해 연구계획을 세워 연구를 수행하기도 한다.

7) 건강증진사업의 주체

건강증진의 주체는 당연히 건강상태를 더 좋게 하고자 하는 의지를 가진 개인이 된다. 아무리 부자라 하더라도 건강증진을 위한 운동을 대신 해줄 수 없고, 잠을 대신 자줄 수 없으며, CEO의 막중한 스트레스를 대신 받아줄 수는 없다. 이러한 건강증진 요구를 가진 대상자들이 건강증진 생활양식을 스스로 실천할 수 있도록 동기화시키고 꾸준하게 실천해나갈 수 있도록 관리해주는 주체는 누가 될 것인가에 대한 논의가 필요한 시점이다.

(1) 병원

병원에서는 가정의학과, 임상예방의학과, 건강검진센터를 중심으로 한 건강증진사업이 일부 이루어지고 있다. 병원에서의 건강증진은 정기 건강검진사업에 뿌리를 두고 있으며 기존의 건강검진센터를 건강증진센터로 변화시키는 모양을 취하고 있다. 정기 건강검진(periodic health examination)의 개념은 1900년대 미국에서 처음 도입되었으며, 1922년 미국 의학회에서 정기 건강검진을 건강한 사람들을 대상으로 매년 실시할 것을 제안하였다. 일본에서는 인간 독(DOCK)이라는 이름으로 1954년부터 종합 건강검진을 실시해오고 있으며, 우리나라에서 실시하는 건강검진도 일본과 유사하게 운영되고 있다.

건강증진의 중요성이 대두되면서 병원 건강검진사업에 영양, 운동, 스트레스 상담 등을 일부 포함시킨 건강증진센터가 생기게 되었다. 광의의 건강증진은 행동, 환경, 유전을 건강에 좋은 방향으로 바꾸는 모든 활동으로 정의할 수 있지만, 협의의 건강증진은 '한 개인이 최적의 건강상태를 가질 수 있도록 행동과 생활양식을 변화시키는 개인 중심적 실천'으로 정의할 수 있는데, 병원에서의 건강증진은 협의의 건강증진을 수행하는 것이다.

① 병원 중심의 건강증진의학

이론적으로 임상건강증진의학은 다음과 같은 특징을 가지고 있다.

- 대상이 건강한 사람이다.

건강증진의학은 '건강한 사람을 더 건강하게' 또는 '병원은 안 아플 때 찾아와서 아플 때 찾아오는 횟수를 줄이게 하는 것'을 목표로 한다.

- 중재가 개별적이다.

질병 치료가 한 사람 한 사람의 개별 진단에 근거하듯이 건강증진의학도 한 사람의 개별적 건강상태를 진단하고 평가하여 그 사람에 맞는 중재 및 진료의뢰를 한다.

- 종합적이다.

건강증진의학은 한 사람을 건강하게 하기 위해 한 가지 질병 또는 한 가지 건강증진 방법에만 국한하지 않고 그 사람에게 해당되는 모든 질병, 건강증진법을 종합적으로 평가하고 상담한다. 신체적인 질병에만 국한하지 않고 정신적인 건강도 동시에 다루며, 기존의 금연 클리닉, 또는 비만 클리닉 중재도 지속한다.

- 건강증진의학은 능동적이다.

기존의 의학이 의료진이 주로 제공하고 환자는 받고 따르기만 하면 되었던 것에 반해 건강증진의학은 건강해지려는 사람이 능동적이어야만 하며 의료진은 목표와 방법을 선택해 준다.

- 건강증진의학은 예기의학이다.

치료의학은 이미 일어난 질병에 중점을 둔 반면 건강증진의학은 앞으로 발생할 가능성에 중점을 둔다.

- 건강증진의학은 삶의 질 의학이다.

기존의 의학이 질병이 없는 상태를 주된 목표로 했다면 건강증진의학은 더 나은 삶의 질을 목표로 한다.

- 건강증진의학은 비용효과적이다.

대부분의 성인병들은 일단 발병하면 막대한 비용을 들여도 치료가 어려운 경우가 많다. 건강증진의학은 건강할 때 적은 비용을 투자함으로써 질병의 발생을 예방하고 치료비를 절감할 수 있기 때문에 궁극적으로 더 효과적이라 할 수 있다.

② 병원 중심 건강증진사업의 문제점

병원에서의 건강증진사업은 주기적 건강검진과 건강증진 중재로서 영양상담, 체중조절, 운동처방, 금연 및 절주방법, 스트레스 조절 등을 제공하는 것을 기본으로 한다. 이러한 병원 건강증진사업은 두 가지 면에서 문제가 있다.

첫째, 일반적 수준의 병원 건강증진사업은 이름만 건강증진사업이지 내용은 과거의 건강검진사업만을 하고 있는 경우가 많다. 정기 건강검진 이외에 실시되는 영양, 비만, 운동, 금연상담 등은 건강보험 급여의 대상이 되지 않기 때문에 인력 배치 등에 어려움이 있어서 피상적으로 이루어지는 것을 볼 수 있다.

둘째, 일부 부유층을 대상으로 시행되는 일부 병원과 특수클리닉에서 시행하는 상업화된 고급 건강증진사업은 비용효과와 의료자원의 배분 차원에서 문제가 있다. 대한가정의학회(2004)는 상업화된 고급 건강증진사업을 피해야 하는 이유로서 ① 상대적 약자, 취약계층, 고위험군의 건강증진 프로그램에 대한 접근성 제한, ② 효율성 측면에서 비용이 효과를 훨씬 초과하는 낭비현상이 발생되어 국가적으로 볼 때 자원 부족 발생, ③ 검사를 많이 실시하는 고가 건강검진이 바람직하고 가격이 낮은 검진은 부실한 검진이라는 잘못된 인식 확산을 들었다.

(2) 보건소

우리나라 보건소에서는 건강증진사업, 건강생활 실천사업, 지역특화 건강행태개선사업, 지역사회 통합건강증진사업 등의 이름으로 건강증진사업을 실시해오고 있다. 주요 사업영역은 금연, 절주, 신체활동 및 운동, 영양, 비만관리이다. 전 국민의 건강증진을 목표로 하여 보건복지부의 기획 하에 전국 254개 보건소에서 이루어지는 건강증진사업은 이론적 배경이나 체계성 면에서 잘 조직화되어 전국적으로 수행되고 있다고 볼 수 있다.

하지만 보건소 중심 건강증진사업에서 두 가지 중요한 문제점을 찾아볼 수 있다. 첫째, 보건소 중심 건강증진사업이 개인의 건강행태 개선으로 국한되어 있어서 사회제도적 접근의 실행이 어렵게 되고, 그 결과 개인행태 개선 노력의 비효율성으로 인해 건강증진사업 자체가 비판을 받을 우려가 있다(배상수, 2012). 둘째, 아직까지 우리나라의 보건소는 취약계층이나 보건소 인근 주민을 대상으로 보건사업을 실시하고 있으므로 건강증진사업의 대국민 확산이 어렵다는 점이다.

(3) 사설기관

국민의 평균수명이 연장되고 건강에 대한 관심이 높아지고 있으나 앞서 본 바와 같이 병원과 보건소에서 전체 국민 대상 건강증진사업을 제대로 수행하지 못하고 있다. 이러한 현황에서 헬스장, 마음수련원, 요가학원, 단식원 등 사설기관에서 건강증진 프로그램이라는 이름을 내걸고 국민들에게 서비스를 제공하고 있는 실정이다.

이러한 사설기관에서 실시하는 건강증진 프로그램의 문제점은 첫째, 포괄적인 건강증진 프로그램이 아니고 단편적인 내용에 집중하는 경향이 있다. 둘째, 중재 내용이 근거중심실무(evidence-based practice)가 아니다, 셋째 건강과 직접적인 관련이 있으나 의료기관이 아니므로 적극적인 관리가 어렵다는 점 등을 들 수 있다.

(4) 일본 건강생활 코디네이터 프로그램(선우덕, 2008)

일본의 건강생활 코디네이터 프로그램은 건강증진에 대한 요구가 특별하게 많은 중고령자 계층을 대상으로, 시정촌이 교실형태로 운영할 수 있는 기본적인 프로그램이다. 일반적으로 중고령자의 경우, 생활습관이나 체력 등이 개인별로 차이가 많이 나고, 건강증진의 효과를 높이기 위해서는 개인별 지도가 필요하고, 개호예방이나 생활습관병 예방뿐만 아니라 체력연령 및 신체기능의 향상이 필요하기 때문에, 이 연령층에 맞는 확실하게 효과적인 프로그램 개발이 필요하였다. 일본의 경우, 고령사회의 대응을 위해 의료비 및 개호비(간병비) 절감 등의 경제효과를 제고시킬 수 있는 체계구축이 필요하고, 가능한 한 많은 주민을 대상으로 하고, 개개인의 행동변화를 촉진시킬 수 있으며, 프로그램의 제공자나 수익자 모두에게 질 높은 서비스를 줄 수 있으며, 지속가능한 프로그램이 필요하였다.

건강생활 코디네이터 프로그램의 진행절차와 사업유형은 다음과 같다. 개인별 프로그램의 내용은 개개인의 건강상태 및 체력상태를 파악한 후 개인에 적합한 운동메뉴를 제시하기 위한 '운동플랜 시트'와 그 실시 결과의 달성 상황을 표시하여 개개인의 건강증진 의욕을 촉진시키기 위한 '운동플랜 달성도 시트'로 분류하여 각각 제공한다. 또한 요통이나 무릎통증을 지닌 참여자에게는 각각 개별화된 운동플랜 시트를 제공한다. 운동플랜 시트의 내용은 자신의 체력이나 신체상황을 나타낸 체력 등 기본정보와 근력훈련, 지구력훈련(유산소운동) 메뉴를 제시하는 개인별 플랜으로 구성되어 있다.

개인별 영양 프로그램의 내용을 보면, 영양사정을 중심으로 하고 있는데, 식생활 개선항목, 11종류의 영양소 등의 섭취량, 음식물 및 식사 시 주의점, 신경을 써야 할 질병을 포함하고 있다. 정신보건 프로그램에는 마음의 건강 조사, 생활시간 조사의 2종류가 있는데, 전자는 참여자가 수면, 스트레스, 흡연에 대해 자가조사표에 기입하여 각자의 상황에 대해서 자각하고 생활습관 개선 등의 계기로 활용하고, 후자는 참여자가 하루의 생활행동을 조사표에 기입하여 각자의 생활양식을 알고 건강생활을 영위할 수 있도록 한다.

(5) 미국 웰니스 코치(Wellness coach)

2008년 미국에서는 피트니스센터에서 운동을 지도해 주는 기존의 헬스 코치의 개념에서 벗어나, 인생 전반에 걸쳐 건강한 삶을 코칭해 주는 '웰니스 코치'가 새로운 유망 직종으로 대두되었다. 웰니스 코치란 기존의 헬스 코치와 같이 고객에게 적합한 다이어트나 운동량을 조언해 주는 것은 물론, 식습관, 불면증, 스트레스, 음주 · 흡연습관, 질병 등 건강에 영향을 미치는 모든 생활습관에 관해 조언해 주는 코치를 의미한다. 이들은 기존 헬스 코치에 비해 영양학 · 보건학 등 상당한 지식을 갖추고 있으며, 고객과 함께 대화함으로써 고객이 스스로 개선방향을 찾아가도록 유도하는 일종의 개인 주치의, 혹은 인생 컨설턴트라 할 수 있다.

웰니스 코치가 되려면 코치 양성 전문기관에서 일정한 수업료를 내고 3~6개월 과정의 코치 교육 프로그램을 이수해야 한다. 이 과정을 모두 이수하면 미국무약의사협회(AADP)가 인증하는 웰니스 코치 자격증을 취득하고, 무점포로 창업, 영업을 통해 고객을 확보하고 세미나나 강연회 등에서 강연을 할 수도 있다. 웰니스 코치는 아직 우리나라에는 생소한 직업이만, 우리나라 국민들 역시 많은 정신적 · 육체적 스트레스 속에서 삶의 질을 높이고자 하는 욕구가 강한 만큼 이러한 새로운 개념의 코치가 등장한다면 좋은 반응을 얻을 수 있을 것이다.

우리나라의 경우, 의료인인 간호사가 웰니스 코치 훈련을 받아 자격증을 받아서 건강증진센터를 운영하는 제도를 생각해볼 수 있다. 보건소의 건강증진 프로그램을 이용하는 인구와 병원의 건강증진 프로그램을 이용하는 인구를 제외하고 건강증진에 관심은 있으나 시간적, 비용적 제한으로 건강증진 프로그램을 이용하지 못하는 인구집단을 대상으로 쉽게 접근할 수 있는 웰니스 코치센터를 개설할 수 있을 것이다. 건강증진을 통한 질병예방의 비용효과에 대한 연구결과가 이미 나와 있으므로 건강보험공단에서 건강증진 프로그램에 수가를 지불하는 방안에 대한 검토도 필요하며, 사회적 기업을 통한 건강증진센터 개소도 고려해볼 수 있다.

3. 건강 측정

건강증진을 통해 건강에 도달하였는지를 확인해보게 된다. 건강을 측정할 방법을 찾는 것은 건강증진 전문가에게는 중요하고도 실용적인 업무이다. 건강이 질병이 없는 상태로 여겨진다면 질병의 정도를 측정하는 방법이 사용될 것이고, 건강의 의미가 신체적인 면뿐만 아니라 정신적, 사회적, 영적 측면을 포함하고 있다면 포괄적인 측정 방법이 필요하다.

1) 인구집단의 건강수준

인구집단의 건강수준을 측정하려면, 지역사회의 건강수준에 관한 정보(사망자 수, 주요 사망원인, 질병의 종류와 빈도), 건강수준의 결정요인에 관한 정보(생활습관, 주거여건, 고용수준, 의료서비스에 대한 접근성과 적절성), 지역사회 자체에 대한 정보(인구집단의 연령, 성, 인종, 사회경제적 수준)가 필요하다.

역학은 인구집단을 대상으로 질병의 전파와 발생에 관한 연구를 하는 학문분야이다. 건강증진사업 전문가들은 위험 인구집단의 건강문제, 예방조치의 효과측정을 규명하기 위해 역학적인 증거를 사용한다. 기획재정부, 보건복지부나 지방자치단체 및 보건소의 의료비 지출 계획, 연간 보건통계연보, 지역보건의료계획, 지역보건기획 당국과 환경보건 당국, 통계청 등을 통해 역학적 자료를 얻을 수 있다.

(1) 사망률

① 원인별, 연령별, 성별, 거주지역별 사망자수
② 영아 사망(1세 미만의 소아)
③ 주산기 사망(임신 28주 이상, 출생 후 7일 이내)
④ 신생아 사망(출생 후 4주 이내)

(2) 이환율

① 국민가구조사(국민건강영양조사)

② 상담 및 치료에 대한 의무기록
③ 등록 자료: 암, 장애, 실명, 약물중독 위험군, 희귀난치병
④ 감염성(전염성) 질환, 선천성 기형, 유산 감시체계
⑤ 국가이환조사
⑥ 산업장 근로자 대상 질병 기록

(3) 건강상태 및 행태에 대한 정보원

① 키, 몸무게, BMI 기록
② 흡연, 음주 행태에 대한 기록
③ 진료 기록
④ 구강건강 기록
⑤ 어린이 건강감시체계 기록
⑥ 통계청 전국 조사(전국 영양 조사, 어린이 건강 조사 및 흡연 조사와 임시조사 등)

(4) 인구학적 자료

① 매 10년당 수집되는 전체 인구에 대한 정보(연령, 성, 결혼 상태, 출생지, 직업, 인종, 교육 수준, 주거 형태와 부동산, 숙소와 화장실 같은 편의시설)
② 출생 시 체중과 산모 직업에 대한 출생등록자료
③ 실업급여 자료, 무료 학교급식 자료, 주택 수당, 소득지원 자료

(5) 환경 요인 지표

① 의료서비스 기관
② 오염 수준(대기, 수질, 오염)
③ 범죄 발생통계
④ 주택 형태
⑤ 여가 시설
⑥ 도로 교통사고
⑦ 빈곤 측정(Jarman index): 독거노인 비율, 편모/편부가족 비율, 비숙련공 비율,

실업자 비율, 최근 주소 변경자 비율, 다문화가족 비율, 시설부족 주택 비율, 인구과잉 주택 비율

2) 개인의 건강수준

(1) 신체적 건강상태

키, 체중, BMI, 구강상태, 영양상태, 체력 등을 측정한다.

① 체력평가

신체적 평가는 기술 관련 신체적성과 건강 관련 신체적성으로 구분된다. 전자는 성공적인 운동성취에 기여할 수 있는 민첩성(agility), 속도(speed), 힘(power), 반응시간(reaction time) 등의 질적 측면이며, 후자는 일반적 건강에 기여하는 심폐지구력, 근육강도와 지구력, 신체구성, 유연성을 포함한다. 그러므로 건강증진 관련 체력평가를 위해서는 후자를 선택한다.

- 심폐지구력: 순환/호흡계의 능력을 사정하는 것으로, 100미터 걷기나 달리기에 걸리는 시간 측정, 하버드스텝 검사(Harvard step test)
- 근육강도와 지구력: 일상생활에 필요한 상지나 하지의 근육의 힘을 측정하기 위해 무릎 굽히고 윗몸 일으키기(bent-knee sit-ups), 악력(grip), 배근력, 하지근력 등을 측정한다.
- 신체구성: 간접적으로 신체지방 측정을 하는 수중 체중측정을 재거나, 체지방, 제지방량, BMI(body mass index)를 계산한다. 신체계측은 피부 두께(skin fold)를 측정한다.
- 유연성: 일상생활에 필요한 관절운동범위를 최대로 할 때 근육과 관절의 가능한 움직임 능력을 사정한다. 상지 유연성은 양손 등 뒤로 돌려 잡기, 허리 유연성은 앉아서 허리 굽히기(sit and reach test)를 실시한다.

② 영양사정

영양상태 사정은 신체계측, 생화학적, 임상적, 식이의 4가지 사정도구를 이용한다.

- 신체계측 사정은 피부 두께, 키, 몸무게를 표준치와 비교한다.
- 생화학적 사정은 혈액(glucose, albumin 등)과 소변분석을 통해 사정한다.
- 임상적 검사는 영양불량을 의미하는 피부(창백, 건조), 근골격계, 눈, 혀 등을 사정한다.
- 식이사정은 5~7일간 먹은 모든 음식을 음식일기장에 기록하게 한다. 기록된 식품은 음식물 피라미드(food guide pyramid)와 비교해서 식이분석을 한다.

(2) 심리적 건강상태

① 스트레스 측정도구

역동적인 상호작용으로 스트레스 개념을 이용하여 건강에 미치는 부정적인 영향을 평가하도록 구성된 스트레스 측정도구인 BEPSI(BEPSI-K)를 많이 사용한다(임지혁 등) 〈표 1-4〉.

② 생활사건지표

Holmes & Rahe가 개발한 도구로서 최근 지나간 삶의 변화 범위를 측정하는 것이다. 이것은 생활사건지표로서 최근 2년간의 생활사건을 점수화하여 제시된 점수화지표로 평가한다.

③ 사소한 스트레스 측정도구(Hassles and uplifts scales)

짜증나는 사건(hasseles)이란 교통체증, 물건 분실, 논쟁 등 일상생활 속에서 어느 정도 자극, 분노, 불편함을 야기하는 일이며, 정신의 고양(uplifts)은 짜증나는 사건의 반대로서 좋은 저녁 휴식, 친구로부터의 서신 등의 삶의 기쁨 혹은 긍정적 경험으로서 정의된다. 이런 사소한 것도 스트레스를 유발하는 자극이 될 수 있다.

표 1-4. BEPSI(BEPSI-K) 스트레스 측정도구

1. 정신적 · 신체적으로 감당하기 힘든 어려움을 느낀 적이 있습니까?
   ① 항상 있었다.
   ② 거의 언제나 있었다.
   ③ 종종 여러 번 있었다.
   ④ 간혹 있었다.
   ⑤ 전혀 없었다.

2. 자신의 생활 신념에 따라 살려고 애쓰다가 좌절을 느낀 적이 있습니까?
   ① 항상 있었다.
   ② 거의 언제나 있었다.
   ③ 종종 여러 번 있었다.
   ④ 간혹 있었다.
   ⑤ 전혀 없었다.

3. 처한 환경이 인간답게 살아가는데 부족하다고 느낀 적이 있습니까?
   ① 항상 있었다.
   ② 거의 언제나 있었다.
   ③ 종종 여러 번 있었다.
   ④ 간혹 있었다.
   ⑤ 전혀 없었다.

4. 미래에 대해 불확실하게 느끼거나 불안해 한 적이 있습니까?
   ① 항상 있었다.
   ② 거의 언제나 있었다.
   ③ 종종 여러 번 있었다.
   ④ 간혹 있었다.
   ⑤ 전혀 없었다.

5. 할 일이 너무 많아 정말 중요한 일들을 잊은 적이 있습니까?
   ① 항상 있었다.
   ② 거의 언제나 있었다.
   ③ 종종 여러 번 있었다.
   ④ 간혹 있었다.
   ⑤ 전혀 없었다.

④ 불안 측정도구

Spielberger에 의해 개발되었고, 김정택(1978)에 의해 한국 상황에 맞게 번안하여 표준화 된 상태불안검사(State Anxiety Inventory)를 사용한다〈표 1-5〉.

표 1-5. Spielberger의 STAI-상태불안 측정도구

문항	전혀 그렇지 않다	그렇지 않다	그런 편이다	매우 그렇다
1. 나는 마음이 차분하다.				
2. 나는 마음이 든든하다.				
3. 나는 긴장되어 있다.				
4. 나는 후회스럽고 서운하다.				
5. 나는 마음이 편안하다.				
6. 당황해서 어찌할 바를 모르겠다.				
7. 앞으로 불행이 있을까 걱정한다.				
8. 나는 마음이 놓인다.				
9. 나는 불안하다.				
10. 나는 편안하게 느낀다.				
11. 나는 자신감이 있다.				
12. 나는 짜증스럽다.				
13. 나는 마음이 조마조마하다.				
14. 나는 극도로 긴장되어 있다.				
15. 내 마음은 긴장이 풀려 푸근하다.				
16. 나는 만족스럽다.				
17. 나는 걱정하고 있다.				
18. 나는 흥분되어 어쩔 줄 모른다.				
19. 나는 즐겁다.				
20. 나는 기분이 좋다.				

(3) 사회적 건강상태

① 가족결속도

Olson, Porner, Lavee(1985, 1990)에 의해 개발된 FACES 시리즈를 재구성하여 10문항으로 만들어서 가족결속도를 측정한다〈표 1-6〉.

표 1-6. 가족결속도 측정도구

문항	전혀 그렇지 않다	그렇지 않다	그런 편이다	매우 그렇다
1. 우리 가족은 서로서로 도움을 청한다.				
2. 우리 가족은 각자의 친구들을 인정해준다.				
3. 우리 가족은 함께 뭉쳐 어떤 일하기를 좋아한다.				
4. 우리 가족은 친구나 선생님보다 우리 식구들 간에 더 친하다.				
5. 우리 가족은 함께 여가 보내기를 좋아한다.				
6. 우리 가족은 서로서로 친하다.				
7. 우리 가족이 함께 해야 할 활동이 있을 때 가족이 참가한다.				
8. 우리 가족은 한 가족으로서 해야 할 일을 알고 있다.				
9. 우리 가족은 각자의 일을 결정하려고 할 때 서로 의논한다.				
10. 가족의 단결은 중요하다.				

② 사회지지 측정도구

지지체계는 개인적인 지지(경제적, 정서적, 지적)를 해주는 사람들의 목록을 작성하는 것으로써 5년 이상 지지 자원인 사람들을 확인하는 과정을 통해 개인적 지지체계를 확인할 수 있다. 적절한 지지 자원을 결정할 수도 있고, 부적절할 경우 기존의 사회지지 조직망을 강화시키도록 도울 수 있다. 이 측정도구는 대상자와 지지 자원과의 관계를 강함, 중간, 약함의 관계로 볼 수 있도록 도식화한 것이다. 한편 도움이 되는 관계가 아니라 갈등의 관계에 있는 사람도 표시하게 한다.

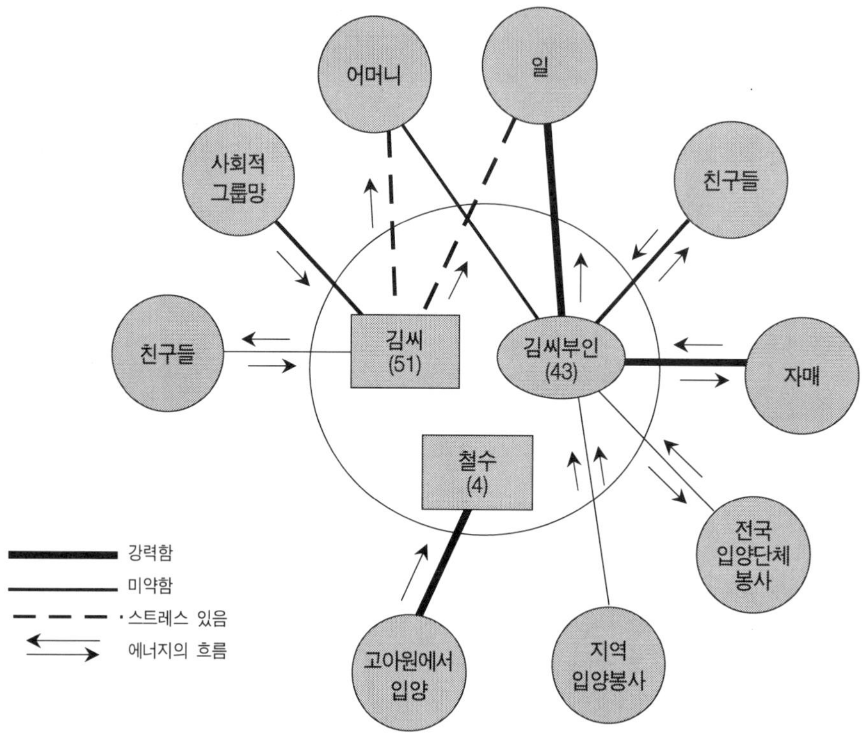

그림 1-7. 지지 자원과의 관계 측정도구

(4) 영적 건강상태

영적 건강은 Paloutzion와 Ellison(1982)이 개발한 영적 안녕 척도(Spiritual Health Inventory)를 이화인 등(1993)이 총 20문항으로 만든 도구로 측정할 수 있다〈표 1-7〉.

표 1-7. Paloutzion과 Ellison의 영적 안녕 척도

문항	전혀 그렇지 않다	그렇지 않다	그런 편이다	매우 그렇다
1. 나는 신과의 개인적인 기도에서 큰 만족을 얻지 못하고 있다.				
2. 나는 내가 누구인지 어디서 왔는지 혹은 어디로 가고 있는지 모른다.				
3. 나는 신이 나를 사랑하고 돌보아 준다는 것을 믿는다.				
4. 나는 삶이 긍정적인 경험이라고 믿는다.				
5. 나는 신이 인간적이 아니며 나의 일상생활에 관심이 없다고 믿는다.				
6. 나는 장래가 안정되어 있지 않다고 느낀다.				
7. 나는 개인적으로 신과 의미 있는 관계를 가지고 있다.				
8. 나는 나의 삶에 꽤 충실하고 만족스럽게 느껴진다.				
9. 나는 신으로부터 많은 개인적인 힘과 지지를 얻지 못한다.				
10. 나는 나의 삶이 가고 있는 방향에 대하여 안녕감을 느낀다.				
11. 나는 신이 나의 문제에 대하여 관심을 갖고 있다고 믿는다.				
12. 나는 나의 삶이 별로 즐겁지 않다.				
13. 나는 개인적으로 신과 만족스러운 관계를 가지고 있다.				
14. 나는 나의 장래가 좋게 보인다.				
15. 나는 신과의 관계는 내가 외롭지 않게 느끼도록 도와준다.				
16. 나는 삶이 갈등에 가득 차있고 불행하다고 느낀다.				
17. 나는 내가 신과 함께 있을 때에 가장 만족스럽게 느낀다.				
18. 삶이 많은 의미를 가진 것은 아니다.				
19. 나는 신과 관계를 가짐으로써 안녕감을 가진다.				
20. 나는 나의 삶에 어떤 참 목적이 있다고 믿는다.				

(5) 종합적 사정

① 코넬건강지수(CMI: Cornell Medical Index)

CMI는 자각 증상을 계통적으로 조사하여 신체적 정신적 이상을 일찍 발견해 내는 방법으로, 코넬대학의 Brodmann과 Wolff에 의해서 고안된 질문지법에 의한 건강조사용 심리테스트이다. 신체적 자각증상에 대한 질문 144문항과 정신적 자각증에 대한 질문 51문항으로 이루어지고 병력, 가족력에 관한 질문도 포함하고 있다. 이를 남호창(1965)이 한국인에 맞게 수정, 보완한 CMI 간이 건강조사표가 많이 사용되고 있다 〈표 1-8〉.

표 1-8. CMI 간이 건강조사표

증상	그렇다	아니다
1. 감기에 자주 걸린다.		
2. 천식이나 기관지염에 자주 걸린다.		
3. 심하게 식은땀을 흘릴 때가 있다.		
4. 혈압이 높은 편이다.		
5. 심장 고동이 심할 때가 자주 있다.		
6. 숨쉬기가 곤란할 때가 자주 있다.		
7. 다리에 물집이 생기거나 자주 붓는다.		
8. 손이나 다리에 쥐가 자주 난다.		
9. 언제나 식욕이 없다.		
10. 식후에 소화불량이나 통증이 있다.		
11. 배를 움켜잡을 정도로 위가 아플 때가 있다.		
12. 설사를 자주 하는 편이다.		
13. 변비에 자주 걸리는 편이다.		
14. 황달에 걸린 적이 있다.		
15. 관절이 부어서 아픈 적이 있다.		
16. 어깨나 등이 뻣뻣해져서 일하는데 지장을 준 적이 있다.		
17. 심하게 머리가 무겁거나 아파서 고생한 적이 있다.		
18. 갑자기 열이 나서 몸이 화끈거리거나 오한이 생긴 적이 있다.		
19. 갑작스럽게 현기증이 날 때가 있다.		
20. 위를 쳐다보면 어지러울 때가 있다.		
21. 몸의 어느 부분이 쑤시거나 저릴 때가 있다.		
22. 귀가 멍멍해지거나 울릴 때가 있다.		
23. 조금만 일해도 피곤하다.		
24. 눈에 피로가 자주 오고 충혈이 된다.		
25. 목이 붓고 따끔따끔하다.		
26. 자주 코가 막힌다.		
27. 소변을 보기 위해 밤에 자주 일어난다.		
28. 식사할 때 가슴이 막힌 적이 있다.		
29. 허리통증으로 자주 고생한다.		
30. 자주 토한다.		
31. 잠이 쉽게 들지 않으며 숙면을 취하지 못한다.		

② 건강나이 계산법

미국 뉴욕주립대(SUNY) 의대 학장인 마이클 로이진 교수는 생물학적 건강상태가 주민등록상 '달력나이'와 다르다는 점을 강조하기 위해 '생체(生體)나이'라는 개념을 도입했다. 그가 개발한 '생체나이 테스트'는 전 세계적으로 널리 사용되는 건강 평가 프로그램 중 하나이다. 로이진 교수는 '리얼에이지닷컴(www.realage.com)'을 통해 '달력나이'보다 젊어지는 방법들을 꾸준히 제시해 오고 있다. 로이진 교수가 개발한 생체건강나이의 계산법은 〈표 1-9〉과 같다.

표 1-9. 로이진 교수의 건강나이 계산법

■ 건강 나이 간이 계산법: 먼저 자기의 실제 나이를 적어두고 아래 항목에 따라 점수를 더하거나 빼 나가서 최종적인 계산 결과를 건강나이라고 합니다.

① 식생활(해당항목이 4개면 -4세, 2~3→-2, 1→+2, 0→+4)
- 항상 싱겁게 먹는다.
- 신선한 과일이나 채소를 일주일에 5회 이상 먹는다.
- 검게 태운 음식을 먹지 않는다.
- 식사를 규칙적으로 먹는다.

② 운동
- 평균 일주일에 3회 이상 운동 → -2
- 운동을 전혀 안하거나 월 3회 미만 → +2
- 기타 → 0

③ 흡연량
- 전혀 피운 적이 없거나 10년 전에 끊었다 → 0
- 5년 전에 끊었다 → +0.5
- 1개월~5년 전에 끊었다 → +1
- 하루 1갑 미만 → +3
- 하루 1갑 이상 → +5

④ 음주량
- 전혀 마시지 않는다 → 0
- 평균 일주일에 2회 이하, 한 번에 소주 2홉 반병 이하 → -1
- 평균 일주일에 3회 이상, 한 번에 소주 2홉 1병 이상 → +3
- 위 둘의 중간 → +1

⑤ 지난 한 달 동안의 스트레스(해당항목이 1개 이하→-2, 2개→0, 3개→+2, 4~5개→+4)
- 정신적으로나 육체적으로 감당하기 힘든 어려움을 여러 번 겪었다.

- 내 자신의 삶의 방식대로 살려다 여러 번 좌절을 느꼈다.
- 인간으로서의 기본적인 요구도 충족되지 않는다고 느낀 적이 여러 번 있다.
- 미래에 대해 불확실하다고 느끼고 있다.
- 할 일이 너무 많아 때로는 중요한 일을 잊기도 하고, 할 수 없을 때도 있다.

⑥ 직업의 위험도
- 일이 위험하지 않다 → -1
- 일이 약간 위험하다 → +1
- 일이 위험하고 사고 가능성이 항상 있다 → +2

⑦ 운전 및 안전습관
- 안전벨트를 항상 착용하고, 일을 할 때마다 안전에 주의한다 → -1
- 위 두 항목 중 한 가지만 해당된다 → 0
- 위 두 항목 중 두 가지 모두 해당 안 된다 → +1

⑧ 건강검진
- 2년에 1회 이상 받는다 → -2
- 전혀 받지 않는다 → +2
- 기타 → 0

⑨ B형 간염 혹은 바이러스 보유
- 그렇다 → +3
- 아니다 → 0
- 모른다 → +1

⑩ 비만도(이상체중은 키(㎝)에서 100을 뺀 뒤 0.9를 곱한 값. 155㎝ 이하 여성은 키에서 100을 뺀 값)
- 표준체중(이상체중의 90~110%) → -1
- 과체중 혹은 저체중(이상체중의 110~119%, 80~90%) → +1
- 비만 혹은 심한 저체중(이상체중의 120% 이상 또는 80% 미만) → +4

③ 삶의 질

삶의 질이란 신체적, 정신적, 사회적, 경제적 영역에서 각 개인이 지각하는 주관적인 안녕을 의미하고, 삶의 질 평가척도들은 객관적인 평가와 주관적인 평가를 모두 포함하고 있으며, 측정도구는 다양하다. EQ-5D(Eutopean Qulity of Life-5 Dimensions)는 5개 영역에서 활동제한을 설문조사한 것으로 결과치는 국가마다 차이가 있다. 우리나라는 질병관리본부를 통해 가중치 값을 계산하여 통용해서 사용하고 있다(성근석, 2009)〈표 1-10〉.

표 1-10. 한국어판 EQ-5D 삶의 질 측정도구

본인의 상태에 가장 맞는 문항에 체크하세요.

5-1. 운동능력
1) 나는 걷는 데 지장이 없다.
2) 나는 걷는 데 다소 지장이 있다.
3) 나는 종일 누워 있어야 한다.

5-2. 자기관리
1) 나는 목욕을 혼자 하거나 옷을 입는 데 지장이 없다.
2) 나는 혼자 목욕을 하거나 옷을 입는 데 다소 지장이 있다.
3) 나는 혼자 목욕을 하거나 옷을 입을 수 없다.

5-3. 일상생활(일, 공부, 가사일, 가족 또는 여가 활동)
1) 나는 일상 활동을 하는 데 지장이 없다.
2) 나는 일상 활동을 하는 데 다소 지장이 있다.
3) 나는 일상 활동을 할 수 없다.

5-4. 통증/ 불편감
1) 나는 통증이나 불편감이 없다.
2) 나는 다소 통증이나 불편감이 있다.
3) 나는 매우 심한 통증이나 불편감이 있다.

5-5. 불안/ 우울
1) 나는 불안하거나 우울하지 않다.
2) 나는 다소 불안하거나 우울하다.
3) 나는 매우 심하게 불안하거나 우울하다.

제2장 건강증진 이론

1. Pender Health Promotion Model

1) Becker의 건강신념 모형(Health Belief Model: HBM)

Pender의 Health Promotion Model을 이해하려면 우선 Becker의 건강신념 모형을 이해하는 것이 필요하다. Becker는 인간이 건강행위를 할 확률은 질병을 얼마나 심각하게 생각하는가, 자신이 질병에 걸릴 위험이 얼마나 높다고 생각하느냐, 특정 행위를 하면 질병관리에 어느 정도 도움이 되느냐, 특정행위를 하는 데 어려움은 어느 정도인가 하는 것들이 복합적으로 영향을 미쳐서 결정된다고 보았다〈그림 2-1〉.

- 지각된 감수성(Perceived Susceptability): 개인이 특정질병에 걸릴 가능성에 대해 인지하고 있는 정도에 따라 특정행위를 할 가능성이 달라진다는 것이다. 질병에 걸릴 가능성이 사람마다 서로 다른데 이것은 인구학적 특성, 사회심리학적 특성, 환경 등에 의해 질병에 대한 감수성이 영향을 받기 때문이다.
- 지각된 질병의 심각성(Perceived Seriousness): 특정질병의 심각성에 대해 인지하는 정도에 따라 특정행위를 할 가능성이 높다는 것이다.
- 행위에 대한 지각된 이익성(Perceived Benefits): 특정행위를 함으로써 오는 혜택이 많다고 생각할수록 그 행위를 할 가능성이 높다는 것이다.
- 지각된 장애성(Perceived Barriers): 특정행위를 수행하는 데 부딪힐 어려움에 대한 인지 정도이다. 예를 들어 검사 비용이 많이 든다던지, 행위에 참여하기 위해 불편하게 멀리 가야 한다든지 등이다.

- 행동 계기(Cues to Action): 특정 행동에 참여하도록 자극을 줄 수 있는 계기를 말한다. 예를 들어 개인교육, 상담, 우편엽서를 통해 특정 행동에 대한 정보를 제공할 수 있다. 인지된 감수성이 낮거나, 질병을 심각하게 행각하지 않는 사람에게는 특히 강하고 효과적인 계기를 제공해야만 특정 행동에 참여할 가능성이 높아진다.

예를 들어 수지가 폐결핵을 아주 중한 질병으로 지각하고(심각성), 자신이 폐결핵에 쉽게 전염될 수 있다고 지각하고 있다면(감수성) 폐결핵에 대한 위협을 인지하고 있는 것이다. 이런 상황에서 흉부 X선 촬영으로 90% 이상에서 폐결핵 진단을 내릴 수 있고(유익성), 흉부 X선 촬영은 개인병원에서 손쉽게 할 수 있으므로(장애성) 건강행위를 할 확률이 높다. 수지가 폐결핵에 대한 위협을 인지하고 있을 때 때마침 TV 건강 프로그램에서 "우리나라에서는 아직 폐결핵이 상당히 흔한 전염병이므로 정기 검진을 요한다."는 내용이 방송되었다(행동을 일으키는 계기). 수지는 다음날 바로 흉부 X선 촬영이라는 건강행위를 하게 될 것이다.

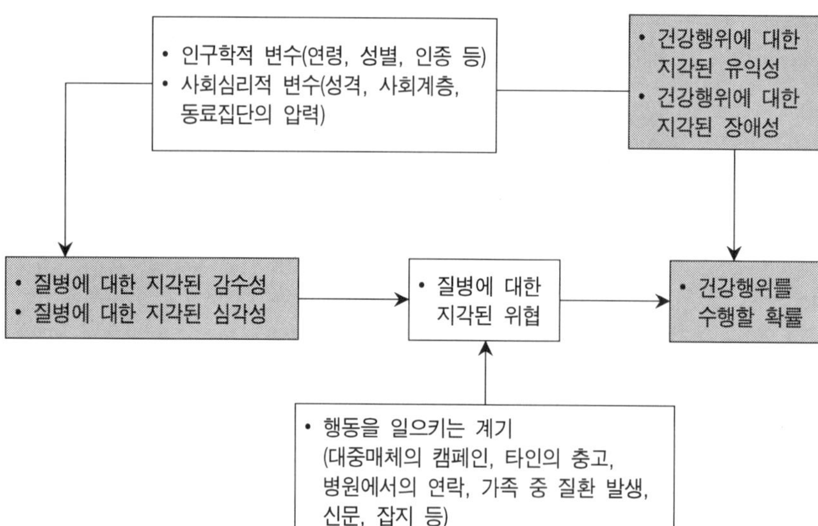

그림 2-1. Becker의 건강신념 모형

2) Pender의 건강증진 모형(Health Promotion Model: HPM)

Pender(1982)는 건강증진이란 개인이나 집단의 안녕(well-being) 수준, 자아실현, 개인의 성취감(personal fulfillment)을 유지하거나 증가하는 쪽으로 지향하는 활동이라고 하였다. 자신의 건강증진 모형에서 인간이 건강증진 행위를 수행하는 데는 여러 가지 행위와 관련된 인지와 감정, 즉 행동의 지각된 이익, 행동의 지각된 장애, 지각된 자기효능감, 행동과 관련된 감정, 인간 상호간의 영향, 상황적 영향 등이 행동계획 수립에 영향을 미치고, 이 행동계획 수립과 즉각적 갈등적 요구/선호성이 건강증진 행위에 영향을 미친다고 설명하였다. 또한 인간의 행위와 관련된 인지와 감정에는 이전의 관련 행위와 개인적 요인이 영향을 미치는 것으로 설명하였다.

(1) 1차 건강증진 모형(HPM)

건강증진 모형은 Pender에 의해 1987년에 개발되었으며, 질병관련행위에 영향을 미치는 요인을 설명하는 모델로서 HBM과 Bandura의 자기효능감 개념을 인용하여 발전된 모델이다. HPM과 HBM을 비교해보면 각 모델을 설명하는 구성개념이 차이가 있지만 가장 큰 차이점은 HBM은 질병관련 행위를 설명하는 것에 반해, HPM은 건강증진 행위를 설명하는 것이다. HPM에서 인지–지각요인들은 직접적으로 건강증진 행위에 영향을 미치는 요인들이며, 동기요인은 인지–지각요인에 영향을 미침으로써 간접적으로 건강증진 행위에 미치는 요인들이다. 조정요인은 인구학적 특성, 생리적 특성, 인간관계 특성, 상황적 요인, 행동적 요인으로 구성되어 있다〈그림 2-2〉.

① 인지–지각요인

- 건강의 중요성: 개인이 건강을 중요하게 생각하는 정도
- 지각된 건강통제위: 개인이 건강을 통제할 수 있다고 지각하는 정도
- 지각된 자기효능: 건강행위를 본인이 수행할 수 있다고 지각하는 정도
- 건강의 정의: 개인이 내리는 건강에 대한 정의
- 지각된 건강상태: 개인의 건강상태에 대한 지각 정도
- 지각된 건강행위 유익성: 건강행위를 수행함으로써 오는 이익에 대한 지각 정도
- 지각된 건강행위 장애: 건강행위를 수행하는데 장애 혹은 어려움에 대한 지각 정도

② 조정요인

- 인구학적 특성: 연령, 성별, 교육 정도, 수입
- 생리적 특성: 체중, 신장
- 대인관계 특성: 사회적 규범, 가족의 건강관리 형태, 건강전문인과의 관계. '사회적 규범'이란 '개인에게 중요하게 영향을 미치는 사람들의 기대'라고 할 수 있다.
- 상황적 요인: 가족환경, 주위환경
- 행동적 요인: 개인의 과거 건강증진 행위 수행 정도

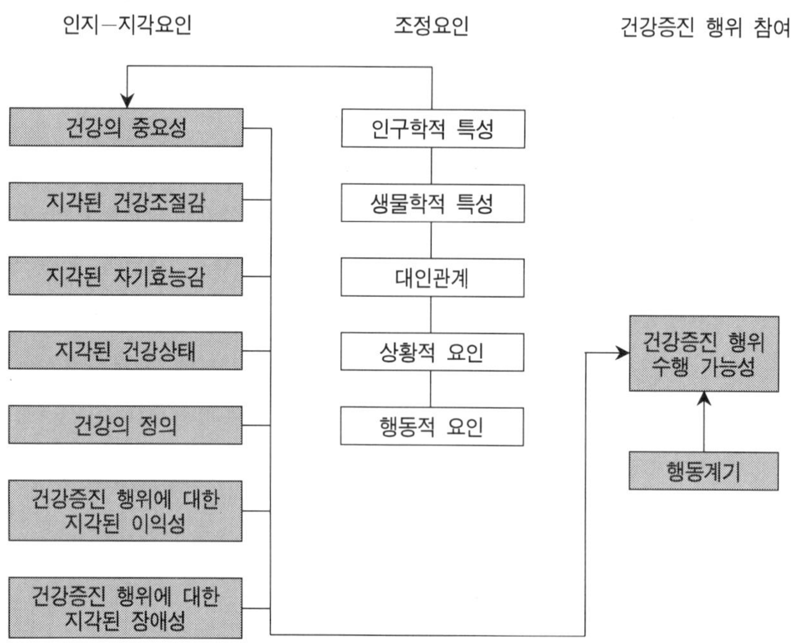

그림 2-2. Pender의 초기 건강증진 모형

(2) 수정 건강증진 모형

수정 건강증진 모형에는 새로운 변수가 3개 더해졌다. 행동과 관련된 감정, 행동계획 수립, 즉각적 갈등적 요구와 선호성이다. 이 모형에서 건강증진 행위는 크게 개인의 특성과 경험, 행위와 관련된 인지와 감정 그리고 행위결과 영역으로 구분되어 있으며, 각 영역은 다양한 변인으로 설명되어 있다〈그림 2-3〉.

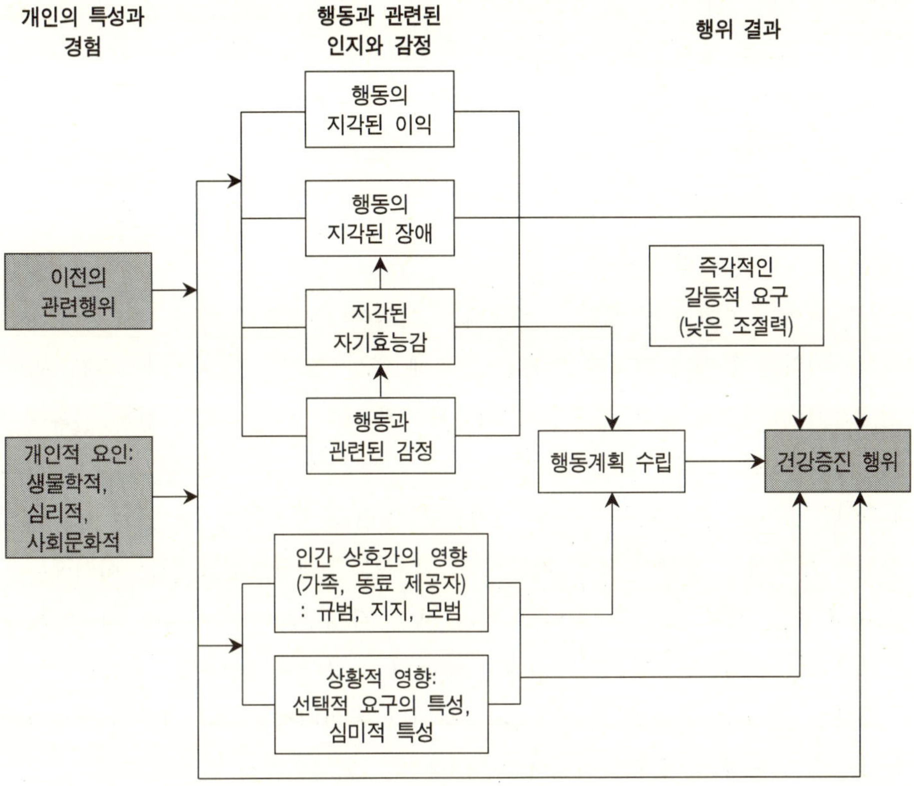

그림 2-3. 수정 건강증진 모형

① 개인적 특성과 경험

- 이전의 관련 행위(Prior related behavior)

HPM에서는 행위요인이 '이전의 관련 행위'로 나타나 있다. 여러 연구에 의하면 행위의 가장 중요한 예측인자는 과거에 행했던 행위의 빈도였다. 이전의 행위는 건강증진 행위를 할 가능성에 영향을 미친다. 과거 행위가 현재의 건강증진 행위에 영향을 미치는데, 이는 그 행위의 세부사항에 일일이 주의를 기울이지 않더라도 자동적으로 참여하도록 하는 습관의 형성에서 기인한다. 건강행위를 반복하게 되면 습관이 되어 건강증진 행위를 할 가능성이 높아지는 것이다.

- 개인적 요인

수정 HPM에서는 개인적 요인이 생물, 심리, 사회문화적으로 나누어져 있다. 생물학적 요인으로는 나이, 성, 체중, 사춘기, 폐경기, 운동능력, 힘, 민첩성, 균형 등과 같은 변수가 포함된다. 심리적 요인에는 자존감, 자기동기화, 개인의 능력, 지각된 건강상태, 건강의 정의와 같은 변수가 있다. 사회문화적 요인으로는 인종, 민족, 문화이입, 교육, 사회경제적 상태 등의 변수가 포함된다.

② 행위와 관련된 인지와 감정

- 행위의 지각된 이익

특정 행위에 참여하려는 계획은 예상되는 이익이나 결과에 따라 좌우된다. 행동의 예상되는 이익은 긍정적 결과나 강화된 결과에 대한 정신적 표현이다. 특정 건강행위를 실행하기에 적당치 않은 상황일지라도 이익에 대한 믿음이나 긍정적 결과에 대한 기대는 필요하다고 본다.

왜냐하면 인간은 긍정적인 결과를 가져왔던 경험을 증가시킬 수 있는 활동에 시간과 자원을 투자하는 경향이 있기 때문이다. 행위를 수행함으로써 얻는 이익에는 내적인 것과 외적인 것이 있다. 내적인 이익의 예로 각성수준이 증가되고 피로감이 감소하는 것을 들 수 있다. 외적인 이익에는 금전적 보상이나 좋아하는 사회적 상호작용 등이 있다. 처음에는 외적인 이익이 높은 동기적 유의미성을 지니지만 건강행위를 지속시키는 데 있어서는 내적인 이익이 보다 강력한 동기유발적 요인이 된다.

- 행위의 지각된 장애

건강행위와 관련된 장애는 상상일 수도 있고 사실일 수도 있다. 장애는 해도 소용이 없다는 느낌, 불편함, 비용 부담, 하는 것이 어려움, 시간소모 등과 관련된 개념으로 구성되어 있다. 걸림돌, 장애물, 주어진 행동을 이행하는 데 드는 개인적 손실 등으로 이해된다. 흡연이나 고지방 음식섭취와 같은 건강 위협적 행위를 중지시키고 보다 건강한 생활양식을 택하도록 할 때 발생하는 만족감의 상실 또한 장애가 될 수 있다. 장애를 느끼면 그 행위를 회피하게 된다. 행동하기 쉽지 않고 행위의 장애가 많을 때는 규칙적인 운동 등의 건강행위를 잘 하지 않게 된다. 행동하기 쉽고 장애가 적을 때는 그 건강행위를 할 가능성이 높아진다.

수정 HPM에서 묘사한 지각된 장애는 행동계획 수립을 감소시켜 간접적으로 영향을 미치기도 하지만 행동의 걸림돌로 작용하여 직접적인 영향을 미치기도 한다.

- 지각된 자기효능감

Bandura의 정의에 의하면 자기효능감은 특정한 행동의 과정을 조직하고 실행하는 개인의 능력에 대한 판단이다. 이는 어떤 사람이 가진 기술과 관련된 것이 아니라 그가 가지고 있는 어떤 기술로 할 수 있는 것에 대한 판단을 의미한다. 개인의 효능감에 대한 판단은 결과기대와 다르다. 지각된 자기효능감은 어떤 수준의 행위를 성취할 수 있는 능력에 대한 판단이지만 결과기대는 이러한 행위가 가져다주는 있음직한 결과(이익, 손실)에 대한 판단이다. 특정부분에 대해 지각된 능력이나 기술은 잘 할 수 있는 행위에 참여하도록 개인을 동기화시킨다. 어떤 행동에 대해 효능감과 숙련감을 느낀다면 부적절하고 서툴다고 느끼는 것보다 쉽게 그 행위에 참여하게 될 것이다.

HPM에 제시된 지각된 자기효능감은 행동 관련 감정에 의해 영향을 받는다. 그 행위에 대한 긍정적인 감정을 가질수록 효능감은 커진다. 또한 자기효능감은 지각된 장애에 영향을 미치는데 효능감이 높을수록 지각된 장애는 적어진다. 자기효능감은 직접적으로 건강증진 행위를 동기화시키고 지각된 장애와 행동의 시행이나 유지에 간접적으로 영향을 미친다.

- 행동과 관련된 감정

행위의 전, 중, 후에 일어나는 주관적 느낌은 행동 자체가 가지는 자극의 특성에 기초한다. 특정행위에 대한 감정적 반응은 세 가지로 구성된다. 행위 자체와 관련된 정서적 각성, 자기 자신과 관련된 정서적 각성, 행위가 일어나는 환경과 관련된 정서적 각성 등이다.

결과적으로 감정상태는 행위를 반복하거나 오래 지속하는 데 영향을 미친다. 행위와 관련된 감정은 긍정적일수도, 부정적일수도 있다. 긍정적인 감정과 관련된 행위는 반복되는 경향이 있는 반면, 부정적인 감정과 관련된 행위는 피하게 된다. 어떤 행위는 긍정적인 느낌과 부정적인 느낌을 모두가 유발할 수 있다. 때문에 행위 전, 중, 후에 따르는 긍정적인 느낌과 부정적인 느낌 사이에 적절한 균형을 이루는 것이 중요하다.

- 대인관계의 영향

대인관계의 영향은 타인의 행동이나 신념, 태도에 대한 인지이다. 건강증진 행위에 대한 대인관계의 일차적인 원천은 가족(부모, 형제), 또래집단, 건강관리 제공자이다.

대인관계는 규범(의미 있는 타인의 기대), 사회적 지지(도구적, 정서적 격려), 모델링(modeling, 특정행위에 참여하는 타인을 관찰하여 대리 학습) 등을 통해 만들어진다. 이 세 가지는 개인의 건강증진 행위에 영향을 미친다. 사회적 규범은 개인이 해야 할 행동과 하지 말아야 할 행동에 대해 표준을 설정해 준다.

행위에 대한 사회적 지지는 타인에 의해 제공되는 지지적 원천을 개발해 준다. 모델링(modeling)는 건강행위의 연속적 구성요소를 묘사하며 사회인지이론의 측면에서 행동변화의 중요한 전략이다. 대인관계 차원은 사회적 압력이나 행동계획수립의 격려를 통해 직·간접적으로 건강행위에 영향을 미친다.

- 상황적 영향

어떤 상황이나 배경에 대한 개인의 지각과 인지는 행동을 촉진하거나 저해할 수 있다. 건강증진 행위에 대한 상황적 영향에는 이용 가능한 선택권의 지각, 요구, 특성, 행위가 일어나도록 하는 환경의 심미적 특성이 포함된다. 개인은 부적합하다기보다 적합하다고 느끼고, 동떨어져 있기보다 관련되어 있으며, 불안하고 위협적이기보다는 안전하고 안심할 수 있는 환경이나 상황에서 보다 능력껏 행동할 수 있게 된다. 건강행위를 실행하려면 매력적이고 흥미로운 환경이 마련되어야 할 것이다.

수정 HPM에서 상황적 영향은 건강행위에 직·간접적으로 영향을 미치는 것으로 재인식되었다. 상황은 행동을 유발하는 역할을 하면서 환경적 '부담'으로 작용하여 행위에 직접적인 영향을 준다. 예를 들어 '금연'이라는 환경은 금연행위를 요구하게 된다. 귀마개를 착용하도록 하는 회사 규정은 그 규칙을 따르도록 요구한다. 두 가지 상황 모두 건강행동을 실행하도록 촉진한다. 상황적 영향은 이전의 HPM 연구에서 거의 주목받지 못했지만 건강행위의 중요한 결정인자로서 보다 깊이 탐구될 가치가 있다.

③ 행위의 결과

* 행동계획 수립

수정 HPM의 행동계획 수립은 다음과 같은 인지적 과정을 포함한다.

- 갈등적 선호성과 관계없이 주어진 시간과 장소 내에서 특정한 사람과 함께 혹은 혼자서 특정한 행동을 수행하겠다는 약속
- 행위를 실행하고 강화시키기 위해 명확한 전략 설정

- 행위의 결과시점에서 이미 사용된 전략을 규명하라고 요구하는 것은 간호사와 대상자에 의해 개발된 행동계획이 성공적으로 수행될 가능성을 높이려는 의도성을 벗어난 일이다. 서로 이해하고 상호 동의한 행위에 대한 계약을 맺는 전략은 계약이 지속되는 한 실질적인 보상이나 강화를 제공하게 될 것이다.

* 즉각적인 갈등적 요구와 선호성

즉각적인 갈등적 요구와 선호성은 의도를 가지고 건강증진 행위를 계획하기 이전에 있을 수 있는 행동의 과정으로 의식 속에 개입된 선택적 행위를 말한다. 갈등적 요구는 일이나 가족을 돌보아야 하는 책임과 같은 환경적 우연성 때문에 상대적으로 낮은 수준의 조절력을 가지는 선택적 행위로 간주된다. 이러한 요구에 부응하지 못 할 때는 자신이나 의미 있는 타인에게 나쁜 영향을 미치게 된다.

갈등적 선호성은 상대적으로 높은 수준의 조절력을 필요로 하는 선택적 행위이다. 이러한 갈등적 행위는 건강증진 행위에서 벗어나도록 할 수 있다. 갈등적 선호성을 유발하는 예로는 선호하는 맛이나 향 때문에 저지방 음식물보다 고지방 음식물을 선택하는 것, 운동보다는 빈둥거리거나 쇼핑하러 다니는 일을 더 선호하는 관계로 항상 해오던 운동을 중단하는 것 등이 있다.

갈등적 요구와 선호성 모두 개인이 수립한 행동계획으로부터 이탈하도록 한다. 계획을 유지하고 흐트러짐을 피할 수 있는 개인의 능력은 매우 다양하여 어떤 사람은 다른 사람에 비해 발달적으로 생물학적으로 쉽게 흔들릴 수 있다. 갈등성과 선호성을 차단하기 위해서는 자기조절과 통제능력을 훈련시켜야 한다.

④ 건강증진 행위

건강증진 행위는 HPM의 끝 지점 또는 행위 결과이다. 또한 건강증진 행위는 대상자가 긍정적인 건강결과를 얻을 수 있는 방향으로 이끈다. 특히 생활의 모든 측면을 관통하는 건강한 생활양식과 통합될 때 일생을 통하여 긍정적인 건강경험을 가져다 줄 것이다.

2. PRECEDE-PROCEED Model

Green(1991) 등이 1980년의 PRECEDE(Predisposing, Reinforcing, and Enabling Constructs in Educational/Environmental Diagnosis and Evaluation) 개념틀을 기본 구조로 하여 PROCEED(Policy, Regulatory, and Organizational Initiatives may be seen as enabling Constructs for Educational and Environmental Development)의 행정적 진단 단계를 확장 발전시킨 모형이다. 이 모형은 보건교육의 계획부터 수행평가 과정의 연속적인 단계를 제공하는 포괄적인 건강증진계획에 관한 모형으로서 PRECEDE와 PROCEED 두 과정으로 구성된다. 이는 보건교육을 구성하기 위해 개발된 모형인데 건강증진의 주요내용이 보건교육을 포함하고 있으므로 건강증진 분야에서도 많이 활용되고 있다.

PRECEDE-PROCEED 모형의 단계를 살펴보면, 처음 다섯 단계는 교육적이고 환경적인 이슈를 다루는 것으로(PRECEDE), 1단계에서 사회적 진단을 내리고, 2단계 역학적 진단, 3단계 행동·환경 진단, 4단계 교육적·생태적 진단을 내려서 5단계에 행정적 정책적 진단을 바탕으로 건강증진 프로그램을 구성한다. 이 프로그램 안에 건강교육과 정책, 조직화, 규정 제정 등이 포함된다. 나머지 네 단계는 건강증진 프로그램의 수행 및 평가에 관련된 것으로(PROCEED), 6단계에서는 이 프로그램을 직접 수행하고 7단계는 과정평가, 8단계는 영향평가, 마지막 9단계에서는 결과평가가 이루어지게 된다〈그림 2-4〉.

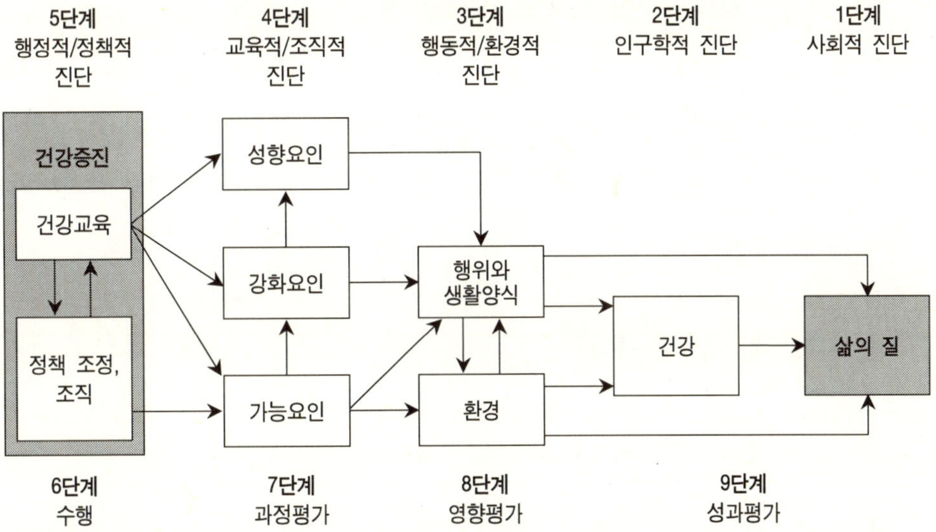

• 진단: 1단계~5단계
• 수행: 6단계
• 평가: 7단계~9단계

그림 2-4. Green의 PRECEDE–PROCEED Model

1) PRECEDE 모형

(1) 1단계: 사회적 진단(Social Assessment)

기존자료, 사회조사, 전화조사, 면담, 직접관찰 방법을 사용하여 대상자와의 관련 상황, 자원의 내용과 정도를 파악하는 단계이다. 이 단계의 초점은 삶의 질을 측정하는 것이다. 삶의 질이란 개인이나 지역사회가 주관적으로 정의한 문제와 우선순위이다. 따라서 사회적 진단은 지역사회가 최종적으로 원하고 필요로 하는 것을 확인하는 단계이다. 사회적 진단을 위한 사회적 지표(social indicators)는 다음과 같은 것들을 이용할 수 있다.

- 결석, 결근
- 성취, 안락함, 행복
- 소외, 범죄, 혼잡, 차별
- 적대감, 위법, 폭동, 실업
- 자긍심, 투표 참여, 복지

(2) 2단계: 역학적 진단(Epidemiological Assessment)

1단계에서 확인한 사회적 문제에 영향을 미치거나 원인이 되는 건강문제를 확인하고 우선순위를 결정한다. 특정 건강행위로 인하여 발생하는 건강문제의 정도를 파악하는 단계이며, 직접조사나 2차 자료를 활용할 수 있다. 주요 관심지표는 다음과 같다.

- 질병, 손상, 불편
- 출산
- 유병, 사망, 생리적 위험요인

(3) 3단계: 행동 · 환경 진단(Behavioral and Environmental Assessment)

2단계에서 확인된 건강문제와 관련된 건강행위나 환경적 요인을 파악한다. 여기서 건강행위는 관찰 가능하고 측정할 수 있는 습관적인 행동을 의미한다. 주요 행동지표는 치료순응도, 소비행태, 적응행동, 예방적 행동, 자가간호, 의료 이용행태 등이다. 환경 문제는 자연적, 물리적 환경뿐만 아니라 사회적, 정치적, 경제적 환경도 포함된다. 3단계에서 선정되는 행동이나 환경은 지역사회 자원의 중재에 의해 변화될 수 있어야 한다.

(4) 4단계: 교육 및 생태학적 진단(Educational and Ecological Aseessment)

3단계에서 우선적으로 선정된 건강행위나 환경적 요인의 변화를 가져오는 프로그램을 결정하기 위해 성향요인, 가능요인, 강화요인 중 어느 것이 초점이 되는지 우선순위를 결정한다.

- 성향요인(predisposing factor): 건강행위를 하도록 하는 합리성이나 동기를 갖게끔 하는 요인으로 지식, 태도, 신념, 가치, 자기효능을 말한다. 이러한 요인은 교육적 중재의 영향을 받을 수 있다.
- 가능요인(Enabling factor): 인간이 기질에 따라 행동하는 것을 가능하게 하는 요인들로 자원의 가용성(availability), 서비스 접근성(accessibility), 법률, 정책, 건강행위를 수행가능 하도록 도와주는 개인의 기술을 포함한다.

- 강화요인(Reinforcing factor): 건강행위를 지속시키는 데 기여하는 요인으로써, 수행한 결과에 의해 오는 것으로써 칭찬, 보상 등 혜택이나 상벌 등이 포함된다.

(5) 5단계: 행정 및 정책 진단(Administrative and Policy Assessment)

건강증진 프로그램이나 중재의 개발과 실행에 영향을 미칠 수 있는 조직적 행정적 능력과 자원을 평가하여 중재방안을 개발하는 단계이다. 행정적 진단과제에는 조직구조, 조직절차, 조직문화, 돈, 시간, 인력, 기술, 공간 등의 중재에 필요한 자원 등이 포함된다. 정책 진단과제에는 중재에 영향을 미칠 수 있는 내외부의 규칙 및 규제를 포함한다.

2) PROCEED 모형

(1) 6단계: 실행 단계(Implementation)

5단계에서 개발된 중재를 실행하는 단계이다.

(2) 7단계: 과정평가(Process Evaluation)

결과가 아닌 프로그램의 진행에 대해 평가하는 단계이다. 계획한 것을 실제로 절차대로 잘 수행하였는지 점검한다.

(3) 8단계: 영향평가(Impact Evaluation)

초기 성과를 평가하기 시작하는 단계이다. 3단계에서 진단된 행동적 환경적 문제들이 중재를 통해 원하는 방향으로 변화하였는지 평가한다.

(4) 9단계: 성과평가(Outcome Evaluation)

중재를 통해 1, 2단계에서 진단한 문제들이 해결되고 성과가 나타나는지를 확인하는 단계이다.

3. 범이론모형

1) 범이론모형의 개요

Prochaska와 Diclemente는 건강행위의 변화가 얼마나 지속되는가에 관심을 가져서 많은 문헌고찰을 거쳐 여러 이론에 다 접목이 가능한 범이론모형(Transtheoreticla Model)을 개발하였다. 질병에서 회복하기 위한 행위는 잠시 시행하고 결과를 평가할 수 있지만, 건강증진 행위는 평생 이루어져야 하는 속성이 있으므로 행위의 변화가 지속적인가는 매우 중요한 초점이다. 범이론모형에 의하면 인간의 행동이 변화하려면 고려 이전(precontemplation), 고려단계(comtemplation), 준비단계(preparation), 행동단계(action), 유지단계(maintenance)의 5단계를 거치게 된다. 건강 관련 행위가 적어도 6개월 이상 지속되어야 유지단계에 들어갔다고 보고, 각 시기별로 대상자의 행위 변화를 유발시키는 방법을 달리 해야 한다고 주장하였다.

범이론모형의 기본전제는 다음과 같다.

- 행동변화는 하나의 사건이 아니라 점진적으로 여러 단계를 거치는 지속적인 과정이다. 행동변화의 각 단계는 안정적이지만 변화에 노출되어 있다.
- 행동변화에 대한 준비상태나 동기화 수준은 사람마다 다르다. 계획된 개입이 없으면 행동변화의 초기단계에 머무를 가능성이 높다. 건강증진 활동은 행동의 단계별로 접근할 때 효과가 높다.
- 변화의 준비상태나 단계에 따라 대상자에게 맞는 적절한 개입방법을 선택하여야 효과가 있다. 행동단계의 변화를 위한 프로그램은 우선 자기통제 능력을 향상시킬 수 있어야 한다.

2) 범이론모형의 구성요소

범이론모형의 구성요소는 행동변화 단계, 변화의 과정이라 불리는 행동변화를 위한 개입방법, 의사결정 균형(decision balance), 자기효능감이다.

(1) 행동변화 단계

〈그림 2-5〉에 범이론모형의 행동변화 단계를 그림으로 제시하였다. 행동변화는 반드시 앞 단계로만 진행하는 것이 아니라 과거 행위로의 회귀(재발)도 가능하다.

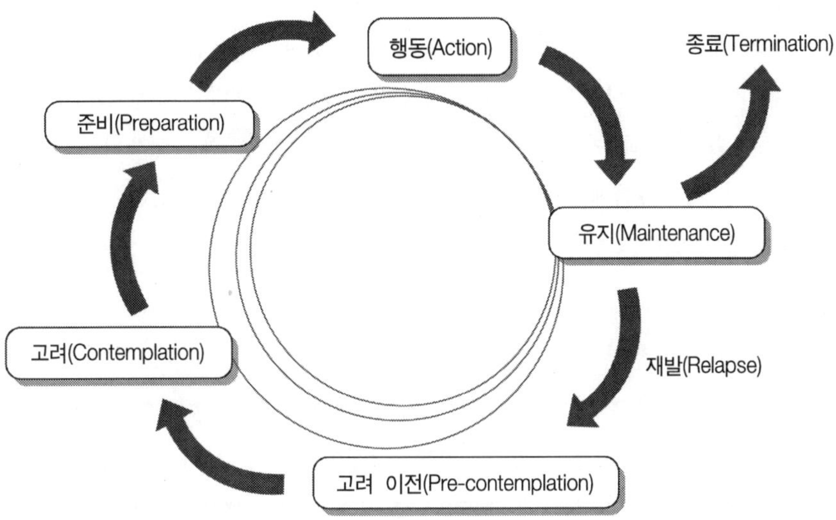

그림 2-5. 범이론모형의 행동변화 단계

① 고려 이전(pre-contemplation)

고려 이전 단계는 앞으로 6개월 이내에 어떠한 행위를 수행할 의도가 전혀 없는 시기이다. 변화의 의도가 없고 자신이 문제를 가지고 있다고 생각하지도 않으며 변화의 필요성이나 변화하지 않음으로 인한 위험 등을 느끼지 않는 단계이다. 이 단계에 있는 삶들은 자신의 행동결과에 대해 알지 못하거나 이전에 여러 차례 변화를 시도했으나 실패하여 변화 능력에 대한 자신감이 결여되어 있다. 이들은 자신의 행동에 대해 읽고 이야기하고 생각하는 것을 기피한다. 저항자, 동기화 안 된 사람, 준비 안 된 사람을 불린다. 이들에게는 문제에 대한 인식을 증가시키고 행동변화에 대한 동기를 유발하는 것이 중요하다.

② 고려단계(contemplation)

앞으로 6개월 이내에 행위를 바꿔 볼 의도를 가지고 있는 단계이다. 이들은 고려 이전 단계보다 행동변화의 장점과 단점에 대해 잘 인식하고 있다. 행동변화로 인한 이득과 행동변화가 유발하는 손실로 인해 행동변화에 대한 양가감정을 가지고 있으며, 상당히 오랫동안 고려단계에 머물 수도 있다. 행위변화를 해야 한다는 막연한 생각만 가지고 있고 구체적인 계획은 없으므로 막상 행위 실천은 지연되는 특성을 보인다. 이들은 만성적 심사숙고자 혹은 행동지체자로 불린다. 이들에게는 행동을 위한 결단을 내릴 수 있도록 자극(cue to action)을 주어야 한다. 즉각적인 행동교정을 지향하는 기존의 보건사업에서는 고려 이전 단계나 고려단계에 있는 대상자를 적절하게 다루는 대안이 없었다.

③ 준비단계(preparation)

앞으로 30일 이내에 행위를 취할 의도가 있거나 지난 1년 동안 이미 여러 차례 행동변화를 위한 시도를 해본 경험이 있는 단계이다. 이 시기의 사람들은 건강교육에 참여하거나 전문가로부터 상담을 받거나 도움이 되는 책을 사거나 하여 행동변화를 위한 계획을 세운다. 이 시기의 사람들에게는 전통적 행동지향적 프로그램 즉 금연, 체중조절, 운동교실과 같은 프로그램이 효과적이다.

④ 행동단계(action)

최근 6개월 이내에 생활양식을 변화시킨 단계이다. 범이론모형에서는 모든 행동변화를 의미 있는 행동변화로 간주하지 않는다. 적어도 질병위험을 충분히 감소시킬 수 있다고 전문가가 제시한 기준을 달성하였을 때 행동변화로 간주한다. 예를 들어 운동수준은 일주일에 3회 이상 1회에 30분 이상을 운동한 경우로 볼 수 있고, 흡연의 경우에는 담배 개피를 줄이거나 저타르 담배로 바꾸는 행동은 해당되지 않고 완전히 금연한 경우에 한한다. 이 단계에 있는 사람들에게는 행동을 잘 실천할 수 있도록 기회를 제공하고 돕는 전략이 바람직하다.

⑤ 유지단계(maintenance)

과거의 행동으로 회귀하지 않고 새로운 행동을 6개월 이상 지속한다. 이 단계에서는 점차 재발의 유혹을 적게 받으며 새로운 행동을 지속해나갈 수 있다는 자신감이 보다 증가하는 시기이다. 하지만 유지단계에서 다시 재발할 수도 있다. 유지단계에서는 일률적으로 6개월이 지나면 바뀐 행동이 습관화되는 것이 아니고 5년까지 필요한 경우도 있다. 재발을 막기 위한 노력으로 자기효능감을 올려주거나 재발방지 프로그램을 제공하는 것이 좋다.

⑥ 종료단계(termination)

유혹을 전혀 받지 않고 자기효능감이 100%인 시기이다. 이 단계에 도달한 사람은 스트레스를 받거나 문제가 생겨도 과거의 행위로 돌아가지 않을 것이라는 확신이 있다. 차를 타면 자동적으로 안전벨트를 매는 행동이 습관화된 것이 예이다. 하지만 행동변화가 계속되어야하는 암검진이나 지방섭취 감소와 같은 행위는 종료 단계가 나타나지 않을 수 있다. 범이론모형의 단계에 따른 중재법이 〈표 2-1〉에 있다.

표 2-1. 범이론모형 단계에 따른 중재법

변화 단계	내용	중재법
고려 이전 단계	6개월 내에 행동변화의 의지가 없는 단계	- 인식을 갖도록 하기 위해 문제점에 대한 정보 제공 - 변화의 필요성에 대한 인식 제고 - 위험과 이득에 대한 정보 개인화하기
고려단계	6개월 내에 행동을 변화하고자 하는 의지가 있는 단계	- 구체적 계획을 세우도록 긍정적 부분 강조 - 동기화 촉진하기
준비단계	1개월 내에 행동변화의 의지를 가지고 있으며, 적극적으로 행동 변화를 계획하는 단계	- 구체적인 기술을 가르쳐주기 - 실천계획을 세우도록 도와주기 - 단계별 목표 설정 돕기 - 자신감 향상
행동단계	명백한 행동변화를 하는 단계	- 피드백 - 문제해결 돕기, 실패 막는 방법 교육 - 이전 행동으로 돌아가려는 자극 조절 - 사회적 지지 및 강화 제공(칭찬)
유지단계	6개월 이상 행동변화를 지속하는 단계	- 유혹 조절방법 교육 - 긍정적 부분 강조 - 적응하도록 돕기 - reminder 제공 - 대안 찾기, 재발에 대한 대처

(2) 변화과정(process of change)

변화단계에서 다음 단계로 나아가기 위해 개인이 공공연하게 혹은 은밀하게 사용하는 방법 10가지를 의미한다.

① 의식고취(conscious raising)

정확한 정보를 접하고 행동변화의 필요성을 인식하게 하는 것이다. 개인이 가지고 있는 특정 건강행위 문제뿐만 아니라 그 결과나 해결방법에 대한 인식수준을 높이고자 한다. 대중매체, 인쇄물, 대화 등을 통해 관련 통계나 사례를 제공하거나, 직·간접적으로 문제를 관찰하게 하거나, 중요한 주변인물의 증언을 듣도록 하는 방법을 사용한다.

② 극적 안도(dramatic relief)

행동과 관련된 감정이나 느낌을 경험하는 것이다. 심리극, 역할극, 애도(grieving), 간증과 대중매체 캠페인 등의 방법을 통하여 건강하지 못한 행동을 하는 사람들의 비참한 상황을 목격하도록 하고 대상자는 적절한 행동을 취한다면 이런 상황에 노출되지 않을 것이라는 심리적 안도감을 느끼게 한다.

③ 환경 재평가(environmental reevaluation)

건강문제를 주위환경과 연결하여 재조명하는 것으로, 개인의 행동 여부가 사회적 환경에 어떤 영향을 미치는지를 인지적 정신적으로 평가한다. 감정이입 훈련, 다큐멘터리나 동영상, 사진자료, 중요한 주변 인물의 증언, 가족중재 등을 이용하여 건강행위와 불건강행위가 어떤 영향을 주는지를 평가한다.

④ 자기 재평가(self reevaluation)

문제를 자기 자신과 연결하여 감정적 또는 인지적 측면에서 재조명하는 것으로, 특정행위를 할 때와 하지 않을 때의 자아상에 대해 평가하는 것이다. 자신이 폐렴 예방접종을 하여 건강하게 노년을 보내는 모습과 감기 끝에 폐렴에 걸려 고생하는 모습을 대비하여 상상해보게 할 수 있다. 대상자가 실천해야 할 행위에 대한 가치를 분명히 하기, 건강한 역할모델을 가지기, 심상법 등을 이용한다.

⑤ 자기선언(self liberation)

스스로가 변화할 수 있다는 것에 대한 믿음을 가지고 그 믿음을 실행해 나가는 것으로, 나는 변화할 수 있다는 자신의 결의를 대외적으로 알린다. 새해 첫날의 다짐, 가족과의 약속, 대중 앞에서 공개적 선언, 계약 등을 통해서 자신의 의지를 공지하여 실천의지를 강화시킨다.

⑥ 협조관계(helping relationship)

믿을 수 있고, 터놓고 이야기할 수 있고 도움을 받을 수 있는 관계를 정립하는 것으로, 건강한 행동변화를 위해 타인으로부터 지지받고 인정, 신뢰를 받는 것을 포함한다. 가족, 동료, 자조모임을 통해 친밀감을 증진시키고, 차료를 위한 협조관계 형성, 상담, 문제 해결을 위한 친구 맺기 등을 통해 사회적 지지를 강화시킨다.

⑦ 행동치환(counter conditioning)

건강에 유해한 행동을 다른 행동으로 대체하는 것이다. 행동의 계기나 자극물질에 대한 인식, 스트레스 관리를 위한 이완요법, 긍정적 자기주장(assertion), 탈감각화(desensitization) 등 보다 안전한 행위를 하도록 한다.

⑧ 강화요법(reinforcement management)

긍정적이고 건강에 유익한 행동을 강화하고 건강 위해행동에는 제재(punishment)를 가한다. 바람직한 건강행동을 하면 상을 주고 건강 위해행동을 하면 벌을 줄 수 있으나, 처벌보다는 보상법을 적극적으로 사용하는 것이 효과적이다. 성공 시의 보상계약(contingency contraction), 공개적 혹은 비공개적 보상, 인센티브, 집단 인증 등을 통하여 건강행동을 강화시킨다.

⑨ 자극통제(stimulus control)

주위 환경 및 일상생활 등을 조정하고 준비하여 문제 유발의 가능성을 줄이는 것으로, 건강하지 않은 습관의 원인요소들을 제거하고 건강한 행동 대안을 촉발시키도록 돕는 방법이다. 위험요인 회피, 환경 변화, 사회관계나 일상생활 변화, 자조집단 등을 통하여 자극을 통제할 수 있다.

⑩ 사회적 해방(social liberation)

개인의 변화에 도움이 되도록 사회의 변화를 꾀하는 것으로, 옹호와 지지, 적절한 정책 수립 등을 통하여 취약계층이나 억압받는 자들에게 사회적 기회나 대안을 확대하는 방법이다. 금연구역 확보, 편의점에서 쉽게 피임용품 구입, 학교식당에서 신선한 채소음식 제공 등은 사회적 변화를 유발하는 것이다.

고려 이전 단계에서 고려단계로 가게하려면 의식 고취, 극적 안도, 환경 재평가를 하도록 하고, 고려단계에서 준비단계로 진행하게 하려면 자기 재평가가 필요하며, 준비단계에서 행동단계로 진행시키려면 자기선언이 필요하고, 행동단계에서 유지단계로 진행하려면 행동치환, 협조관계, 강화용법, 자극통제가 필요하다고 하였다. 그리고 모든 단계에서 다음 단계로 진행하는데 사회적 해방이 도움이 된다〈그림 2-6〉.

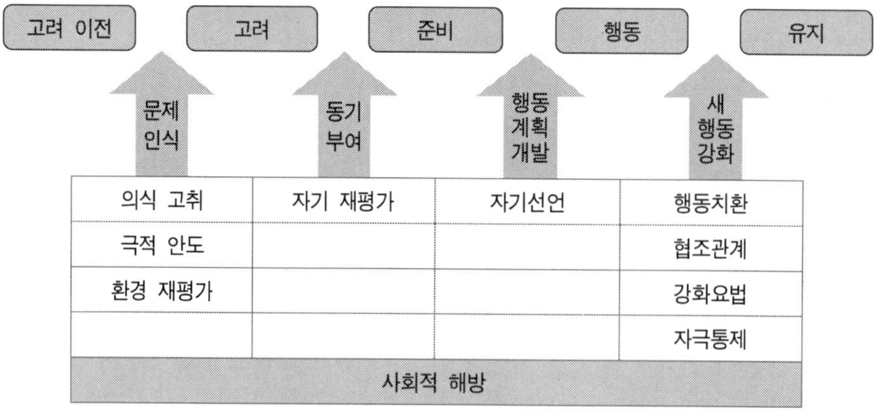

그림 2-6. 범이론모형의 행동변화 단계와 변화 과정의 연관성

자료: 배상수(2012)

(3) 의사결정의 균형(decisional balance)

의사결정의 균형은 행동변화에 의한 개인의 이익과 손실 여부 계산을 의미한다. 사람들은 건강행위로의 변화를 통해 이익이 손실보다 크다면 건강행위 쪽으로 움직일 것이고, 지금 상태로 있는 것이 이익이 크다면 그대로 있을 것이고, 현재의 건강행동을 하는 것보다 과거의 행동이 이익이 크다면 다시 불건강한 행동으로 회귀가 일어날 것이다. 행동변화에 따른 이익은 자기와 타인에게 발생하는 도구적 이익과 자기나 타인으로부터의 인정 등이 있고, 손실로는 도구적 비용 지출이나 자기나 타인으로부터의 불인정, 비난 등이 있다.

(4) 자기효능감(self efficacy)

자기효능감은 고위험상황에 처하더라도 불건강행위로 회귀되지 않고 잘 적응 할 수 있다는 개인의 자신감이다. 상황적 유혹은 어려운 여건에서 불건강행위로 회귀하려고 하는 충동의 강도를 의미하고, 자기효능감은 불건강행위를 하지 않을 자신감 혹은 건강행위를 지속할 수 있다는 자신감을 의미한다. 자기효능감은 특히 행동변화의 후기로 가면 급격히 증가하게 된다. 즉 대상자의 건강행동을 행동단계에서 유지단계로 이행시키려면 무엇보다 자기효능감을 강화시켜 주어야 한다.

4. 생활터 · 문제 · 표적 중심 건강증진 모형

Becker의 건강신념 모형이나 Pender의 건강증진 모형이 건강의 변화를 일으키는 과정을 보여주는 모형이라면, 박정숙의 장/문제/표적중심 건강증진 모형은 건강증진의 장소, 내용 및 지향점을 3차원적으로 보여주는 구조적 모형이다. 박정숙(1999)은 생활터, 문제, 표적 중심의 3차원 건강증진 프로그램 모형에 의하면, 건강증진사업은 가정, 학교, 사업장, 종교기관, 지역사회 등의 생활터를 중심으로 이루어지는 것이 효과적이고, 주요 문제로는 영양 및 비만관리, 운동, 스트레스, 흡연, 음주, 약물남용, 성보건, 사고예방, 시력관리, 구강보건, 수면 · 휴식, 정기적 건강검진이 포함되며, 건강증진 사업의 표적이 되는 생활 습관, 법 · 규정, 환경을 바꾸도록 노력해야 한다〈그림 2-7〉.

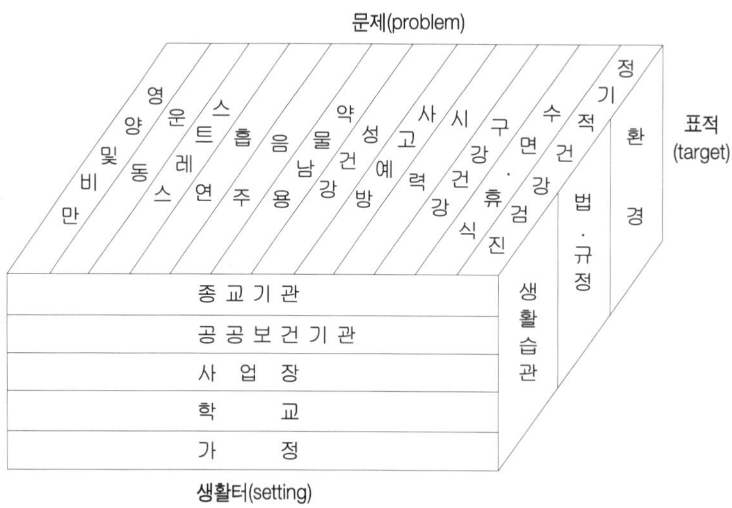

그림 2-7. 생활터(場), 문제, 표적 중심 건강증진 모형

1) 건강증진의 1차원

이 모형에서는 건강증진의 1차원을 건강증진이 일어나는 생활터(setting)로 보고 있다. 건강증진은 행위별로 따로 따로 이루어진다기보다는 그 상황에 맞는 건강행위를 포함하여 포괄적인 프로그램을 구성하는 것이 중요하므로 어떤 생활터에서 어떤 대상자에게 적용할 것인가를 1차적으로 고려해야 한다. 건강증진의 장으로는 인간이 태어나서 사망할 때까지 삶을 영위하게 되는 가정을 기초로 하여, 여러 가지 배움이 일어나는 초, 중, 고, 대학교, 취업하여 주중의 많은 시간을 보내게 되는 산업장, 영적인 요구와 관련이 깊으며 주로 주말에 모이게 되는 종교기관, 이러한 소규모 장들을 포함하고 있으며 특히 저소득층과 취약계층의 건강을 담당하고 있는 지역사회 보건기관 등이 포함된다. 각 장별로 대상자가 다르고 건강요구가 다르기 때문에 장별로 포괄적인 건강증진 프로그램을 구성해야 한다.

2) 건강증진의 2차원

건강증진 모형의 2차원은 건강문제 혹은 생활습관(lifestyle)이다. 건강증진과 밀접한 관련이 있는 문제로는 영양 및 비만 관리, 규칙적인 운동, 스트레스 관리, 흡연, 음주, 약물남용, 성 건강, 사고예방, 시력관리, 구강건강, 수면과 휴식, 정기적 건강검진의 12가지를 들 수 있으며, 1차원인 생활터와 대상자에 따라 변화시켜야 할 건강문제의 우선순위가 달라진다. 예를 들어 학교라는 생활터에서 초등학생을 대상으로 건강증진사업을 구상한다면 영양 및 비만관리, 사고예방, 시력관리, 구강건강, 성 보건 등의 건강문제에 관심을 가져야 할 것이고, 산업장이라는 생활터에서 중년기 남성근로자를 대상으로 건강증진사업을 구상한다면 운동, 스트레스 관리, 흡연, 음주 및 사고예방 등의 건강문제에 관심을 가져야 할 것이다.

3) 건강증진의 3차원

다음으로 건강증진 모형의 3차원은 건강증진에 도달하기 위해 공격목표로 삼는 표적(target)으로서 생활습관, 법과 규정 및 환경 등이 있다. 건강증진을 위해 생활습관을 표적으로 한다면 개인적 차원에서 생활습관을 변화시키도록 프로그램을 구성해야 하고, 환경을 표적으로 삼으면 개인을 둘러싸고 있는 환경 중에 건강을 위해하는 요소가 있는지 확인하고 환경을 변화시키는 데 주력해야 한다. 또한 법과 규정을 표적으로 삼는다면 사회적, 국가적인 차원에서 건강증진을 위한 법과 규정이 제정되고, 그것이 지켜지도록 활동을 해야 한다. 2차원의 건강문제를 해결하기 위해 각 건강문제마다 이 3가지 표적을 모두 고려하여 건강증진 프로그램을 계획해야 한다. 예를 들어 학교라는 장에서 초등학생의 사고예방 문제를 다룰 때 우선 학생 개인의 생활습관을 변화시키기 위해 안전교육을 실시하고 다음으로 환경을 표적으로 하여 교실, 운동장, 교외의 횡단보도 등 안전을 위협하는 요소를 찾아내어 제거해야 하며, 법과 규정을 표적으로 하여 초등학교 주변 도로를 안전하게 정비하는 조례를 제정하도록 해야 한다.

이와 같이 생활터, 문제, 표적 중심 건강증진 모형은 건강증진사업의 3차원 구조를 체계적으로 설명하고 있으므로 어떤 현장, 어떤 대상자에게라도 포괄적인 건강증진 프로그램을 개발하여 적용하는 데 도움이 되는 모형이라고 볼 수 있다. 이 모형의 현장 적용가능성을 높이기 위해 실제적으로 각 장의 대상자에게서 2차원인 건강문제의 우선순위가 어떠한지, 3차원인 표적을 어떻게 해결할 수 있는지에 대한 연구가 수행되어야 할 것이다.

제3장 생애주기별 건강증진

1. 아동기 건강증진

한 사람의 일생을 태아–영아기–소아기–청소년기–장년기–노년기로 구분한다면 영아기나 소아기의 건강은 다음 단계의 건강에까지 상당히 큰 영향을 준다. 성인기의 생활을 준비하기 위하여 어릴 때부터 건강한 생활방식을 가지도록 교육하는 것이 중요하다.

1) 상담 및 교육

(1) 자녀교육의 문제

부모의 자녀교육은 어린이의 성장발달에 가장 중요한 요인이다. 어린이가 바람직한 방향으로 발달하려면 부모가 수용적인 자세와 따뜻한 마음을 가지고 어린이의 신호에 적절한 반응을 보이는 것이 중요하다.

자녀교육에서 문제가 될 수 있는 위험요인을 부모, 자녀, 환경으로 나누어 볼 수 있다.

① 부모의 위험요인

어렸을 때 부모에 대한 만족스럽지 않았던 경험, 10대에 부모가 되는 것, 문제가 있었던 임신, 가정 내 스트레스(부부갈등, 이혼 등), 성격장애(충동적인 성격, 미숙한 성격, 자기중심적 성격 등), 물질남용(약물, 알코올 등) 등이다.

② 자녀의 위험요인

건강상에 문제를 가지고 있는 것(미숙아, 선천성 결함 등), 신생아기에 부모와 떨어져 있는 것, 다른 이유 때문에 부모가 자신의 자녀를 '다루기 힘든 어린이'로 보는 것 등이다.

③ 환경의 위험요인

가난, 사회적인 스트레스(지지체계의 부족) 등이다.

(2) 바람직한 자녀교육을 도와주기

① 위험평가

- 부모의 위험요인

출산 전부터 부모의 위험을 평가하고 계속해서 재평가한다. 평가내용은 사회적 환경(재정, 직업, 친구, 지역사회의 도움 등), 가정 내의 상호반응(부부관계, 어린이와 확대가족 간의 상호반응, 집에 있는 가족의 구성), 부모의 생활의 변화나 상실(이사, 가족구성원의 죽음) 등이 있다.

- 자녀의 위험요인

자세한 진찰과 함께 부모와 같이 있을 때 어린이의 행동을 보고 평가한다. 평가방법은 한국판 덴버 발육선별검사, 한국판 고대 비네 검사(Korea-Binet Test), 소아 Wechsler 지능검사 등이 있다.

- 환경적 위험요인

부모의 재정 능력, 직업, 사회적인 지지, 지역사회의 도움 등을 평가한다.

② 중재방법

자녀 양육방법에 대해 산전진료 시 개별적인 토론, 인쇄물을 이용하고, 분만 직후 가족들은 부모가 아기와 빨리 접해볼 수 있게 해주고 분만 후 병실의 환경도 따뜻하고 포근하게 해준다. 올바른 양육방법에 대한 예비지도의 내용은 부모의 능력을 지지해주고, 어린이의 능력을 지적해 주고, 부모의 의견이나 태도를 이끌어내고 단순히 양육방법을 권고하는 것이 아니라 문제해결 능력을 개발해 나가는 것이다.

- 생후 1년

아기의 신호를 이해하는 법, 기본적인 신뢰관계를 맺는 방법, 부모와 다른 형제의 요구에 응답하고 아기의 울음, 수면 습관, 훈련(disciplines), 자극 주기, 분리불안, 탐구심 등에 대해 예비지도가 필요하다.

- 1~3세

탐구심, 독립심, 새로운 기술을 완수했다는 것을 인정해 주는 것, 수면, 식이 등에 대해 예비지도가 필요하다.

- 3~5세

형제간의 경쟁심, 훈련, 규칙, 부모의 일관성, 바라는 행동에 대한 강화행동, 상상속의 놀이, 두려움에 대한 예비지도가 필요하다. 학령전기에는 텔레비전에 대한 상담도 필요하다.

- 학령기

또래와의 관계, 숙제, 독립심, 가정 내에서의 책임감, 정리정돈, 훈련, 어린이의 능력, 어떤 일을 완성하고 난 뒤의 느낌에 대한 어린이의 욕구 등에 대한 예비지도가 필요하다.

2) 예방접종

아동기의 질병을 막기 위한 예방접종(immunization)은 아주 중요하다. 영아는 면역계가 미성숙하므로 특별히 감염성 질병에 약하며, 태반을 통해 받은 수동면역의 경우도 약 3개월 정도만 효력이 있기 때문에 아동의 건강증진과 질병예방을 위해 올바른 예방접종에 대한 교육이 필요하다.

(1) 예방접종 일정표

예방접종 일정표는 〈표 3-1〉과 같다.

표 3-1. 예방접종 일정표

구분	예방접종	백신 종류 및 방법	0개월	1개월	2개월	4개월	6개월	12개월	15개월	18개월	24개월	36개월	만 4세	만 6세	만 11세	만 12세
국가필수예방접종	결핵	BCG (피내)	1회													
	B형간염	HepB	1차	2차			3차									
	디프테리아 파상풍 백일해	DTaP			1차	2차	3차		추가4차				추가5차			
		Td/Tdap													추가6차	
	폴리오	IPV (사백신)			1차	2차	3차						추가4차			
	홍역유행성 이하선염 풍진	MMR						1차					2차			
	수두	Var														
	일본뇌염	JEV (사백신)						1~3차						추가 4차		추가 5차
	인플루엔자	Flu (사백신)					매년접종									
		Flu (생백신)									매년접종					
	장티푸스	주사용									고위험군에 한하여 접종					
기타예방접종	결핵	BCG (경피용)	1차													
	b형-헤모필루스 인플루엔자 뇌수막염	PRP-T/ HbOC			1차	2차	3차	추가4차								
		PRP-OMP			1차	2차		추가3차								
	폐구균	PCV (단백결합)			1차	2차	3차	추가4차								
		PPSV (다당질)														
	로타 바이러스	Rotavirus (로타릭스)			1차	2차					고위험군에 한하여 접종					
		Rotavirus (로타텍)			1차	2차	3차									
	일본뇌염	JEV (생백신)						1~2차						추가 3차		
	A형간염	HepA						1~2차								
	인유두종 바이러스	2가/4가													1~3차	

(2) 예방접종 시 주의사항

- 예방접종 전 주의사항
  - 아이의 건강상태를 가장 잘 알고 있는 사람이 데리고 온다.
  - 집에서 아이의 체온을 측정하고 열이 없는 것을 확인하고 방문한다.
  - 모자보건수첩 또는 아기 수첩을 지참하고 방문한다.
  - 접종 전날 목욕을 시키고, 깨끗한 옷을 입혀서 데리고 온다.
  - 가능하면 예방접종을 하지 않을 아이는 데리고 방문하지 않는다.

- 예방접종 후 주의사항
  - 접종 후 20~30분간 접종기관에 머물러 아이의 상태를 관찰한다.
  - 귀가 후 적어도 3시간 이상 주의깊게 관찰한다.
  - 접종 당일과 다음날은 과격한 운동을 삼간다.
  - 접종 당일은 목욕을 시키지 않는 것이 좋다.
  - 접종 부위는 청결하게 한다.
  - 접종 후 최소 3일간은 특별한 관심을 가지고 관찰하여 고열, 경련이 있을 때에는 곧 의사진찰을 받도록 한다.
  - 아이는 반드시 바로 눕혀 재운다.
  - 가능한 예방 접종 후 이상반응에 대해 숙지한다.
  - 접종 부위에 발적, 통증, 부종이 생기면 찬 물수건을 대 준다.

3) 영양관리

(1) 2세 미만 어린이에 대한 영양상담

① 모유수유

모유수유가 금기인 경우를 제외하고는 6개월 이상 모유를 먹이도록 산모에게 권한다. 학교교육, 대중매체 캠페인이나 산전교육을 하며, 산과병동에서도 모유수유를 할 수 있도록 배려한다(모유수유의 조기시작, 인공유나 고무젖꼭지의 사용금지, 모아동실, 공공장소의 모유수유실 의무설치).

WHO에서 정한 아기에게 친근한 병원 모유수유 지침을 살펴보면, 다음과 같다.

- 건강관리자와 일상적으로 대화하는 모유수유 원칙을 문서화한다.
- 이 원칙을 잘 이행할 수 있도록 건강관리자를 훈련한다.
- 임산부에게 모유수유의 이점과 관리에 대하여 정보를 제공한다.
- 분만 후 30분 내에 모유수유를 시작할 수 있도록 돕는다.
- 아기와 떨어져 있을 때 모유수유를 하는 방법과 수유를 유지할 수 있는 방법을 보여준다.
- 신생아에게 모유 이외의 음식이나 마시는 것을 주지 않는다.
- 엄마와 영아가 24시간 같이 있을 수 있도록 모자동실 한다.
- 아기가 먹고 싶을 때마다 모유수유를 하도록 한다.
- 모유수유하는 영아에게는 인공 젖꼭지를 물리지 않는다,
- 모유수유 지지 그룹을 형성해 주고, 퇴원할 때 의뢰해 준다.

② 이유

4~6개월이 되면 한 가지 성분으로 된 음식으로 이유를 시작하여, 고기, 계란 노른자 등의 단백질 식품을 첨가하며, 지방은 나중에 사용한다. 이유식은 한 번에 한 가지씩 첨가하고 우유를 먹기 전에 먹인다. 이유식부터 저염식을 하도록 돕는다.

(2) 2세 이상의 어린이에 대한 영양상담

전체지방, 포화지방, 콜레스테롤의 섭취를 줄이도록 하고, 닭고기, 생선, 살코기, 저지방우유 및 유제품, 콩류, 과일과 야채를 골고루 섭취하게 한다. 사춘기 소녀는 칼슘과 철분이 풍부한 음식을 먹도록 권한다. 13세까지 음용수의 불소공급이 되지 않는 지역은 충치예방을 위해 불소를 보충해 준다.

어린이의 비만을 평가하는 방법은 신장 대 체중 비를 재거나 삼두박근 피부두께를 측정한다.

- 비만도 = (실측 체중 – 신장별 표준체중/신장별 표준체중 × 100(%)에서 20% 이상인 경우
- 영아: Kaup 지수 = 체중(g)/신장(cm)^2 × 10에서 20 이상인 경우
- 학령기 어린이: Rphrer = 체중(g)/신장(cm)^2 × 10,000에서 160 이상인 경우
- 삼두박근 피부 두께가 90 percentile 이상일 경우 비만으로 본다.

비만관리를 위해서 많이 걷고 재미있게 자발적으로 할 수 있는 운동을 늘리고 집안에 들어와서 노는 습관을 피하도록 하며, 식이요법을 병행한다. 소아기의 고지혈증은 성인이 되었을 때 관상동맥질환이 유발할 가능성이 높으므로 심근경색증의 가족력이 있는 고위험군일 경우 콜레스테롤 검사, 규칙적인 운동 및 이상적인 체중유지와 지방 섭취를 줄이도록 한다.

4) 사고의 예방

(1) 영아기 낙상

- 영아가 요람에 있을 때에는 요람 난간을 올리고 안전하게 묶는다.
- 영아의자는 울타리가 있는 아기놀이방이나 바닥에 놓고 항상 아기를 안전하게 벨트로 묶는다.
- 영아가 창문을 기어오를 수 있으면 창문 잠금장치를 한다.
- 음식이나 액체가 쏟아지면 즉시 닦는다.
- 바닥에 광을 내는 것과 깔개가 깔려 있는 것은 위험하다.
- 영아가 기어오를 수 있는 물건을 요람 안에 두지 않는다.
- 낙상 예방을 위해 요람의 매트리스를 낮은 것으로 한다.
- 영아를 쇼핑카트에 둘 때 안전벨트를 맨다.

(2) 자동차 관련사고

활동범위가 좁은 영아기를 지나 보행이 가능해지면 호기심도 많아지고, 충동적인 행동을 잘 하게 되는데, 반면에 주변에 대한 판단력이나 체력에는 한계가 있기 때문에 사고가 많이 발생하게 된다. 어린이용 자동차 좌석을 항상 활용하고, 12세 이하의 아동의 경우 에어백이 장착된 운전석 옆 좌석에 앉히지 말고, 도로에서는 안전교육을 강조한다. 가정이나 학교에서 보행안전에 관한 교육을 하고, 가능하면 봐주는 사람이 있을 때 길을 건너게 하고 밤에는 눈에 잘 띄는 밝은 색깔의 옷을 입혀서 교통사고를 예방한다.

(3) 익사 및 침수

- 수영 안전수칙을 만들어 반드시 어른의 감독 하에서 수영하게 하고, 혼자서는 수영하지 않게 한다.
- 감독하는 어른은 심폐소생술을 시행할 수 있어야 한다.
- 화장실, 욕조 근처에 어린이를 방치해 두지 않는다.
- 수영장에는 4면에 모두 울타리를 만들어 놓는다.
- 4~5세 이상의 어린이에게는 수영을 가르친다. 아이들은 발달 속도가 서로 다르므로 모든 아이의 수영교육에 적당한 나이가 같지는 않다.
- 안전조끼 대신 공기를 불어넣는 수영 보조도구(풍선 형 팔 밴드 등)를 사용하지 않는다.
- 지역사회에서 물이 고여 있는 웅덩이에는 뚜껑을 덮어둔다.

(4) 화재, 화상에 의한 손상

- 화재나 화상이 발생하기 쉬운 상황을 가족들에게 알려준다.
- 가정에 연기 탐지기를 설치한다.
- 어린이의 잠옷이나 옷은 방화 소재로 된 것으로 만든다.
- 성냥이나 라이터 등은 어린이의 손에 닿지 않는 곳에 두거나 안전하게 사용하도록 교육한다.
- 성인의 경우 잠자리에서 흡연을 하지 않도록 한다.
- 어린이에게 집에서 불이 나면 어떻게 대피해야 하는지 가르친다.
- 수도에서 나오는 더운물에 화상을 입지 않도록 온수기의 온도를 섭씨 40도 이하로 조절한다.
- 부엌에서 화상을 막기 위해 어린이는 화기 근처에 가지 못하게 하고, 끓는 주전자의 입구를 화기 쪽으로 향하게 한다.
- 가정 내에는 간이소화기를 비치한다.
- 어른들에게 화상의 응급처치법을 교육한다(화상을 입으면 화상부위를 노출시키고, 찬물에 담근다).

(5) 중독

- 중독 우려가 있는 물질은 어린이가 사용하기 힘든 용기에 담아 판매하게 한다.
- 위험한 물질은 어린이의 눈에 보이거나 손에 닿지 않게 해야 하고, 어린이가 사용하지 못하게 보관한다.
- 가스를 흡입한 경우, 즉시 신선한 공기를 마시게 한다. 문가 창문을 활짝 열고 환기를 시킨다.
- 피부에 묻었을 경우, 오염된 옷을 벗기고 피부를 흐르는 물에 10분 이상 씻는다.
- 눈에 들어갔을 경우, 눈을 뜬 채로 미지근한 물에 15분 이상 씻어 낸다. 큰 병에 물을 담아서 눈 위 10cm에서 물을 부어도 된다.
- 중독사고가 발생하여 아동이 의식을 잃거나 경련을 하거나 숨을 쉬지 않는다면, 즉시 119에 연락한다.

5) 치아질환의 예방

- 음용수에 불소를 첨가 한다. 하지만 불소의 발암성 여부와 관련하여 찬반 의견이 대립되어 있음을 고려한다.
- 영아기에도 거즈나 젖은 물수건으로 치아와 잇몸을 닦아준다.
- 모유나 우유를 먹이는 경우 밤새도록 우윳병이나 주스 등을 물고 잠들지 않도록 한다.
- 당분이 많은 음식을 과다 섭취하지 않게 한다. 간식은 야채나 과일, 땅콩, 저당 음료 등을 먹게 한다.
- 유치가 돋은 후 6개월에서 30개월 사이 치과에 처음으로 방문하도록 한다.
- 5세 이후에도 손가락을 빠는 어린이의 경우와 충치로 인해 유치가 조기에 탈락하는 경우 영구치가 나는데 영향을 주어 부정교합이 생길 수 있으므로 진료를 받게 한다.
- 12세에 나는 두 번째 큰어금니에는 실런트를 이용하여 치아 홈 메우기를 실시한다.

6) 어린이학대

어린이학대는 신체적 학대, 정서적 학대, 성적 학대, 무시(neglect) 등으로 분류할 수 있다. 어떤 어린이라도 이러한 다양한 학대를 경험할 수 있다. 건강한 어린이가 정기적인 방문을 할 때 이러한 위험을 감지하고 조심스럽게 물어보는 것이 필요하다.

- 어린이 학대 가능성이 있는 '위험상황'
  - 부모의 사회경제적 배경과 상관없이 성격장애가 있거나 좌절감에 빠져 있을 때, 스트레스가 많은 환경에 처해 있거나, 알코올이나 약물남용을 하는 경우
  - 미숙아나 불구인 어린이
  - 심하게 울거나 지나치게 활동적인 어린이
  - 쌍둥이

- 적극적 학대의 증거
  - 뇌손상, 경막하 혈종, 뇌골절
  - 연부조직 손상: 멍, 열상, 화상
  - 장골, 늑골 골절, 다발성 골절
  - 회음부 상해를 동반한 성적 학대

- 소극적 학대의 증거
  - 영양결핍, 성장장애
  - 빈약한 신체 상태, 질병 방어능력 상실, 불량한 피부 상태, 적절한 의학적 처치 부족
  - 정서방임, 무관심, 거절, 소홀, 애정결핍
  - 도덕적 방임, 소홀, 비도덕적 환경에 방치

- 고위험군 영아 확인을 위한 관찰 리스트
  - 엄마가 아기를 꼭 껴안아 주는가? 눈을 마주 치는가?
  - 엄마가 아기에 대해 부정적인 말을 하는가?
  - 엄마로서의 책임(기저귀 갈기, 젖먹이기 등)을 매우 싫어하는가?
  - 아기에게 너무 많은 것을 기대하는가?

- 엄마가 자기 남편보다 아기에게 더 관심을 기울이는가?
- 엄마는 가능한 지지체계를 가지고 있는가?
- 엄마가 아기의 성별에 대해 지나치게 신경을 쓰는가?

간호사는 의료인이므로 아동학대의 증거를 발견하거나 학대와 방임이 의심되는 사건이 있으면 관련기관에 의무적으로 신고해야 한다.

7) 아동기 선별검사

신장, 체중, 두위 등의 체격을 측정하고, 시력을 검사한다. 2~3세에 약시가 생길 위험이 가장 큰데 시각 발달이 완성되는 9세까지 약시가 계속 심해질 가능성이 있다. 어린이의 2%에서 발생하는 사시는 약시의 1차적 원인 중의 하나이다.

아동기 눈 질환의 고위험군은 다음과 같다.

- 산소요법을 받은 적이 있는 미숙아나 저체중 출생아
- 망막모세포종, 선천성 녹내장이나 대사성 질환, 유전질환의 가족력이 있는 경우
- 산모가 임신 기간에 풍진, 성병, AIDS에 관련된 질병의 병력이 있는 경우

어린이에게 정식 청력검사를 할 필요는 없지만 출생 시와 생후 6개월에 영아가 시야 밖에서 나는 소리를 듣고 돌아보거나 놀라는 반응을 보이는지 확인해 보는 것이 필요하다. 6개월에는 옹알이를 하는지 확인해야 한다.

영아 중에서 빈혈증상을 나타내는 경우가 있으므로 검사가 필요하다. 사회경제적 상태가 좋지 않거나 6개월 전에 우유를 먹이기 시작한 경우, 철분을 강화시키지 않은 분유를 먹이는 경우, 출생 시 미숙아로 태어났거나 체중이 낮은 경우 빈혈이 생길 가능성이 크다.

2. 청소년기 건강증진

1) 영양과 체중조절

급격한 성장발달이 이루어지는 청소년기는 적절한 영양섭취가 아주 중요하다. 우리나라의 경우 지방의 섭취량이 빠르게 증가하고 있다. 한편 칼슘과 비타민A의 섭취량은 기준치 이하이다. 청소년기의 칼슘 섭취는 중요하며 불충분할 경우 골밀도 증가의 잘 되지 못해서 골절이 증가하고 성인이 된 후 골다공증에 이환될 가능성이 높다.

여성의 경우 이 시기에 칼슘의 섭취가 적으면 수유기에 골밀도가 감소될 수 있다. 우리나라 영양조사에 의하면 전 국민의 평균 철분 섭취량은 적은 편은 아니나 청소년기의 철결핍성 빈혈 유병율이 높다. 철분 결핍으로 인해 인지능력과 학업성적의 저하를 나타낼 수 있다. 또한 청소년기에 식사를 거르거나 인스턴트 음식의 섭취 빈도 증가가 나타난다.

청소년의 경우 비만의 정의 기준에 대한 논란이 있으나 소아 시기와 마찬가지로 끊임없이 성장이 이루어지는 시기이므로 나이에 따른 상대 BMI 혹은 피부지방 두께(skinfolds thickness)를 이용하는 것이 일반적이다. 피부지방 두께를 기준으로 할 경우 해당 연령의 85% 이상을 비만으로 정의하며 95% 이상일 경우를 심한 비만으로 분류한다. 측정 부위는 청소년의 경우 견갑골 하단과 삼두박근에서 측정한다. 남자는 15~19%, 여자는 20~25%가 이상적이다.

청소년의 경우 비만과 관련된 신체상 장애, 우울, 자기비하 등이 문제가 되고 있다. 체중조절 프로그램은 칼로리 섭취 감소와 운동 증가를 주요목표로 하는 행동요법이 주를 이룬다. 값비싼 특정 프로그램이 특별히 좋은 결과를 내는 것이 아니므로 꾸준히 자신의 상태에 맞게 운동과 식이요법을 겸하는 것이 좋다. 한 연구에 의하면 저체중 상태인 여고생의 51%가 비만에 대한 두려움을 가지고 있으며 이는 청소년의 정신건강에도 영향을 미치게 되고 극단적인 방법(이뇨제, 단식, 과도한 운동, 설사제 복용)을 사용하여 건강을 해칠 수 있으므로 비만에 대한 인식 개선도 필요하다.

2) 운동

청소년기의 체력은 순발력과 근강도 등과 같은 운동능력을 의미했으나 그러한 개념은 건강과 관련된 체력 즉 심폐지구력, 유연성, 근지구력, 근강도와 같은 개념으로 바뀌고 있다. 청소년 시기의 운동의 이점에 대해서는 충분한 자료는 없지만, 청소년 시기의 운동도 역시 비만, 혈압, 혈중 지질 정도에 영향을 주는 것으로 생각되며 이러한 효과는 체중이 많이 나가는 경우에 현저하다.

청소년기의 운동성향을 보면 청소년 기간 동안 학년이 올라가면서 공부의 양이 증가하기 때문에 신체활동량 및 운동의 양은 감소하는 것으로 알려져 있다. 청소년의 운동 수준을 향상시키기 위한 방법으로 가정에서의 규칙적인 운동 권유와 학교에서 시행할 수 있는 몇 가지 운동향상 프로그램의 효과에 대한 연구를 수행한 결과, 두 가지 모두 청소년의 운동시간 확장에 기여하는 것으로 나타났다. 간호사는 청소년이나 청소년 부모와 상담하는 동안, 청소년의 신체활동 상황과 운동 상황을 평가하여 부족하다고 판단되면 적절한 운동처방을 내려주어야 한다.

3) 불의의 사고와 자살

사고에 의한 사망은 남성이 여성에 비해 3배 정도 많고, 10~14세에 비해 15~19세가 3배 이상 많다. 청소년의 사망 중 사고에 의한 사망 비율은 해마다 급증하는 추세이다. 교통사고, 익사사고 등이 주로 청소년 시기에 발생하며, 청소년 산업재해도 무시할 수 없는 수준이다. 음주운전, 음주 후 수영, 안전벨트나 안전모 등의 보호 장구를 갖추지 않는 것, 활동적 스포츠 참여 등이 위험인자로 알려져 있다. 미국의 경우 총기에 의한 사고, 술, 마약과 관련된 손상이나 사망이 상당히 많은 편이다. 사고의 또 다른 위험인자의 하나는 안전벨트나 안전모와 같은 안전장비를 사용하지 않아서 오는 사고로 청소년 교통사고 사망의 가장 큰 원인이 되고 있다.

청소년기의 자살은 19세의 고교 졸업기에 22%를 차지할 정도로 상당히 많이 발생하고 있으며, 주로 입시와 관련된 요인이 대부분이다. 이러한 자살로 인한 사망보다 더 심각한 문제는 많은 청소년들이 자살충동에 시달리고 있다는 사실이다. 매년 수능시험 성적이나 왕따, 학교폭력 등과 관련하여 자살하는 청소년이 발생하는 것은 사회구조적 문제와도 관련이 있으므로 성인의 세심한 관찰과 배려가 요구된다.

청소년 자살의 위험인자로는 정동장애, 정신사회 장애, 자살의 과거력, 알코올이나 약물남용, 가족기능 장애, 행동장애, 학업성적 저하, 학대받은 과거경험, 집단 따돌림 등으로 알려져 있다. 수많은 청소년들이 감정상의 심한 변화를 경험하고 있으므로 이러한 변화가 실제로 행동의 변화를 초래하는지 잘 관찰해야 한다. 특히 최근 학교 성적이 급격히 떨어지거나 다른 사람과의 관계에 갑작스런 변화가 생기면 주의를 기울여야 한다.

4) 흡연

청소년기는 흡연습관이 처음 생기는 시기이다. 대개 흡연을 처음 경험한 이후부터 니코틴에 중독이 될 때까지 약 2년이 걸리는 것으로 알려져 있으므로 청소년기는 금연을 성공시킬 수 있는 가장 좋은 시기가 될 수 있다. 수년 전 우리나라 청소년 흡연율은 매우 심각할 정도로 높아서 보건교사를 비롯한 많은 인력들이 금연교육과 홍보를 실시한 결과 근래에 들어서는 청소년 흡연율이 어느 정도 감소하고 있다. 전국의 남자 중·고등학생들을 대상으로 1997년에 조사한 바에 따르면 흡연학생이 중학교에서는 2% 미만이었으나 고등학교에서는 1학년 9.5%, 2학년 19.1%, 3학년 40.4%로 그 비율이 매우 높았다. 한국금연운동협의회에서 2008년 조사한 바에 따르면 남자 중학생은 5.7%, 여자 중학생은 2.2%, 남자 고등학생은 18.1%, 여자 고등학생은 3.5%가 흡연을 하는 것으로 나타났다. 이 자료를 보면 고등학생의 흡연율은 감소하였으나 중학생의 흡연율이 약간 증가한 것으로 나타나 흡연 시작 연령이 더 낮아지고 있음을 알 수 있었다.

고등학생의 경우 처음 흡연을 하게 된 동기로는 '호기심으로'(31.3%)가 가장 많았고 다음이 '친구와 어울리기 위해'(26.1%)순이었다. 이 점은 특히 담배가 청소년의 대인관계에 중요한 요소가 되고 있다는 의미를 갖고 있는 것으로 주목된다.

최근 조기흡연 추세를 보이고 있으므로 금연교육의 연령을 중학교 이전으로 낮출 필요성이 제기되고 있다. 또한 흡연자들은 음주나 본드/시너, 대마초 등의 물질을 남용할 가능성이 훨씬 높다. 니코틴 의존도는 흡연을 일찍 시작할수록 더 커지므로 청소년 시기의 흡연은 나중에 담배를 끊기가 훨씬 힘들게 만든다는 문제가 있다. 그 이외에도 청소년기의 흡연은 쉽게 범죄로 연결될 수 있고 흡연으로 인한 저산소증은 두뇌활동에도 좋지 않은 영향을 끼쳐 사고능력과 의욕을 감퇴시키게 된다.

청소년 시기에 담배로 인한 피해를 줄이기 위해서 할 수 있는 방법으로는, 잠재적으로 흡연할 수 있는 청소년에게 담배를 피우기를 시작하지 않게 하는 일차예방과 담배를 이미 피고 있는 청소년으로 하여금 담배를 끊게 하는 이차예방이 있다. 일차예방에는 보건교육, 사회적 캠페인, 학교교육 같은 방법이 있으며, 일차예방은 학교를 중심으로 이루어지고 있다. 최근 담배의 단기적인 해악에 대하여 집중적으로 이야기해주는 방법이나 가족을 참여시키는 방법 등을 사용하고 있다.

5) 음주 및 약물남용

청소년기는 아동기와 성인기의 중간에 위치하여 급격한 신체적, 사회적 역할의 변화를 겪게 되고 때로는 무력감과 무능력을 경험하기도 한다. 청소년들이 이러한 변화에 잘 적응하지 못하면 음주나 약물중독 같은 잘못된 길로 빠지기도 한다. 마약류 사범은 해마다 증가하는 양상을 보이고 있으며 18~19세의 점유율도 계속하여 증가하는 양상을 보이고 있다. 한국마약퇴치운동본부에서 전국 청소년 9,000여 명을 대상으로 조사한 결과, 청소년의 74.8%가 음주 경험이 있었고, 2.1%가 거의 매일 술을 마시는 것으로 나타났다.

청소년 약물남용의 대책은 청소년이 인격적으로 미성숙한 성장과정에 있는 점을 감안하여 성인과는 다른 접근방법을 취해야 한다. 청소년 약물문제는 청소년 개인의 정신적 성숙도, 주위 환경여건, 약물의 구입 가능성 등 세 가지 분야로 대별된다. 즉 청소년 개개인이 정신적으로 건강하고 성숙되어 있으면 약물에 빠질 가능성은 줄어들게 되며, 가정, 학교, 사회 전반에서 청소년들로 하여금 정서적으로 안정될 수 있는 조건을 제공해 줄 수 있다면 역시 약물 사용의 위험성은 많이 줄어든다. 물론 약이 없거나 약을 구할 수가 없다면 자연히 약물의 문제점은 발생하지 않는다. 우리나라에서는 정부기관과 여러 사회단체에서 청소년 약물대책에 대한 프로그램을 개발하여 보건교육, 사회 프로그램과 여러 가지 치료 프로그램을 실시하고 있지만 그러한 프로그램의 구체적인 예방효과에 대해서는 체계적으로 입증된 바가 없다.

6) 정신건강

청소년의 정신질환을 선별할 때는 몇 가지 점에 주의해야 한다. 우선 고려할 수 있는 점은 청소년의 정신질환의 경우 성인이나 아동에 비해서 인지적, 감정적, 행동적인 증상이 많이 나타난다는 것이다. 또 한 가지 주의해야 할 점은 정신적인 증상을 이야기하기 전에 우선 다른 기능적인 증상(예 여드름)을 호소하는 일이 많다는 것이다.

신경성 식욕부진증과 거식증 등의 식사장애가 청소년에서 많이 나타날 수 있다. 이 중 신경성 식욕부진증은 날씬함에 대한 과도한 욕구로 정상체중의 유지에 필요한 음식섭취를 거부하고 체중 증가에 대하여 과도한 공포가 있고 자신의 신체에 대하여 잘못된 이미지를 가지고 있으며, 여성의 경우 정상 월경을 하지 못하는 경우를 의미한다. 거식증은 충동적 음식섭취, 식사에 대한 욕구를 참을 수 없고, 구토 등의 방법을 사용하고 지속적으로 체형과 체중에 관심을 가지는 것이 특징이다. 이 질환은 중산층 이상의 청소년에서 잘 이환되는 것으로 보아 가족이나 사회적 영향이 있는 것으로 생각되며 체형에 대한 과도한 사회적 관심이 원인이라는 주장도 있다.

한때 청소년의 우울증은 성장과정에서 나타날 수 있는 일시적인 현상으로 받아들여졌다. 그러나 청소년의 경우 우울증으로 인해 개개인의 사회적 적응이나 학업과 발달에 나쁜 영향을 미치고, 자살 등과 같이 심각한 문제와 동반되는 경우가 많기 때문에 주의를 요한다. 청소년의 우울증은 대개 두통이나 소화불량 등의 신체화 증상으로 나타나거나 청소년 비행 등의 형태로 나타나는 경우가 많으므로 주의 깊게 진단해야 한다〈표 3-2〉.

표 3-2. 청소년의 우울증과 가족갈등 선별 설문지

1. 최근 자살을 생각한 적이 있습니까?
2. 피로를 자주 느낍니까?
3. 하루 중 대부분이 슬프거나 우울합니까?
4. 가족과 문제를 해결할 때 말다툼 없이 하는 편입니까?
5. 가족과 대화하는데 어려움이 없습니까?
6. 가족에 대하여 증오심을 느낀 적이 있습니까?
7. 가족과 갈등이 많이 생깁니까?

7) 청소년 건강검진

청소년의 정기 건강검진은 주로 학교에서 보건교사에 의해 이루어진다. 보건교사는 전체 학생들의 건강기록부를 관리하고, 그 중 특수한 건강문제를 가진 학생들을 소집단으로 관리할 필요가 있다. 미국에서는 국가적으로 청소년의 건강에 관심을 가지고 청소년기의 건강증진을 위하여 가이드라인을 제작하여 기관에서 활용하도록 권고하고 있다〈표 3-3, 표 3-4〉.

표 3-3. 청소년 예방사업 중 건강증진분야 가이드라인(미국 의학협회)

권고 1: 10~19세 청소년은 매년 건강진단을 받아야 한다.
권고 2: 예방사업은 나이와 발달상황에 적절해야 하며 개인과 사회문화적 차이에 민감해야 한다.
권고 3: 의사는 청소년에 대한 적절한 진료를 제공할 수 있는 정책을 마련해야 한다. 부모는 그러한 정책에 적극 참여해야 한다.
권고 4: 부모는 전기, 중기, 후기 청소년기에 각각 1회 이상 건강지침에 대한 강의를 들어야한다.
권고 5: 모든 청소년들은 매년 사고를 줄이기 위한 보건교육을 받아야 한다.
권고 6: 모든 청소년에게 매년 식이습관과 안전한 체중감량에 대한 정보를 제공해야 한다.
권고 7: 모든 청소년에게 매년 운동의 장점을 설명해주어야 하며 정기적으로 운동 프로그램에 참여하도록 격려해야 한다.
권고 8: 모든 청소년에게 책임 있는 성습관과 올바른 피임방법에 대하여 정보를 제공해야 한다.
권고 9: 모든 청소년에게 매년 금주와 금연, 물질남용의 금지에 대하여 정보를 제공해야 한다.
권고 10: 모든 청소년에게 우울증과 자살시도의 징후가 보이는지 관찰해야 한다.
권고 11: 모든 청소년에게 학업과 학교문제에 대하여 질문하여야 한다.

표 3-4. 13~19세를 위한 건강증진 권고안(미국 질병예방 특별위원회)

청소년 시기의 건강증진	1. 방문시기: 13~15세, 16~18세 때 각 1회씩 총 2회 방문 2. 신체검진: 신장, 체중, 2차 성징 발현 3. 상담 - 영양: 간단한 영양평가 - 운동: 간단한 운동평가 - 음주, 흡연, 약물남용에 대한 상담 - 사고예방: 안전띠와 보호장구 착용 - 우울증과 자살 위험요인 - 치아관리: 규칙적 이 닦기

3. 중년기 건강증진

중년기 성인은 신체적, 정신적, 사회적, 영적 변화를 경험하게 되고, 가족에 대한 책임과 주요한 경제적 생산을 이루는 발달단계를 거치게 된다. 중년기 동안 지방의 축적으로 체중은 더욱 증가하고, 복부에 지방이 침착된 체형으로 변하며, 유산소 기능의 감소로 인해 심박출량의 감소를 초래한다. 심혈관계의 변화로 혈관의 탄력성이 감소되고, 두꺼워져서 관상동맥질환, 고혈압, 심근경색, 뇌졸중을 쉽게 일으키게 된다.

중년기의 가장 두드러진 변화는 생식기관의 위축으로 인한 갱년기 증상이다. 갱년기 여성은 40대 후반에서 50대 초반 사이에 자궁과 유방이 퇴화되고 생리가 중단된다. 여성호르몬인 에스트로겐의 분비가 점차 감소되어 내분비계와 뇌하수체의 자율신경계의 조절능력에 영향을 주어 안면홍조, 발한, 심계항진, 현기증, 수족냉증, 소화불량 등이 나타난다. 생식기 주위의 인대가 이완되어 요실금과 빈뇨증상이 나타나고, 질내의 산도변화와 질의 위축성변화는 질염과 소양증을 나타낸다. 대사성장애의 장기적인 영향으로 골다공증(osteoporosis)과 심혈관계 질환의 발병을 증가시킨다.

남성의 갱년기는 여성과 달리 변화가 원만하고 개인마다 차이가 있다. 남성은 테스토스테론의 감소로 점차 정액과 정자가 감소된다. 정력이 점차적으로 감소되면서 발기를 위한 시간이 더 길어지지만 발기의 지속시간은 길게 유지된다. 증상으로는 성충동이 감소되고, 횟수도 줄며, 신경질, 피로감, 흥분, 신경과민, 집중력의 감소 등이 나타난다.

중년기의 심리적 특성을 보면 신체의 변화에 민감해지고 건강에 대한 관심이 증가한다. 또한 새로운 가치형성이나 태도에 보다 신중한 자세를 보인다. 특히 갱년기의 심리적 특성은 호르몬, 환경적 요인 등과 관계되어 복잡한 정서적 양상을 보인다. 갱년기 여성은 우울, 불안, 집중력 결핍, 신경과민, 불면증, 정서불안, 그리고 무가치감 등을 보인다.

1) 중년기의 발달과업

- 책임감 있고 행복한 성인이 되도록 자식들을 돕는다. 자식들을 성공적으로 사회에 내보내고 세대 간의 갈등을 극복한다. 변화된 자아에 대해 긍정적으로 적응하고 역할의 변화에 수용한다.
- 배우자와의 관계에서 새로운 만족감을 발달시키거나 재발견한다. 홀로 있는 성인은 형제자매나 특별한 사람들과의 관계에서 발생시킬 수 있다.
- 노부모와의 관계에서 애정을 발달시킨다. 노부모가 최대한 독립성을 유지하도록 하면서 노부모의 의존성을 인정한다.
- 자신의 경력에서 최고조에 이르면서, 자신의 잠재력을 성취할 수 있도록 발달과업에 친숙해진다.
- 약물, 알코올 등에 의존하는 것보다는 정신과 상담을 받는다. 여성들은 갱년기의 증상, 월경주기에 대한 태도, 성에 대한 느낌을 표현하여 감정을 발산하도록 한다.
- 사회적, 시민의 책임감을 성숙시키고 후세대의 스승이 된다.
- 나머지 인생을 의미 있고 생산적으로 만들기 위하여 육체적, 정신적, 영적인 준비가 필요하다. 생물학적 변화에 적응하고 수용한다.
- 길어진 노년기를 원만하게 보내기 위해 취미활동, 건강, 다양한 인간관계 등을 준비한다. 우정을 유지하거나 발달시킨다.
- 여가시간 활동을 개발한다. 취미활동과 여가시간의 활용으로 신체적, 정신적으로 재충전한다.

2) 비만과 식이문제

과체중과 비만은 실제적으로 고혈압, 고콜레스테롤혈증, 당뇨, 심장질환, 뇌졸중, 담낭질환, 관절염, 수면장애, 유방암, 대장암의 위험을 증가시킨다. 그리고 사회적 비난의 눈길과 낮은 자아존중감으로 고통 받을 수 있다. 중년기의 비만 예방은 체중 유지를 목적으로 한다. 칼로리를 감소시키기 위해 식사량을 줄이고 주 3~5회 최소 30분 이상씩 운동을 해야 한다.

혼자 힘으로 체중관리가 어렵다면 보건소, 병의원 혹은 헬스장 등에서 운영하는 다양한 비만관리 프로그램을 이용할 수 있다. 간호사는 비만자를 위한 자조집단을 만들어서 잘 운영되도록 도와줄 수 있다. 각 개인이 스스로 체중 목표를 세우고 식이와 운동을 실천하고 성과 달성 시에 보상을 주는 시스템을 구축하여 지치지 않고 체중관리를 할 수 있도록 도와준다.

혈관 내 지질과 콜레스테롤은 심뇌혈관질환 발병 및 사망률에 영향을 미친다. 일 연구에서 콜레스테롤 수치가 1% 감소될 때마다 관상동맥질환이 2% 감소하는 것으로 알려졌다. 동물성 지방과 같은 포화지방산이 많은 음식섭취를 줄이고 규칙적인 운동을 통해서 혈관 내 지질을 감소시켜야 한다. 식이조절에도 불구하고 계속 콜레스테롤이 높으면 리피도 등의 스타틴계 콜레스테롤 저하제를 복용해야 한다.

한국인들은 특히 어릴 적부터 짜게 먹는 식습관으로 인해 고나트륨식이를 하는 경향이 있다. 그 결과로 총 체액이 증가하고 말초혈관 저항도 증가하여 고혈압 발병의 위험이 높아진다. 음식 조리 시에 최대한 싱겁게 하도록 하고, 식탁 위에 간장이나 소금통은 치우도록 한다. 국물을 적게 먹어서 국물 속에 녹아 있는 나트륨을 적게 먹도록 한다.

3) 치은염

치은염(gingivitis)은 비교적 가볍고 회복이 빠른 형태의 치주질환으로 잇몸 즉, 연조직에만 염증이 있는 상태이고, 치주염(periodontitis)은 이러한 염증이 잇몸과 잇몸뼈 주변까지 진행된 상태이다. 치은(잇몸)과 치아 사이에는 홈이 있는데, 이 홈(sulcus)의 잇몸 선 아래 부분에 박테리아 감염이 일어나게 된다. 염증이 진행되어 더 많은 조직이 손상되면서 홈이 치주낭(periodontal pocket)으로 발전하게 되며, 치주염이 심할수록 치주낭의 깊이까지 파급되어 치주인대에 염증이 생기게 되고 잇몸 뼈의 소실이 일어나게 된다.

치은염을 예방하기 위하여 평소에 치석이 생기지 않도록 양치질을 꼼꼼하게 하고 치실이나 치간치솔을 사용하여 치아와 치아 사이의 치석을 제거해야 한다. 치실 사용법은 다음과 같다.

- 40~50cm 길이로 치실을 자른다.
- 자른 치실을 양 손 가운데 손가락에 감아 치실 사이가 10cm 정도 되도록 잡고 엄지와 검지를 이용하여 적용부위가 3cm 정도 되도록 잡는다.

- 치아 사이에 치실을 넣을 때는 잇몸이 다치지 않도록 한꺼번에 밀어 넣지 말고 살살 밀어 넣는다.
- 한쪽 치아에 치실을 C자 모양으로 감싸서 씹는 면 방향으로 위 아래로 닦는다.

치간치솔 사용법은 다음과 같다.

- 치간치솔을 잇몸의 형태에 맞게 아래로 비스듬히 삽입한다.
- 비스듬히 넣은 치간치솔을 바로 세워서 치아에 90도 각도로 앞뒤로 움직이면서 닦는다.
- 좌우로도 어느 정도 각도를 주면서 치아의 가장자리 부분을 깨끗하게 닦으면서 프라그를 제거한다.

4. 노년기 건강증진

노년기의 건강증진은 중년기의 건강증진과 큰 원칙에 있어서는 대동소이하지만 몇 가지 점에서 차이가 난다.

첫째로, 나이가 들면 신체적 기능과 장기의 기능이 모두 쇠퇴한다고 알려져 있지만 사람에 따라 그리고 신체기능과 질병유무에 따라 많은 차이를 보일 수 있다는 점이다. 둘째로, 개개인의 노화에 영향을 미치는 중요한 요소로 생활 습관이 매우 중요하기 때문에 흡연, 운동, 신체활동, 영양 등의 요인을 파악해야 한다. 셋째로, 노인들은 이미 다양한 질병을 가지고 있다는 점을 고려해야 한다. 65세 이상의 노인들의 85%가 한 가지 이상의 만성질환을 가지고 있으며 30%는 세 가지 이상의 만성질환을 가지고 있다. 여러 가지 만성질병을 가졌다는 것은 질병의 궁극적인 치료가 어렵다는 것이며 포괄적인 의학적 관리가 요구되는 것으로 이해해야 한다. 넷째로, 노인들에게서 발생한 장애는 대부분 완치 될 수 없기 때문에 질병의 완치보다는 기능의 유지나 회복에 역점을 두어야 한다. 다섯째, 과거에는 노인은 살아온 습관을 바꾸기 싫어하는 경향이 있으므로 건강행위의 변화를 꾀하는 것이 어렵다고 알려져 있었다. 하지만 실제적으로 보면 노인은 여가 시간이 많고 건강증진 행위에 대한 관심도가 많아서 건강증진 사업을 적용하기 적절한 대상이다.

1) 노년기의 발달과업

노년기의 주요한 발달과업으로는 자신이 가치 있는 존재라는 느낌을 유지하고, 오래된 갈등을 해소하고 용서하며, 부족해지는 신체적 힘에 따라 역할을 재조정하고, 가까운 사람들의 죽음을 받아들이고, 수입이 감소되는 등의 환경적 변화에 적응하는 것이다. 노년기 부부의 발달과업을 살펴보면, 거주공간에 만족하고, 은퇴 후 경제적으로 적응하고, 안락한 일상생활을 영위하고, 신체적·정신적 건강을 보호하며, 부부관계를 계속적으로 유지하고, 자녀, 손자녀 등 가족과 계속적으로 접촉하고, 삶의 의미를 찾는 것 등을 포함한다.

노인들은 지난 시절을 회상하면서 중요한 생의 의미를 부여하게 된다. 이는 생활 사건들을 반성하고 어려운 상황의 적응을 쉽게 해주며, 의미 있는 인생관을 형성하는데 아주 중요하다. 노년기에 성공적으로 적응하기 위해 삶을 긍정적으로 대하고 자신을 유용한 존재로 인식하고 활동하는 것이 필요하다.

2) 영양

영양결핍은 노인에게서 질병과 장애 그리고 결국은 사망률 증가로 이어진다. 임상적 면담이나 신체검사 그리고 기타 특별한 검사를 통해서 영양결핍 소견을 알아낼 수 있다. 이런 경우 가족 면담을 실시하면 가족상황에 대한 정보를 얻을 수 있어서 상당히 유용하다. 아울러 환자가 음식을 먹기 위한 기력이 충분한지, 구강상태는 어떠한지, 정신상태는 정상인지, 동반된 질병은 없는지, 수입은 어떠한지, 가족의 협조는 충분한지 등의 측면을 점검해야 한다.

(1) 노인의 영양상태 사정

우선 영양상태 자가평가 점검표〈표 3-5〉를 사용하여 노인의 영양상태를 확인하여 필요한 중재를 제공하도록 한다. 영양상태 자가평가 점검표에서 이상이 나타난 대상자에게 〈표 3-6〉과 같은 적절한 영양사정을 실시해야 한다.

표 3-5. 노인 영양상태를 평가하기 위한 자가평가 점검표

평가내용	그렇다
- 식사의 종류나 양을 조절해야 하는 질환을 가지고 있다.	2
- 하루에 두 번 이하의 식사를 한다.	3
- 과일이나 채소 혹은 우유제품을 거의 먹지 않는다.	2
- 거의 매일 맥주나 소주 혹은 포도주를 세 잔 이상 마신다.	2
- 치아나 입안이 좋지 않아서 음식을 먹기 힘들다.	2
- 필요한 음식을 살만큼 충분한 돈이 없다.	4
- 대부분의 경우 음식을 혼자 먹는다.	1
- 하루에 세 개 이상의 서로 다른 약물을 복용하고 있다.	1
- 최근 6개월 동안 체중이 5kg 이상 증가하거나 감소했다.	2
- 시장을 보거나 요리 혹은 혼자 식사를 하는 것이 때로 불가능하다.	2

합산총점

- 0~2점: 양호
- 3~5점: 중간 위험의 영양불량
- 6점 이상: 고위험 영양불량

표 3-6. 노인의 영양사정 내용

신체계측	신체검진
- 체질량 지수 - 피하지방 두께 - 상완근육 둘레, 장딴지 둘레 - 복부/둔부 둘레 비율	- 피부, 머리카락, 구강, 눈, 복부 등 신체검진 - 근육강도 - 신경기능 - 정신상태
생화학적 사정	**식이력**
- 전혈구 검사 - 혈청 알부민 - 혈중 철분 - 요질소 - 혈당검사 - 요분석 및 대변 잠혈검사	- 식품 섭취량 - 섭취 횟수 - 음식 종류 - 문화적 배경 - 사회경제적 상태 - 주거환경

(2) 영양권장량

노인은 대사량과 활동량이 감소되어 성인과 같은 양을 섭취하면 비만해지기 쉽기 때문에 성인 권장량의 80%를 일반적으로 권하고 있다. 이는 남녀 모두 31kcal/kg에 해당한다. 건강한 노인의 단백질 소모량에 대해 논란이 많다. 노인이 되면 단백질 소모량이 감소한다고 주장하는 연구자들의 견해를 살펴보면, 나이가 들면 근육 단백질의 양이 감소하기 때문에 적은양의 단백질이 필요하다는 것이다. 노인이 되더라도 단백질이 많이 필요하다고 주장하는 측에서는 나이 들면 칼로리 섭취량이 적어 이차적으로 단백질의 대사가 줄어들기 때문에 단백질 공급은 충분해야 한다고 말한다. 현재까지 알려진 바로는 단백질 일일 요구량은 0.8g/kg/day로 이것이 건강한 노인의 최소 요구량이나 일반적으로 노인들은 0.9~1.0g/kg/day 정도는 되어야 할 것으로 보인다.

노인의 식이는 포화지방산과 염분의 섭취를 낮추고 섬유소와 복합 탄수화물의 섭취를 증가시키며, 비만을 예방하는 것이 좋다. 칼로리 섭취와 단백질, 비타민의 요구도는 연령에 따라 변화하는 것이 필요하다. 노인은 청장년에 비해 에너지 권장량이 적고 비타민은 거의 차이가 없으며, 칼슘은 더 많이 요구된다. 특히 70세 이상의 노인들은 식사를 통해 칼슘과 비타민B_{12}, 비타민D를 충분히 섭취하는 것이 어려우므로 이에 대한 보충제 섭취가 요구된다.

(3) 섬유소

섬유소는 엄격한 의미에서 볼 때 영양소라고 할 수 없으나, 영양소 소화흡수에 중요한 역할을 하며 변비, 게실증, 고콜레스테롤혈증, 고혈압증 등의 질환의 발병에도 영향을 미치는 것으로 알려져 있다. 노인의 하루 식이섭취 권장량은 하루 20~30g이다.

그러나 실제로 노인들의 식이섬유 섭취량은 아주 적기 때문에 그 정도의 섬유질을 섭취하는 것 자체가 쉽지 않고 또한 갑작스럽게 식이섬유질을 증가시킬 때 소화불량 등 위장관계 증상이 나타나기 때문에 수주에 걸쳐서 서서히 늘리는 것이 좋다. 이와 아울러 수분 섭취도 늘려야 한다. 노인들은 장운동의 감소와 식사량의 감소 등으로 대부분이 변비를 호소하기 때문에 섬유소를 적절하게 섭취하는 것이 도움이 된다.

(4) 적절한 수분 섭취

적절한 수분 섭취가 노인들에게 상당히 중요한 부분인데 비해 노인 영양문제에서 간과되어 왔다. 신장 기능, 위장관계 기능, 심혈관계, 뇌 등 주요장기의 정상적 활동과 영양분의 흡수, 대사 등에 적절한 수분 섭취가 꼭 필요하다. 노인들에게 필요한 수분량은 하루 30~35ml/kg이다. 수분은 나이가 든다고 추가로 필요한 것은 아니지만 나이가 들면 갈증을 느끼는 감각이 둔해지기 때문에 수분 평형조절이 어렵다는 점을 고려해야 한다.

일반적으로 건강한 노인은 하루 6~8잔의 물을 섭취하는 것이 좋다. 노인은 탈수에 대한 민감성이 감소하므로 물 섭취가 부족하기 쉽고, 세포의 수분함량 감소와 신기능 감소로 수분 불균형이 올 수 있다. 탈수는 노인 입원환자에게 섬망의 가장 흔한 원인으로 여겨지며, 쉽게 교정될 수 있는 요인이다. 수분 섭취를 위해 물을 마시는 게 가장 좋지만, 만약에 물이나 음료수를 삼키는 데 어려움이 있다면, 젤라틴이 들어 있는 식품이나 얼음, 과일, 요구르트 등을 줄 수 있다.

(5) 노인의 식사계획 시 권장사항

① 식사내용

- 다양하고 부드러운 음식을 포함하여 식단을 짠다.

- 매력적이고 맛있는 음식을 준비하고 제공한다.
- 수분 섭취를 증가시킨다.
- 적절한 배설을 위해 섬유질 식품을 포함시킨다.
- 미뢰를 자극하기 위해 음식에 적당한 양념을 한다.
- 포화지방보다는 불포화지방을 사용한다.
- 신선한 과일이나 나물류의 야채를 충분히 섭취한다.
- 동물성 식품은 어류와 육류, 가금류를 고루 섭취한다. 철분의 좋은 급원인 육류를 소화하기 쉽고 많이 씹지 않아도 되는 형태로 조리하여 섭취하도록 한다. 일부 고지혈증이 있는 노인의 경우에도 기름기가 적은 육류와 가금류를 섭취하도록 한다. 한편 어류는 소화하기 쉽고, 어류의 동물성 지방은 순환기계 질환자에게도 좋은 효과가 있다.
- 불내인성을 확인하는 방법을 배운다.
- 콩류, 우유 및 유제품의 섭취를 늘인다.
- 현미를 섞은 잡곡밥을 먹는다.
- 만약 치료 식이를 하고 있다면, 잘 따르도록 격려한다.
- 식품구성탑에 맞추어 메뉴를 확인한다.

② 식습관

- 규칙적인 스케줄에 따라 식사를 하도록 한다. 한국 100세인을 대상으로 연구한 결과를 보면, 건강한 100세 노인들은 예외 없이 정확한 시간에 규칙적으로 식사하는 것으로 나타났다.
- 소량씩 자주 먹도록 한다.
- 노인들로 하여금 식품 구입에 드는 돈은 꼭 필요한 것이고, 잘 소비하는 것이라는 인식을 갖도록 한다.
- 음식과 약물 간의 상호작용을 인지한다.
- 활동적인 생활습관으로 식욕과 적당한 체중을 유지한다.
- 도움을 줄 수 있는 편의식품과 조리 시에 작업량을 줄일 수 있는 도구들을 찾는다. 인스턴트 식품이나 통조림 상품은 되도록 사용하지 않는다.
- 피곤할 때 음식을 준비하고자 한다면, 과일 통조림과 요구르트 같이 준비하기 쉬

운 음식을 먹도록 한다.

- 햇볕이 잘 들거나 밝은 곳에서 식사를 하고, 상차림을 보기 좋게 하고, 풍미, 색, 형태, 질감, 냄새가 다른 음식을 사용한다.
- 식사 준비와 설거지하는 도구는 쉽게 사용할 수 있게 배치하도록 한다.
- 가능하면 친구나 친지 혹은 노인복지센터에서 다른 사람들과 함께 식사를 하도록 한다.
- 요리를 이웃과 함께 나누어 한다.
- 일상 필수품을 쇼핑하거나 또는 매일의 일과에 도움을 주는 지역사회 자원(프로그램이나 기관 등)을 활용한다.
- 신체적인 활동을 유지한다.
- 가능하다면, 식욕을 돋우기 위해 식사 전에 걷도록 한다.
- 필요한 경우 씹기에 너무 단단한 식품은 자르고 빻거나 섞는다. 치아 기능이 좋지 못해 정상적인 식이섭취가 제한되는 경우에는 단백질이 풍부한 식품들은 육류 대신 더 부드러운 것을 사용할 수 있다.
- 만약 식사하는 움직임이 제한된다면 미리 식품을 자르고 깊거나 손잡이를 가진 기구를 사용하고 필요하다면 보다 특별한 기구를 사용하도록 한다.

3) 구강관리

노인이 되면 침 분비 감소, 저작 불편, 입안 근육 위축, 결손 치아 증가, 입 냄새 증가 등의 구강변화가 생긴다. 침 분비 감소로 인한 구강건조증을 완화시키기 위해 과일과 채소를 많이 먹고, 자극성이 적은 구강 양치액을 수시로 사용하도록 한다. 치아 결손이 있는 노인들은 틀니를 장만하게 된다. 야간에는 틀니를 제거하여 잇몸을 휴식하게 하고 잇몸 마사지를 해준다. 그리고 틀니는 틀니세정제나 주방세제를 이용하여 깨끗하게 씻어서 찬물 속에 담가 두는 것이 좋다.

노인이 되면 입이 건조하고 구각이 찢어지기 쉬우며 입근육의 힘이 감소하기 때문에 구강체조를 통해 입근육의 힘을 키우고 침 분비를 좋게 할 필요가 있다. 먼저 준비운동으로 심호흡을 하고 가볍게 목운동과 어깨운동을 한다. 입을 크게 벌리고 혀를 최대한 길게 내본다.

- 혀 체조: 혀를 앞으로 길게 낸다. 코 쪽으로 올린다. 턱 쪽으로 내린다. 입을 다물고 혀로 오른쪽 뺨을 민다. 왼쪽 뺨을 민다. 입천장을 누른다. 아래 바닥을 누른다.
- 씹는 힘 기르기 체조: 이빨을 아래 위로 수차례 딱딱 부딪힌다.
- 볼 체조: 입을 다물고 오른쪽 볼을 10초간 부풀린다. 왼쪽 볼을 10초 간 부풀린다. 오른쪽 볼을 빨아들인다. 왼쪽 볼을 빨아들인다. 웃는 입모양을 만든다. 양손으로 볼 근육을 잡아당긴다.
- 발성운동: '파 타 카 라' 라고 입모양을 분명하게 하여 크게 소리 낸다. '아 에 이 오 우'를 발성한다.
- 침 삼키기: 혀로 혀 아래 오른쪽 침샘을 마사지한다. 혀로 혀 아래 왼쪽 침샘을 마사지한다. 침이 고이면 꿀꺽 삼킨다.

4) 체중조절

노인에게도 비만은 점차 중요한 건강문제가 되고 있다. 노인은 대체로 상체비만이 많은데 이는 당뇨병, 고혈압, 심혈관계 질환의 위험이 높기 때문에 주의할 필요가 있다. 복부/둔부 둘레 비율은 체지방 분포를 알 수 있으며, 피하지방 두께 측정보다 비만 측정에 더 정확한 기초가 된다. 노인여성은 0.8 이상, 노인남성은 1.0 이상일 때 지방이 복부에 과잉되어 있음을 의미한다. 특히 복부비만은 둔부비만보다 고혈압, 심혈관계 질환, 당뇨병, 담도계 질환의 위험이 더 높다. 비만의 관리를 위해 처음 할 수 있는 방법으로 운동 프로그램이 권장된다. 정상체중의 30% 이상 비만한 사람은 반드시 운동을 시작해야 한다. 노인의 운동으로는 걷는 운동이 좋다.

노인에 있어서는 심한 체중감소도 문제가 된다. 일반적으로 노인에서의 체중감소는 근육과 지방의 감소가 주로 나타난다. 나이가 들면 노인들은 근육질이 감소하여 쇠약해져 걷거나 일상적 일을 수행하기 어려우며 또한 뼈의 밀도가 감소하기 때문에 골절의 위험도 크게 증가한다. 특별한 이유 없이 체중이 감소되면 암, 당뇨병 등의 중요한 문제가 있다는 것을 암시한다. 그래서 정기적으로 체중을 측정하여 평상시의 체중과 비교해야 한다. 가족과 지내지 않고 노인이 혼자 사는 경우 식사준비가 어려워서 영양불량으로 인해 체중이 감소될 수 있다.

5) 운동

(1) 노인 운동의 효과

노인들은 체력의 중요한 지표인 최대산소소모능력이 자연적으로도 매년 0.5~1%씩 감소되는데 이를 막기 위해 운동이 꼭 필요하다. 나이가 들어감에 따라 육체적 운동의 감소로 신진대사 활동과 심폐기능의 감소가 나타나고 산소를 공급받고 전달하는 과정에 변화가 생긴다. 개인에 따라 차이는 있지만 최대산소소모능력은 계속 운동을 했던 사람이 훨씬 우수한데, 이는 계속 운동을 하면 나이가 들어도 어느 정도 체력을 유지할 수 있다는 뜻이므로 규칙적인 운동이 노화를 막는 최선의 방책이다. 규칙적인 운동은 혈액 내 지방을 제거하고 혈당을 소모하며, 최대산소소모능력을 유지하고 근육과 뼈를 단단히 하고 숙면을 가져오며 건강에 대한 자신감을 북돋아준다.

(2) 노인 운동의 종류

노인을 위한 운동 종목의 선택은 보행이나 경보처럼 일상생활에서 사용되는 자연적인 운동 형태를 천천히 점진적으로 강도를 증가시키면서 시행하는 것이 바람직하다. 노인에게 운동을 권장하는 경우 기왕 병력과 신체검사를 미리 시행하고 운동부하검사를 미리 실시할 필요가 있다. 노인의 운동은 최대 심박수의 50% 정도를 유지하는 데에서 시작하며 2주 내지 4주마다 서서히 운동 강도를 증가시켜 최대 심박수가 70%에 이르도록 한다. 노인들의 지구력 훈련은 근육에 부하가 적은 운동을 자주 반복함으로써 이룰 수 있다. 또한 운동 시 손상을 방지하기 위해서 스트레칭과 유연성운동을 강조하여야 한다.

걷기는 노인들이 가장 보편적으로 실시할 수 있는 운동 형태이며, 지역사회, 기관, 가정에서 쉽게 할 수 있는 운동 중 하나이다. 노인들에게 인기 있는 활동은 체중부하와 수중운동이다. 체중부하와 근육생성운동은 기능적인 기동성을 유지하는 데 도움이 되고 독립성을 증진하고 낙상을 예방한다. 체중부하운동은 골다공증에서 뼈의 손실을 감소시키는 데 매우 효과적임을 보여주고 있다. 또한 관절염으로 고통 받는 노인들은 그들의 기능적 능력을 증진시키고 통증 문제를 해결할 수 있는 수중운동을 할 수 있다.

한편 노인은 근력과 균형 감각이 감소하여 낙상의 위험이 높다. 그러므로 하지근력을 강화하는 무릎 굽혔다 펴기, 손으로 무릎 누르면서 다리 들기, 발뒤꿈치 들고 서기 등의 운동과 균형감각을 증진시키기 위해 한 다리로 서기, 발끝으로 걷기, 뒤로 걷기 등을 포함하는 낙상 예방 운동을 하는 것이 좋다. 노인이 누운 자세, 앉은 자세, 선 자세에서 수행할 수 있는 간편한 동작의 종류가 〈그림 3-1〉에 있다. 또한 노인이 살고 있는 집은 낙상을 방지할 수 있도록 미끄러운 부분을 없애고 목욕탕 바닥에는 깔판을 까는 등 낙상 예방에 만전을 기해야 한다.

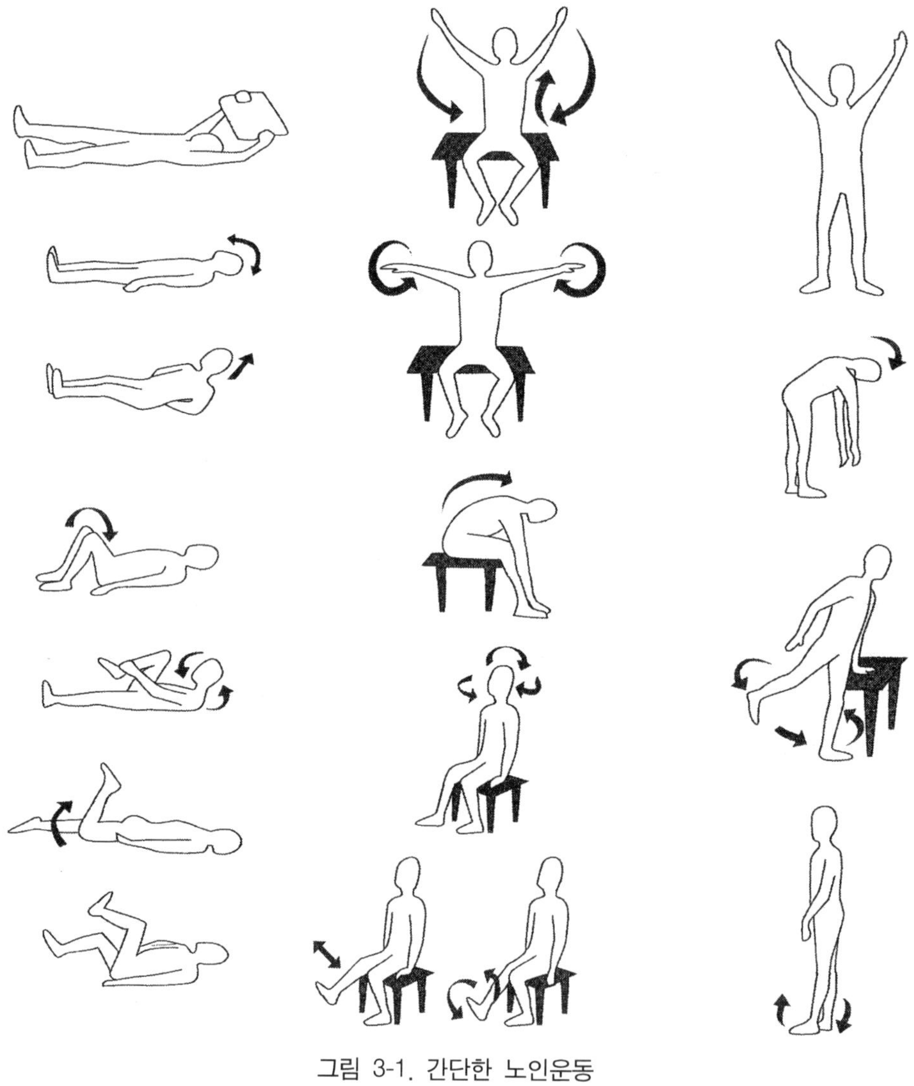

그림 3-1. 간단한 노인운동

자료: 홍경자 외, 2008

(3) 노인 운동의 동기화 및 유지 전략

노인의 운동처방에서 중요한 것은 모든 연령층에서와 마찬가지로 생활방식을 바꾸고, 운동 프로그램에서 탈락률을 감소시키기 위해 운동에 흥미를 유발하도록 하고 정기적인 평가와 관찰을 하여 격려한다. 또한 배우자나 가족들의 도움을 받도록 유도하고, 운동 시 힘든 것을 잊을 수 있도록 음악 듣기, 친구와 같이 운동하기 등의 방법을 모색해야 한다.

운동의 이점을 적절하게 교육하여 동기화시키는 것이 중요하다. 역할 존중과 함께 운동하는 문화를 만들고, 개인 상담을 통해 즐겁고 지속적으로 할 수 있는 운동을 파악하는 것이 좋다. 우리나라 노인들에게 운동을 권하면 자식이나 이웃이 얼마나 오래 살려고 저러느냐고 흉을 본다고 하며 운동을 내놓고 하는 것을 꺼려하는 경향이 있다. 노인이 남은 생애를 자기관리하면서 건강하게 살려면 운동이 필수적이므로 사회적으로 노인의 건강증진을 격려하는 분위기를 조성하는 것도 필요하다.

6) 음주

노인 자살의 1/3은 음주 때문에 발생하며, 사회보호시설에 수용되어 있는 노인의 상당수가 알코올 중독자이다. 절대적인 음주량으로 비교했을 때 노인들은 젊은 성인에 비해서는 음주량이 적은 편이지만, 한 번에 많은 양의 술을 마시기보다는 지속적으로 술을 마시는 편이다. 노인의 알코올 중독은 청장년의 알코올 중독과는 다르게 결혼, 직장 내에서 큰 문제를 일으키지 않고 법적인 문제를 일으키는 경우도 드물기 때문에 발견이 어렵다.

노인의 경우 체중의 감소로 알코올의 분해와 분포가 청장년과는 달라져서 같은 양의 술을 마셔도 알코올 농도는 더 올라가는 경향이 있다. 또한 간에서 알코올을 분해하는 능력도 감소하기 때문에 이러한 현상은 더욱 두드러진다.

7) 금연

흡연은 노인에게도 큰 위험이 되며 금연하였을 때 이득이 크기 때문에 노인에게 금연을 권고하는데 주저하지 말아야 한다. 노인 금연을 통해 관상동맥질환으로 인한 사망률이 감소되며, 이미 관상동맥질환에 이환되어 있는 사람도 금연을 하면 심근경색

중으로 사망할 위험이 감소한다.

노인의 금연방법으로는 의료인의 단순한 상담부터 적극적인 금연 프로그램 적용까지 다양한 방법이 있다. 의료인의 상담과 더불어 니코틴 껌 또는 패치를 사용하면 금연 성공률이 높아진다. 65세 미만에서 70%의 흡연자들이 금연을 원하지만 75세 이상에서는 40%의 흡연자들만 금연을 원하였다. 특히 75세 이상의 흡연자들의 46%가 흡연이 그들의 건강에 해롭지 않다고 믿는 것으로 나타났다. 노인들에게도 적극적인 금연 홍보가 필요하다.

8) 수면

(1) 노인 수면 사정

노인들은 흔히 수면장애를 호소한다. 나이가 들면 점차 수면장애의 정도와 빈도가 강해지고 잦아진다. 수면효율은 밤에 침상에 있는 시간에 대한 실제 잠자는 시간의 비율인데, 젊은이에서는 80~95%인 반면 노인에서는 67~70% 정도이다. 야간에 잠이 든 후 마지막으로 밤잠을 깰 때까지 도중에 깨어 있는 시간이 총 각성시간(wakefulness after sleep onset)이다. 노인에 있어 총 각성시간은 매우 크게 증가한다. 노인에서 REM 수면비율은 연령이 증가함에 따라 감소한다.

수면장애를 호소하는 노인들에 대한 사정으로 먼저 수면을 방해할 수 있는 신체적 질병이 있는가를 검사한다. 기질적 질병은 통증, 불안을 초래하여 수면장애를 일으키기 쉽기 때문이다. 그 외 약물사용도 자세히 확인하여 스테로이드나 베타 차단제 등의 부작용에 의한 수면장애 등도 파악하여야 한다.

다음으로 수면에 영향을 미치는 요인을 파악한다. 물리적 환경으로 방의 온도, 습도, 조명, 소음, 함께 잠자는 사람의 수면 습관이나 노인의 수면 습관 등이 수면에 영향을 미칠 수 있다. 특히 노인은 소음에 대한 각성 역치가 낮아져서 작은 소리에도 쉽게 각성하는 것을 흔히 관찰할 수 있다. 또한 주로 집에서나 시설에서 생활하는 노인의 경우 빛과 같이 건강한 일주기 리듬을 위해 필요한 시간자극에 노출하는 기회가 적은 것도 수면을 저해하는 한 요인인 것으로 알려져 있다.

사회적 환경으로 은퇴를 하거나 특별히 시간에 맞춘 규칙적 생활을 할 필요가 없어진 경우 낮 동안 활동과 같은 자극이 감소하고 이어 졸림과 무료함으로 인해 낮잠을 자게 되고 이는 야간의 수면 저해로 이어지는 경우가 많다. 또한 대인관계의 변화로 인한 고립과 외로움도 수면을 저해한다. 예를 들어, 독거노인의 경우 혼자 있다는 자체가 불면의 요인이 될 수 있다.

(2) 수면증진법

수면장애가 심각하면 수면제를 사용하게 되는데, 수면제를 1개월 이상 장기간 사용하면 수면제에 의존하는 경향, 낮 동안의 졸림과 같은 부작용, 내성 형성 등의 문제점이 나타나게 된다. 또한 노인에서는 수면제 부작용의 위험도가 증가하는데 그 이유는 노화로 인한 약물 역동의 변화, 노인 질환으로 인해 사용하는 약물과 수면제 간의 약물 상호작용 문제, 수면제에 대한 중추신경계의 민감도 변화 등이다.

노인의 수면증진을 위해 수면위생을 실시한다. 수면위생이란 수면과 관련된 환경이나 습관을 통칭하는 용어로서 수면을 취하는데 있어 필수적인 것으로 내용은 다음과 같다.

- 취침과 각성시간을 규칙적으로 한다. 잠자리에서 7시간 이상 머무는 경우 수면이 단편화되는 경향이 있으며 수면이 충분하지 않게 느껴지는 경우라도 정해진 시간에 기상하는 것이 다음 야간 수면에 도움이 된다.
- 낮잠은 야간의 수면을 저해하므로 삼간다.
- 야간에 음주는 수면을 방해할 수 있으므로 삼간다.
- 정오 이후에는 카페인 함유 음료를 삼가고 하루에 2잔 이상은 좋지 않다.
- 야간이나 취침 직전에는 흡연을 삼간다.
- 낮 시간 동안 정기적으로 운동하고 저녁에는 취침 3시간 전 이후에는 운동을 삼간다.
- 가능하면 잠자는 방에서는 잠만 자고 다른 활동(TV시청 등)은 하지 않도록 한다.
- 수면을 위한 일상을 유지하도록 한다.
- 실내 온도를 적절하게 유지한다.
- 잠자는 방의 조명과 소음을 수면에 적합하게 유지한다.
- 수면 전에 따뜻한 물 샤워를 하거나 따뜻한 음료를 마신다.
- 잠이 오지 않는 경우 침상에서 뒤척이지 말고 다른 방으로 가서 잠이 올 때까지 자극적이지 않은 활동을 한다.

- 음악요법, 이완요법, 이압요법 등도 긍정적 효과가 있는 것으로 알려져 있다. 라벤더 에센셜오일 향기요법도 사용할 수 있다.

9) 예방접종

노인들은 면역력이 떨어져 있기 때문에 독감(influenza)과 폐렴 예방접종을 하는 것이 좋다. 우리나라에서는 65세 이상 노인들에게 보건소에서 무료로 독감과 폐렴 예방접종을 해주고 있다. 독감은 노인들의 주요 이환율과 사망률의 원인이 된다. 가정에 있는 노인의 독감 예방접종율은 30~60% 정도이고, 시설이나 기관에 있는 노인들의 예방접종률은 80% 정도가 된다. 독감 예방주사는 만성질환을 가진 노인이나 시설에 있는 노인들에게는 매년 실시해야 한다. 예방접종에 부작용이 있는 노인이나 계란 알레르기가 있는 경우에는 주의해야 한다.

노인의 사망 원인 중 상당부분이 폐렴과 관련이 있으므로 노인들이 폐렴 예방접종을 하도록 건강교육이 필요하다.

10) 스트레스의 관리

노년기에는 스트레스에 대한 저항력이 약해진다. 특히 노년기에 겪게 되는 대표적인 스트레스로 두 가지가 있는 데, 그 중 하나는 은퇴이며 다른 하나는 배우자를 잃는 것이다.

은퇴에 대한 스트레스는 나이 들면서 피할 수 없는 것으로 인식된다. 은퇴는 스트레스 생활사건의 10위를 차지할 정도로 큰 스트레스이다. 은퇴 후 사망률이 높아지는 경향이 있으나, 은퇴 전에 미리 은퇴를 준비하고 계획을 세웠던 사람들은 은퇴라는 스트레스를 잘 이겨나가는 것으로 보인다.

배우자 상실은 스트레스 중 가장 강력한 것이다. 물론 대부분의 노인들이 배우자 상실의 스트레스를 잘 견디지만 애도 기간이 정상보다 길어지고, 우울에 빠지거나 건강이 악화하는 기미를 보일 때 그리고 유병률이 증가할 때에는 주의 깊게 관찰해야 한다. 배우자 상실 후에 사망률이 증가한다. 특히 첫 6개월간에는 홀아비에게서, 그리고 2년간에는 과부에게서 사망률이 증가한다. 배우자 사망 시 애도반응의 중재방법으로 상담과 격려를 사용한다. 주변 환경과 대상자가 처한 상태를 가족들과 상의해서 호전시켜 주고 노인의 건강상태를 면밀히 검토하여 중증의 신체적 질병으로 이환되지 않도록 주의한다.

11) 치매 예방

미국의 레이건 대통령과 영국의 대처 총리와 같은 지도자들도 치매를 피해가지 못했다. 우리나라에서도 평균수명 증가에 따라 치매 발생률이 급격하게 증가하고 있다. 우선 치매 자가진단을 위해 기억력 감소 증상이 있는지 살펴본다.

- 전화번호나 사람이름을 기억하기 힘들다.
- 어떤 일이 언제 일어났는지 기억하지 못할 때가 있다.
- 며칠 전에 들었던 이야기를 기억하지 못한다.
- 오래 전에 들었던 이야기를 기억하지 못한다.
- 일상생활에 변화가 생겼을 때 금방 적응하기가 힘들다.
- 중요한 일을 잊을 때가 있다.
- 다른 사람에게 같은 이야기를 반복할 때가 있다.
- 어떤 일을 해 놓고도 잊어버려서 반복한 적이 있다.
- 약 먹는 시간을 놓치기도 한다.
- 여러 가지 물건을 사러 갔다가 한두 가지를 빠뜨린다.
- 가스 불 끄는 것을 잊거나 음식을 태운 일이 있다.
- 남에게 같은 질문을 반복한다.
- 일을 해 놓고도 했는지 안했는지 다시 확인해야 한다.
- 물건을 두고 다니거나 또는 가지고 갈 물건을 놓고 간다.

언어력 자가진단은 다음과 같다.

- 하고 싶은 말이나 표현이 금방 떠오르지 않는다.
- 물건이름이 금방 생각나지 않는다.
- 개인적인 편지나 사무적인 편지를 쓰기 힘들다.
- 갈수록 말수가 감소되는 경향이 있다.
- 신문이나 잡지를 읽을 때 이야기 줄거리를 파악하지 못한다.

- 책을 읽을 때 같은 문장을 여러 번 읽어야 이해가 된다.
- TV에 나오는 이야기를 따라 하기가 힘들다.

시공간 능력 자가진단은 다음과 같다.

- 자주 보는 친구나 친척을 바로 알아보지 못한다.
- 물건을 어디에 두었는지 몰라서 찾게 된다.
- 전에 가 본 장소를 기억하지 못한다.
- 방향 감각이 떨어졌다.
- 길을 잃거나 헤맨 적이 있다.
- 물건을 항상 두는 장소를 잊어버리고 엉뚱한 곳에서 찾는다.
- 계산능력이 떨어졌다.
- 돈 관리를 하는 데 실수가 있다.
- 과거에 편안히 쓰던 기구 사용이 서툴러졌다.

다음은 치매 예방 10대 수칙이다.

① 손을 바쁘게 많이 움직이자

- 평소 사용하지 않는 손으로 바느질, 단추 꿰기, 박수치기 등을 한다.
- 농사나 정원 가꾸기를 한다.

② 새로운 것을 배우자

- 계산, 컴퓨터 사용, 신문/책 읽기, 바둑, 장기 등
- 매일 일기 쓰기

③ 담배는 당신의 뇌를 태운다.

④ 과도한 음주는 당신의 뇌를 삼킨다.

⑤ 건강한 식습관이 건강한 뇌를 만든다.

- 항산화효과가 있는 신선한 채소와 과일 섭취
- 뇌영양 오메가3가 풍부한 고등어, 꽁치 등 등 푸른 생선 1주 1회 이상 섭취

⑥ 몸을 움직여야 뇌도 건강하다.

- 운동은 뇌로 가는 혈액량을 증가시키고 뇌신경세포망을 활성화시킨다.
- 주 2회 이상 1회 30분 이상, 땀이 날 정도로 운동하기

⑦ 사람을 만나고 어울리자.

- 친구, 친척 만나기
- 계모임, 동창모임 등
- 자원봉사활동
- 경로당, 노인대학

⑧ 조기 치매검진을 받자: 보건소 무료검진(MMSE)〈표 3-7〉

⑨ 치매에 걸리면 빨리 치료(약물 복용)를 시작하자.

- 15% 완치 가능, 퇴행성치매도 진행속도를 감소시킨다.

⑩ 치매 치료관리를 꾸준히 하자.

표 3-7. 간이 정신상태검사 Mini Mental State Examination(MMSE-DS-PO6)

지금부터 제가 ________님의 기억과 집중력을 알아보기 위해 몇 가지 질문을 드리겠습니다.
질문 중 몇 가지는 쉬울 것이고 몇 가지는 어려울지도 모릅니다.

	틀림	맞음	평가안됨
01. 올해는 몇 년도입니까?	0	1	9
02. 지금은 무슨 계절입니까?	0	1	9
03. 오늘은 몇 일입니까?	0	1	9
04. 오늘은 무슨 요일입니까?	0	1	9
05. 지금은 몇 월입니까?	0	1	9
06. 우리가 있는 이곳은 무슨 도/특별시/광역시입니까?	0	1	9
07. 여기는 무슨 시/군입니까?	0	1	9
08. 여기는 무슨 구/동/읍/면입니까?	0	1	9
09. 여기는 건물의 몇 층입니까?	0	1	9
10. 이곳의 이름은 무엇입니까?	0	1	9

11. 제가 세 가지 물건의 이름을 말해드리겠습니다. 끝까지 들으신 다음에 세 가지 물건 이름을 모두 말씀해 보십시오. 그리고 몇 분 후 그 세 가지 물건의 이름을 다시 물어볼 것이니 들으신 물건의 이름을 잘 기억하고 계십시오. 나무, 자동차, 모자			
나무	0	1	9
자동차	0	1	9
모자	0	1	9
12. 100에서 7을 빼면 얼마가 됩니까?	0	1	9
거기서 7을 빼면 얼마가 됩니까?	0	1	9
거기서 7을 빼면 얼마가 됩니까?	0	1	9
거기서 7을 빼면 얼마가 됩니까?	0	1	9
거기서 7을 빼면 얼마가 됩니까?	0	1	9
13. 조금 전에 제가 기억하라고 말씀드렸던 세 가지 물건이 무엇입니까?			
나무	0	1	9
자동차	0	1	9
모자	0	1	9
14. (실제 시계를 보여주며) 이것을 무엇이라고 합니까?	0	1	9
(실제 연필을 보여주며) 이것을 무엇이라고 합니까?	0	1	9
15. 다음 문장을 따라해 보세요. (한 번만 시행해야 하며, 반복해주지 말아야 한다.) "간장공장 공장장"	0	1	9
16. 지금부터 제가 말씀드리는 대로 해보십시오. 한 번만 말씀드릴 것이니 잘 들으시고 그대로 해보십시오. 제가 종이를 한 장 드릴 것입니다. 그러면 그 종이를 오른손으로 받아 반으로 접은 다음 무릎 위에 올려 놓으십시오.			
오른손으로 받는다	0	1	9
두 손으로 반으로 접는다	0	1	9
무릎 위에 놓는다.	0	1	9
17. (오각형 그림을 가리키며) 여기에 오각형이 겹쳐져 있는 그림이 있습니다. 이 그림을 그대로 그려 보십시오. 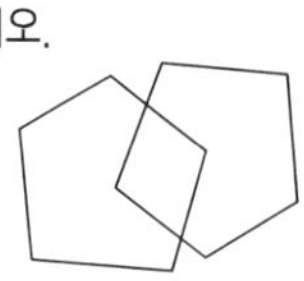	0	1	9
18. 옷을 왜 빨아(세탁해)서 입습니까?	0	1	9
19. 티끌 모아 태산은 무슨 뜻입니까?	0	1	9
20. 점수(19문제에서 받은 모든 점수를 합쳐서 계산하되, '9' 로 평가받은 항목은 점수에 포함시키지 않는다.)	□□ / 30		
21. 기능 저하 여부(정상규준치 대비 1.5 표준편차 이하)	① 예	② 아니오	

5. 여성 건강증진

여성의 건강증진은 연령별 건강증진과는 다른 차원이나, 건강증진이 일어나는 생활터(setting)보다는 대상자 중심으로 고려해야 할 점이 많으므로 본 장에서 함께 다루고자 한다. 여성의 특성상 에스트로겐 호르몬 분비와 관련하여 초경을 겪게 되고 그에 따른 월경전후기 증상을 호소하는 여성들이 많으며, 가임기 동안 피임을 해야 하고, 또한 폐경기를 원만하게 보내도록 노력해야 한다. 이외에도 여성은 가정폭력의 피해자로서 고통을 겪는 경우가 많으므로 그 문제와 해결방안 등을 알아보고자 한다.

1) 월경전후기 불편감

(1) 월경전증후군

월경전증후군은 월경 2~3일 전에 나타났다가 월경 시작 전이나 월경 직후 소실되는 월경과 관련된 복합적인 신체적, 정신적 장애를 의미한다. 보통 성인 여성의 30~50%에서 경하거나 중 정도의 증상을 경험하고 10~20%는 증상이 아주 심하여 일상생활에 지장을 받기도 한다.

신체적 증상으로는 부종, 복부팽만, 골반 팽만감, 사지의 부종, 유방의 긴장감 및 통증, 체중 증가 등의 수분 정체 증후군 및 두통, 오한, 배변장애, 심장이 뛰는 것을 느낌, 피로감 등이 있다. 정신적, 행동적 증상으로는 정서적 불안정, 안절부절, 식욕항진, 적대감, 공포, 식욕과 성욕이 증가하거나 감소하기도 한다. 이러한 월경전증후군은 개인차가 많으며 한 개인에 있어서도 일정한 증상을 계속 경험하지는 않고 변화하는 것을 볼 수 있다.

월경전증후군은 상담과 스트레스 관리, 교육, 적절한 식이요법과 운동을 통해 조절이 가능하다. 부종과 체중의 증가를 예방하기 위하여 저염식이를 먹도록 하고, 비타민 B의 충분한 섭취를 위하여 돼지고기, 곡식의 눈, 우유, 계란 노른자, 효소, 콩 등의 음식을 섭취하도록 한다. 비타민B_6는 혈중 에스트로겐을 줄이고 프로게스테론을 증가시켜서 증상을 완화시킨다. 아울러 심리적 안정을 위하여 신선한 야채와 과일을 많이 섭취하고 커피, 차, 탄산음료, 초콜릿 등 카페인이 함유된 음식을 피하고, 흡연 및 음주를 금하도록 권유한다. 가벼운 유산소 운동, 요가, 참선 등을 통해 월경전 긴장성

두통을 예방하고, 이러한 방법들이 효과가 없을 때는 이뇨제, 프로스타글란딘 억제제, 황체형성호르몬, 항우울제 등의 약물을 사용한다.

(2) 월경통(생리통)

일반적으로 초경 후 몇 달 혹은 몇 년간 무배란성 월경이 나올 때는 생리통이 없는 것이 보통이나 배란이 되고 황체가 생기게 되면 비로소 나타난다. 정도의 차이는 있으나 심한 경우 약 10% 가량 매월 1~3일 정도 일을 못하게 된다. 이는 여성 결석·결근의 가장 큰 원인 중의 하나이다. 월경통은 이렇게 많은 여성들에게 불편과 고통을 주고 있음에도 불구하고 아직 그 원인에 대하여 완전한 해답을 구하지 못하고 있다. 생리통의 종류로는 특별한 기질적 원인 없이 나타나는 원발성 생리통과 골반 장기에 병이 있어서 나타나는 속발성 생리통이 있다.

원발성 생리통인 경우 월경 시작과 동시에 발생하여 수 시간 혹은 수일간 지속된다. 주로 하복부 중앙에 무엇으로 찌르는 것 같고 후벼 파는 감이 나며 창자가 꼬이는 듯이 아픈 것이 보통이다. 이에 함께 메스꺼움·구토·설사·두통·현기증·신경질 등이 나타난다. 원발성 생리통은 나이가 들어가면서 혹은 출산 후 서서히 없어지는 것이 보통이나 경우에 따라서 늦게까지 지속되는 사람도 있다. 속발성 생리통은 자궁근종이나 골반염증 등이 있을 때 오는 것으로 그 원인을 제거해야 한다.

원발성 생리통은 올바른 성교육을 통해 조절이 가능하다. 월경 시작 전일과 월경일에 진통제나 진정제를 복용하고 따뜻한 방에서 안정과 휴식을 취하며 더운 물 주머니로 배를 따뜻하게 해주면 좋다. 증상이 심할 경우 산부인과 의사의 진료를 받아야 한다.

2) 피임

최근 한 조사에 의하면 모든 임신의 47%는 원치 않는 임신이었다고 한다. 이러한 원치 않는 임신에 의한 사회적, 경제적, 개인적 비용은 엄청나다. 10대의 임신도 커다란 문제인데 전체 인공유산의 27%는 10대에서 일어난다. 10대의 성관계도 늘고 있는 추세여서 피임이 더욱 절실히 요구된다.

(1) 노플란트 (Norplant)

노플란트는 복원이 가능하고 안전하고 효과적인 피임방법으로 알려져 있으며, 5년간 합성 프로게스테론인 levonorgestrol을 지속적으로 분비한다. 시술방법은 상박 안쪽에 2mm 크기의 절개한 자리로 6개의 silastic capsule을 삽입한다〈그림 3-2〉. 이 기구는 월경 중 삽입해야 하며 월경 7일을 넘기지 말아야 한다.

노플란트를 사용하면 배란을 억제하는 것이 아니고 지속적으로 두꺼운 자궁경부 점액을 분비해서 정자가 뚫고 나가지 못하게 한다. 또한 자궁내막의 위축이 와서 착상을 방지한다. 노플란트를 제거하면 3개월 내에 50%가 원하는 임신을 하게 되고 1년 내에 86%가 임신할 수 있다. 부작용은 월경불순으로 월경주기가 60~70%에서 바뀌는 것이다. 월경 기간과 주기가 다 길어진다. 그렇지만 8~12개월 지나면 이런 문제는 사라진다.

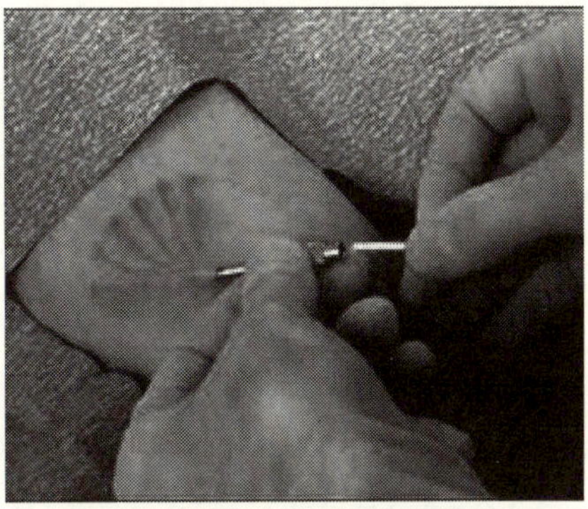

그림 3-2. 노플란트 삽입

(2) 콘돔

콘돔은 가장 경제적이고 아무데서나 구할 수 있고 간편한 방법으로 성병도 예방할 수 있다. 주의할 점은 따뜻한 곳에 두면 나쁘고, 베이비오일이나 바셀린 등과 함께 사용하면 콘돔이 손상되고 HIV 바이러스가 샐 수 있다는 점이다.

장점은 값이 싸고 구입하기가 용이하고 피임 효과가 커서 잘 사용하면 임신 예방 효과가 97~98%에 달한다. 또 성병도 예방할 수 있다. 단점은 모든 성행위 시에 사용해야 한다는 점과 라텍스가 열전달을 증가시켜 열감을 느끼게 한다는 단점이 있다. 라텍스 알레르기가 있는 사람은 외음부와 대퇴부에 발진이 생길 수 있으므로 다른 방법을 찾아야 할 것이다.

(3) 성교 후 피임법

성교 후 응급피임법은 계획되지 않은 성교, 콘돔이 찢어졌다든지 피임방법이 불확실할 때, 강간 등 불시의 성교 후에 임신을 방지하기 위한 방법이다. 응급피임약은 여성 호르몬인 ethinyl estradiol(E2) 0.1mg과 황체호르몬인 norgestrel 1.0mg의 복합제를 성교 후 72시간 내에 1회 복용하고 그 후 12시간 후 다시 1회 복용하게 하는 방법으로 임신을 75% 정도 예방할 수 있다. 사후 피임약은 윤리적인 측면에서 아직 논란이 있으나 피치 못할 경우에 활용도가 높다. 하지만 호르몬 제제를 사용하는 것이므로 여성 건강에 어떤 영향을 주는지에 대한 연구가 필요하다.

① 작용기전

응급피임약을 복용하면 단기간에 강력한, 폭발적인 호르몬의 노출에 의해 배란은 지연 혹은 억제되고, 정자나 난자의 난관 통과를 방해하여 수정이 억제되며, 가장 주된 작용은 자궁내막을 변형시켜서 착상을 억제하여 임신을 예방한다. 이미 착상된 이후, 즉 임신이 성립된 이후에는 효과가 없는 것으로 알려져 있다.

② 금기증

복용 전 임신을 확인하여야 하며 심각한 내과적 질환이 있는가를 확인하여야 한다. 유방암, 생식기암, 뇌졸중, 다리와 폐의 혈전이 있을 때, 고혈압, 심장질환, 당뇨병, 간질환(황달), 신장질환, 포르피린증, 심한 편두통이 있을 때에는 신중하게 투여하여야 한다.

③ 부작용 및 주의사항

응급피임약에 따른 부작용은 오심과 구토이며, 진토제를 30분 전, 필요시에는 4~6시간 간격으로 복용하면 오심과 구토를 줄일 수 있다. 기타 경한 부작용으로는 두통, 유방통, 어지러움 및 체액 저류가 드물게 있을 수 있다.

(4) 자궁내 장치(Intra-Uterine Device, IUD)

자궁내 장치는 자궁 내에 설치되어 난관의 기능 및 자궁내막의 착상을 방해하는 피임기구이다. 반영구적이며 사용자의 노력이 거의 필요 없는 피임법으로 성교 시 실이 거의 느껴지지 않고 99% 피임효과를 나타낸다. 부작용으로는 경련, 요통, 점적출혈 등이 있다. 미레나는 우수한 피임효과로 월경 양과 월경기간을 감소시키고 생리통을 감소시키는 이점이 있다. 루프 안에 황체호르몬이 들어 있어 매일 일정량의 호르몬을 자궁 내에만 분비시켜 자궁경부 점액을 끈끈하게 하여 정자가 난자에 접근해서 수정하는 것을 어렵게 하고 난관 내에서 정자가 정상적으로 운동하는 것을 방해한다.

3) 폐경기 관리

폐경은 40~60세, 평균 51세경의 중년기 여성에게 나타나는 자연적인 현상으로서 월경이 없어지는 것이다. 이러한 현상은 난소에서 난포가 위축되고 배란작용이 일어나지 않음에 따라 에스트로겐 생산이 감소됨으로써 일어난다. 폐경기는 폐경전기(월경이 비교적 규칙적이고 지난 3개월 이내에 월경을 한 경우), 폐경중기(월경이 불규칙해지며 지난 12개월 이내에 월경을 한 경우), 폐경후기(지난 12개월 이내에 월경을 하지 않은 경우)로 구분할 수 있으며, 이 전 기간을 갱년기 혹은 폐경기라고 부른다.

많은 여성들이 폐경을 갑작스러운 현상으로 생각하고 있지만, 월경이 정지되기까지는 이미 수년 전부터 난포의 소진으로 인한 일련의 생리적, 신체적, 정서적 변화가 일어나기 시작한다. 폐경의 진단은 혈중에스트라디올과 난포자극호르몬의 호르몬 검사와 기초체온측정법이 있다. 에스트라디올이 30pg/㎖ 이상인 경우 난소기능이 있으며 난포자극호르몬이 10-20IU/㎖은 폐경 이행기에 해당되며 40IU/㎖는 폐경으로 간주된다.

폐경으로 인해 나타나는 징후로는 기초체온의 변화를 들 수 있다. 기초체온 측정은 매일 아침 기상 시에 체온을 측정하여 기록하며 배란이 없는 경우 월 중 체온의 변화가 없으며, 저온상태가 계속되는 경우는 생리가 있더라도 무배란성 월경으로 갱년기 시작을 의미한다. 폐경의 증상은 다음과 같다.

(1) 폐경의 증상 및 징후

① 월경정지

폐경 초기에는 월경주기가 짧아지고 후에는 길어지면서 2~3개월씩 없었다가 불규칙해지면서, 1~2년이 지나면 완전히 없어지게 된다. 배란이 불규칙하게 되거나 무배란성이 된다.

② 자율신경계 증상

열감이 가슴이나 목에서 갑자기 시작되어 얼굴과 양팔로 뻗어나가면서, 때로 심한 발한이나 오한이 뒤따르기도 한다. 열감은 특히 밤에 심하여 수면을 방해하기도 하고, 심한 발한 때문에 침요를 갈아야 하는 경우도 있다.

③ 생식기 변화

폐경이 시작된 몇 년 후 위축성 질염이 나타나기도 한다. 에스트로겐 분비 감소로 인해 질 상피세포의 순환이 감소되어 창백해지고 점막이 위축되기 때문에 건조하게 된다. 질벽이 얇아지고 윤활 작용이 줄어들기 때문에 성교 시 통증이 있고, 질 점막 출혈이나 유착이 있을 수 있다. 또한 산성 질 분비물이 알칼리성이나 약 산성이 되어 염증을 일으키기 쉽다. 노화성 질염의 증상 중 가장 흔한 것은 소양증, 따갑고 화끈거림, 성교 시 통증 등이다.

④ 근육의 위축성 변화

자궁, 방광, 직장 등을 지지하던 근육이 약해져서 자궁탈출, 방광류, 직장류 등을 일으키게 된다. 소변을 자주 보거나, 소변이 보고 싶다고 느끼면 급히 봐야 하는 급박뇨, 혹은 배변 시 따갑고 화끈거리는 증상 등과 같은 비뇨기계 증상이 나타나며, 특히 방광염에 걸리기 쉬우므로 외음부를 청결하게 유지해야 한다.

⑤ 피부 탄력 저하, 건조, 주름살의 증가

정상적인 노화 과정에 더하여 에스트로겐 치가 낮아짐에 따라 피부의 콜라겐 섬유가 빠른 속도로 위축된다.

⑥ 골다공증

폐경 후 여성호르몬인 에스트로겐 분비 저하로 뼈에서 칼슘이 빠져나간다. 그래서 요통, 어깨 결림 등이 나타날 수 있다. 골다공증은 특별한 증상이 없이 진행되기 때문에 무섭다. 대다수의 경우 본인이 골다공증에 걸렸다는 사실을 전혀 모르고 지내다가 손목, 척추, 골반 등이 골절될 때에야 비로소 발견한다. 골반골절은 주요 기관이나 혈관 손상 등을 동반하는 경우가 많아서 치료와 회복이 쉽지 않다.

⑦ 동맥 경화

혈중 에스트로겐 저하로 LDL 혈중농도가 증가하고, HDL 농도는 감소한다. 에스트로겐 공급이 끊기면 혈관을 확장시키는 역할을 하는 '내피세포'의 기능이 떨어져서 혈액이 엉기고 혈관이 확장되지 않는다. 콜레스테롤 수치도 높아지는데 특히 동맥경화를 일으키는 나쁜 콜레스테롤(LDL)이 증가하고 좋은 콜레스테롤(HDL)은 떨어진다. 이런 요인들이 동맥경화를 불러오게 된다.

⑧ 심리적 반응

폐경기에 대해 여성이 느끼는 심리적 반응을 긍정적 반응과 부정적 반응으로 나누어볼 수 있다. 긍정적 반응으로는 "월경의 불편함이 없어졌다", "임신의 우려로부터 벗어나 홀가분하고 성적 만족을 많이 느낄 수 있다"는 생각을 하게 되며, 자녀들이 성장하여 독립함으로써 홀가분하다고 느낀다. 생활이 안정되고 생활을 즐길 수 있는 시간과 정신적 여유가 더 많아졌기 때문에 부부가 새로운 인생을 시작할 기회를 갖게 된다. 또한 자녀나 남편을 위해 희생해 왔던 삶에서 자신의 삶을 즐김으로써 자존을 회복할 수 있다. 따라서 폐경은 여성의 삶을 재창조하는 원동력이 될 수 있다.

부정적 반응으로는 젊음, 에너지, 여성다움, 성적 즐거움 등을 상실하여 인생의 황혼기라고 생각함으로써 허무, 고독, 슬픔이 나타나고 심할 경우 집중력 저하, 성취욕구의 감소, 불안, 우울, 초조감, 기분고조, 신경쇠약, 불면, 자아황폐감 등과 같은 반응이 나타난다.

- 의존에 대한 두려움: 남편의 정년퇴임, 사별 등으로 경제력을 잃거나 자신과 남편의 건강이 나빠짐으로써 타인에게 의존하게 되지 않을까 염려하게 된다.

- 죽음에 대한 두려움: 주변 사람들이 하나, 둘씩 사망하거나 만성질환으로 고생하는 것을 보면서 죽음이 자신에게도 닥쳐올 것이라는 것을 심각하게 느낀다.
- 빈둥지증후군: 성장한 자녀들이 학교, 직장, 결혼 등으로 집을 떠나면서 여성들은 고독감과 소외감을 느낀다. 특히 남편들의 사회적 지위가 상승되어 아내와 함께 하는 시간이 적을 때는 더욱 심한 고독감, 우울, 자아의 황폐감 등을 느낀다.

(2) 폐경기 증상 관리법

폐경기는 여성의 생애주기에서 자연스럽게 지나가는 과정이므로 특별한 증상이 없는 사람은 그대로 지나갈 수 있다. 약하거나 중정도의 폐경기 증상을 겪는 사람은 다양한 자가 관리법을 사용하여 증상을 완화시킬 수 있고, 증상이 심한 사람은 호르몬 대체요법을 하게 된다. 폐경기 증상은 대개 2~3년 이내에 자연히 없어지고 특별한 문제가 되지 않는다.

① 안면홍조 관리

얼굴이 갑자기 화끈하게 달아오르고 땀이 나는 안면홍조를 관리하기 위하여 우선 유발요인을 피하는 것이 좋다. 유발요인은 사람에 따라 다르나 대개 더운 음료, 알코올, 카페인을 마시거나 더운 환경에 노출되었거나 심리적인 스트레스가 원인이 되는 경우가 많다. 가능하면 실내를 시원하게 하고 옷을 가볍게 입는 것이 좋다. 즉 얇은 옷을 안에 있고 겉옷을 입고 있어야 더울 때 겉옷을 벗어서 시원하게 할 수 있다. 비타민E를 복용하면 도움이 되고 심한 경우에는 에스트로겐 호르몬요법을 사용한다.

② 식이

콩, 두부, 된장, 두유 등 식물성 estrogen(phytoestragen)이 풍부한 음식 1일 1회 반드시 섭취하도록 한다. 양배추, 브로콜리, 당근, 고추, 가지, 상치, 오이, 호박 등의 과일, 녹황색 채소와 칼슘이 많은 음식을 섭취하는 것이 좋다. 또한 하루에 복합 미네랄—비타민제를 한 알씩 복용하도록 권하고 있으며, 물을 많이 마시고 지방섭취를 줄이고 섬유소를 많이 섭취하도록 하는 것은 중년 이후의 건강관리를 위해 일반적으로 필요하다.

③ 운동

운동을 통해 혈액순환, 심장, 혈관기능을 증진시키면 폐경기를 훨씬 편하게 보낼 수 있는 것으로 알려져 있다. 우선 유산소운동으로 조깅, 등산, 속보, 자전거 타기, 수영, 배드민턴, 에어로빅 등을 하여 심장과 폐의 기능을 향상시키고 근력운동으로 아령 들기, 앉았다 일어서기, 헬스클럽 기구 이용 운동, 윗몸 일으키기 등을 하여 골다공증을 예방할 수 있다.

④ 호르몬 요법

의사와 상담을 통해 호르몬 대체요법의 이득-위험을 판단한 뒤 적합한 맞춤 요법을 시행하는 것이 좋다. 특히 골다공증이나 심혈관질환 위험도가 높은 경우에 호르몬 요법이 필요하다. 에스트로겐과 프로게스테론 호르몬을 사용하게 되는데, 자궁적출술을 받은 여성은 에스트로겐을 단독으로 투여한다. 호르몬 요법의 시행을 둘러싸고 여성계와 의학계의 공방이 끊어지지 않고 계속되고 있다. 그래서 호르몬요법은 꼭 필요한 경우에 시행하고, 시행 중에는 정기적인 유방암 검사와 자궁내막암 검사가 필요하다.

⑤ 폐경기 심리적 증상 관리법

폐경기의 심리적 증상으로는 아기를 낳을 수 없기 때문에 남편을 잃을 것 같은 두려움, 성적 능력 상실과 관련된 두려움, 공허해진 가정생활 등을 들 수 있다. 이러한 갱년기의 심리적 증상을 어떻게 관리하느냐에 따라 갱년기를 재창조의 시기로 만들기도 하고 경우에 따라서는 갱년기 위기를 겪게 된다. 갱년기를 재창조의 시기로 맞게 되는 여성은 월경, 자녀 양육 등의 제한이 없어지고 자아에 전념하여 새로운 시도를 하고 자신이 주인이 되어 인생을 새롭게 창조하게 된다. 한편 갱년기 위기에 봉착한 여성은 부정-분노-협상-우울의 단계를 거쳐 갱년기를 수용하게 된다.

갱년기의 심리적 증상은 대개 약에 의존하지 않는 자기 치유법 즉 정신공학, 다양한 스트레스 관리법 등으로 조절이 가능하다. 사춘기의 심리적 불안정을 사회가 인정하듯이 사추기(思秋期)도 행복하게 보낼 수 있도록 가족과 이웃의 이해와 관심이 필요하다. 남편이 갱년기 여성의 변화를 이해하고 심리적 지지를 해주고, 아내는 남편과 진솔한 대화를 나누고 갱년기로 인한 어려움이 있을 때는 도움을 요청하는 것이 필요하다. 형제자매와의 관계, 친구 및 이웃관계도 강화하는 것이 도움이 된다.

- 개인적 차원의 홀로 서기

갱년기를 개인적 차원에서 원만하게 넘어가기 위해서 여가활동과 취미생활을 개발하고, 신체적 용모를 가꾸도록 하고, 항상 유머와 웃음을 잃지 않는 태도가 필요하다.

- 사회적 차원의 같이 서기

함께 하면서 갱년기를 원만하게 보내는 방법으로는 자원봉사에 활발하게 참여하고 성숙한 신앙생활을 하며 계, 동창 모임 등 다양하고 개방적인 대인관계를 지속하고 적십자활동, 청소년 선도 등 사회활동에 함께하는 것이 좋다.

4) 가정폭력

가정폭력의 경우, 여성이 이를 수치스럽게 여겨 숨기는 경향이 있고, 사회적으로도 "맞을 짓"을 하지 않았을까 하는 비뚤어진 시각으로 바라보며, 또한 사회적 문제라기보다는 사적인 문제로 취급하려는 경향이 높아서 문제해결의 어려움이 많다. 한국형사정책연구원의 조사보고에 의하면 총 결혼기간 동안 여성이 폭력을 경험한 비율이 45.8%나 된다고 한다. 폭력은 모든 사회계층에 나타나고 교육 정도나, 연령에 상관없이 나타난다. 폭력은 반복되는 경향이 있기 때문에 외상이 없는지 잘 관찰해야 한다.

남편의 구타 후에 부인이 느끼는 증상으로는 우울감, 열등감, 절망감, 자존심 상함 등의 정서적 증상이 78.1%에서 나타났고, 멍이 들거나 외상을 입은 경우가 20.3%에서 있었다. 정신적 후유증으로는 외상후스트레스 장애가 있는데 증상은 꿈에 같은 피해를 당하는 것, 분노 폭발, 희망이 없음, 무력감, 낮은 자존감, 자신을 비난하는 것 등이 있다. 폭력을 경험한 환자는 진찰실에서 의심스럽고 두려운 표정을 짓는 경우가 많고 자학적인 표정을 지을 수도 있다. 또 구타당한 사건에 대해 말하기를 꺼리고 숨기는 것이 통례이다. 이는 자존심 때문이기도 하고 남편에게 이 사실이 알려져서 보복이 두려워서이기도 하다.

가정폭력 예방법으로는 법적인 조언, 쉼터(shelter) 알려주기, 상담전화나 사회복지단체 소개 등이 있다. 계속 폭력당하는 것을 막는 방법은 가해자를 구속하는 것이다. 또는 가해자와 피해자를 격리시키는 것도 한 방법이다. 가족폭력의 경우에는 전체 가족이 상담을 받도록 해서 분노와 수치를 해결하고 다시 제 기능을 발휘하도록 해야 한다. 피해자에게 폭력은 죄악이고 피해자에게는 잘못이 없다는 것을 알려주고 정신

치료로 회복시켜 줘야 한다.

가정폭력은 사회문제이므로, 개인이나 가정사의 차원이 아니라 공적인 차원에서 이를 인식하고 대책 방안을 마련해야 한다. 아내 구타 대책의 궁극적인 목적은 사회에 만연하고 있는 가부장적 가치관을 극복하고 폭력에 대한 규범 및 법제도의 개선이 동시에 고려되어야 한다. 피해자와 가해자 양자를 동시에 고려한 근본적인 대책이 필요하다.

제4장 분야별 건강증진

1. 학교 건강증진

학교중심의 건강증진 프로그램들은 아동과 청소년의 건강증진 행위 습득에 중요한 영향을 미친다. 학교에서는 약물남용, 성문제, 비행 행위의 회피와 같은 문제를 어떻게 다루는지 가르칠 뿐 아니라 신속한 회복력도 조성해야 한다. 보건교사를 포함한 모든 교사들은 건전한 행위를 위한 규범적 목표를 세우고 건강증진을 위한 생활양식에 역할모범이 되어야 한다. 건강증진을 위한 건전한 환경을 조성해야 하며, 이를 위해서는 부모들의 관심과 참여가 있어야 한다. 부모의 참여는 건강증진 생활양식이 가정환경까지 이어지게 한다는 면에서 대단히 중요하다. 또한 건강증진 행위를 촉진하도록 긍정적인 동료 관계를 형성하는 것도 중요하다.

학교 환경 내의 건강증진 프로그램이 학교의 학습 프로그램에 통합되어 있지 않은 경우가 많은데, 이런 상황에서는 건강교육이 필수라기보다는 '추가영역'으로 간주되어 중요성이 줄고 효과가 떨어질 우려가 있다.

1) 포괄적인 학교 건강증진 프로그램의 기능

① 자기간호능력과 건강에 대한 충분한 정보를 가진 의사결정 능력을 향상시키기 위한 지식과 기술의 습득을 증진시킨다.

② 긍정적인 건강태도를 강화한다.

③ 건강증진 행위를 지원하는 사회적, 환경적 분위기를 조성한다.

④ 성장과 자아실현을 촉진한다.

⑤ 건강과 안녕에 해로운 환경과 문화에 대해 학생들이 민감하게 반응하도록 한다.

⑥ 성공적인 대처를 증가시키는 긍정적 생활기술을 습득케 한다.

2) 젊은이를 위한 성공적 건강증진 프로그램의 지침

① 대상 집단에서 높은 반응을 얻고 연령과 관련된 차이를 고려한 프로그램이어야 한다.

② 젊은이들이 살고 있는 다양한 문화와 사회적 맥락에 민감해야 한다.

③ 젊은이의 삶에 영향을 주는 많은 개인과 기관을 포함하여야 한다.

④ 부모, 교사, 건강전문인들이 젊은이의 요구를 충족시키는 중재와 전략을 이용할 수 있도록 이들의 계속교육 요구에 대해 반응적이어야 한다.

3) 권한부여 프로그램

학령기 건강소비자를 위한 건강증진의 필수요소로서 권한부여 프로그램을 들 수 있다. 권한부여 프로그램의 기초는 건강과 질병에 관한 아동과 청소년의 지식, 신념 그리고 태도에 대한 이해와 다양한 환경에서 젊은이의 건강행위에 대한 이해이다.

이를 위하여 개발된 건강참여와 자기주장훈련(PACT: Participation and Assertive Consumer Training) 프로그램을 사용하면 젊은이들이 건강관리 제공자와 의사소통을 할 수 있는 상호작용 기술을 개발하도록 도울 수 있다. 이 프로그램에서는 건강상태는 개인적 책임에 좌우됨을 강조하고, 질병 예방과 건강증진 활동 시에 자기주장을 함으로써 현명하게 조화를 이루라고 조언하고 있다. 이 프로그램을 TLADD라고 부르는데, talk, listen, ask, decide, do를 의미한다. 여기에는 알고, 선택하고, 듣고, 안전을 유지하는 소비자의 4가지 권리가 포함되어 있다.

4) 중학교 건강증진 프로그램

중학교 건강증진 프로그램으로 사용되었던 Project Model Health(PMH)에 대해 살펴보면, 강의와 실습활동으로 구성되어 있으며, 남녀 대학생 연령의 강사가 팀으로 구성되어 교육하였다. 이 프로그램에서는 영양, 흡연, 약물, 알코올 그리고 성에 대한 내용을 다루었다. 각각의 분야에서 긍정적 행위의 개발을 증진시키기 위해 다음의 전략들을 사용하였다.

① 강사는 긍정적이고 훌륭한 역할모델로 근무하였다.
② 목표행위에 관한 매체의 내용을 이해하고 해석하는 데 초점을 두었다.
③ 동료에게 거절하는 기술을 연습했다.
④ 목표행위를 위한 또래 규범에 대한 정보를 토의했다.
⑤ 단기성과가 강조되었다.
⑥ 행위변화에 대해 학생들이 자신의 약속을 공표하는 것을 지지 방법으로 사용했다.
⑦ 학교와 지역사회에서 건전 행위를 옹호하는 계획에 참여하도록 하였다.

5) 건강증진학교

세계보건기구에 의하면 건강증진학교(health promoting school)는 건강한 생활터로서 생활하고 학습하고 일하는 역량을 지속적으로 강화하는 학교를 의미한다. 즉 학생들에게 건강을 증진하고 보호할 수 있는 통합적이고 긍정적인 경험과 구조를 제공하기 위해 학교의 모든 구성원이 함께 일하는 학교이다. 건강증진학교는 특정 프로젝트나 교육활동 실행 여부나 물리적 특성의 여부에 따라 정의되는 것이 아니다. 건강증진학교는 학교라는 생활터에서 건강과 안녕(wellbeing)을 보호하거나 향상시키기 위해 학교 전체가 전념하는 학교이다.

(1) 건강증진학교의 원칙(배상수, 2012)

① 민주적 실천과 참여

건강증진학교는 조직, 의사결정방법, 관리구조, 문화가 모두 민주주의적으로 되도록 보장하고, 학생, 교사, 학부모가 학교 건강증진에 진정하게 참여하는 것을 장려한다. 민주적인 학교 기획위원회 운영이 필요하다.

② 형평성

건강증진학교는 학업우수 학생뿐만 아니라 다른 특성을 가진 소수 학생들까지 모든 학생들에게 공평한 기회를 제공하고자 한다. 모든 개인의 발전을 촉진하고 차별 없이 잠재력을 발휘하도록 돕고 건강을 향상시키고자 한다.

③ 역량강화와 활동 능력(empowerment and action competence)

건강증진학교는 행동하고 변화를 만들어 낼 수 있는 학생의 능력을 향상시킨다. 역량강화의 목적은 자율성이다. 자율성에 의해 학생들은 자기 스스로 결정할 수 있고, 자신의 행동과 삶을 통제할 수 있으며, 행동이 초래할 결과에 대해 전적으로 책임질 수 있게 된다.

④ 학교 환경(school environment) 중시

건강증진학교는 물리적 · 사회적 학교 환경을 건강증진과 유지의 중요한 요인으로 간주한다. 건강이나 안전에 관한 기준의 도입과 모니터링, 적합한 관리구조의 도입 등이 포함된다.

⑤ 건강증진에 기반을 둔 교과과정(curriculum based on health promotion)

건강증진학교의 교과과정은 학생들에게 지식, 통찰력, 건강을 포함한 필수적인 삶의 기술을 얻을 수 있는 기회를 제공한다. 교사와 다른 인력들에게도 영감을 주고, 개인적 및 전문직 발전에 자극이 되어야 한다.

⑥ 교사 훈련 제공(providing teacher training)

교사 훈련은 교육뿐만 아니라 건강을 위한 투자이다. 교사의 임용교육 및 직무훈련을 잘 조직화하기 위해서 적절한 인센티브 제공, 법적 기반 마련 등이 이루어져야 한다.

⑦ 성공의 측정(measuring success)

건강증진학교는 학교와 지역사회의 활동성과를 측정한다. 성공 측정을 통해 가장 효과적인 결과를 낳는 방향으로 학교 건강증진의 원칙을 적용할 수 있다.

⑧ 협력과 파트너십(collaboration and partnership)

교육부처와 보건부처의 책임감 공유와 밀접한 협력은 건강증진학교의 전략기획을 수립하는 데 관건이 된다. 모든 부서에 역할과 책임을 명확하게 부여하여 협력을 통해 학교 건강증진사업을 활성화할 수 있다.

⑨ 지역사회의 참여(involving communities)

학부모와 지역사회는 건강증진학교 개념을 선도, 지지, 강화하는 데 핵심적 역할을 수행한다. 학교, 학부모, 지역사회, 민간단체가 협력적으로 일함으로써 긍정적 변화를 위한 강력한 동력이 되어야 한다. 또한 학교와 지역사회는 공동으로 건강에 도움이 되는 사회적·물리적 환경을 조성하는 데 긍정적 영향을 미쳐야 한다.

⑩ 지속가능성(sustainability)

모든 건강증진학교 계획은 지속가능해야 하고, 정기적이며, 적절한 자원을 제공받아야 한다. 건강증진학교 계획은 일상적인 학교 교육과정에 포함되어야 하고, 정부는 건강증진학교를 위한 자원을 배정해야 한다.

(2) 건강증진학교의 주요 활동

① 세계보건기구의 건강증진학교 주요 활동

- 건강과 관련된 공식적, 비공식적 교과과정
- 안전하고 건강친화적 환경 조성
- 적절한 보건서비스 제공
- 건강을 향상시키기 위한 노력에 가족이나 지역사회의 참여

② 미국 coordinated school health의 주요 활동

- 보건교육
- 체육
- 보건서비스
- 영양서비스
- 상담, 사회심리, 사회서비스
- 안전하고 건강친화적인 학교 환경
- 교직원 건강증진
- 가정과 지역사회의 참여

6) 학교 건강증진 연구 사례

류현주, 박정숙(2007)이 보건교사를 대상으로 학교 건강증진사업의 실천 정도, 중요성 인지도 및 개선방안에 대한 연구를 실시한 결과, 학교에서의 건강증진사업이 특히 중요한 이유는 첫째, 개인의 생활양식은 개인이 선택하거나 다른 사람에 의해 결정이 되기도 하며 또한 학습이 가능하고 인생주기를 통해 변화될 수 있다는 점과 둘째, 학생시절은 신체적, 정신적으로 성장발달이 왕성하여 학습한 건강에 대한 지식과 태도를 습관화 생활화하기가 용이하여, 이때 습득한 생활양식과 가치는 전 생애를 통해 영향을 미친다는 점이다. 이 두 가지를 종합해 보면, 바람직한 건강관련 생활양식을 형성하기 위해서는 학생시절에 보건교육을 통한 건강증진사업을 실시하는 것이 국민보건의 향상이라는 대의를 달성하는 데 보다 중요함을 알 수 있다.

학교라는 장에서 이루어진 건강증진 관련 연구들을 살펴보면, 초등학교 5~6학년을 대상으로 건강증진사업 연구에서는 신체적 건강증진 행위의 이행 정도가 가장 높았고 사회적 건강증진 행위의 이행 정도가 가장 낮게 나타났다. 고등학생을 대상으로 한 연구에서는 정서적인 지지가 가장 높았고 전문적인 건강관리의 수행력이 가장 낮게 나타났다. 그 외 학생을 대상으로 건강증진 프로그램을 적용한 연구들이 있었지만, 주로 개인의 생활습관 변화에만 초점을 맞추고 있어서 건강증진 관련 환경개선이나 법·규정의 개정까지 고려한 포괄적인 학교 건강증진사업에 대한 연구는 찾아볼 수 없었다.

학교의 보건관리와 환경위생 정화에 필요한 사항을 규정하여 학생 및 교직원의 건강을 보호·증진하게 할 목적으로 학교보건법이 제정되어 있다. 학교보건사업을 잘 수행하려면 기존의 법과 규정을 잘 지키고자 하는 관련자들의 인식 변화, 이에 따른 행정적·재정적 지원, 그리고 현행 법·규정의 미비점을 보완하려는 노력이 필요하다. 법의 목적은 사회적 요구가 잘 반영되도록 또 법의 목적이 제시하는 취지를 잘 살릴 수 있도록 입법되어야 하므로 학교 건강증진과 관련된 법과 규정이 급변하는 사회의 요구를 잘 반영하고 있는지 검토하고 재정비하려는 노력이 개인적인 생활습관의 변화를 위한 노력과 동일하게 중요하다고 할 수 있다.

학교보건법에는 학교의 건강과 관련하여 환경적인 측면에서 교사 안의 환기, 채광, 조명, 온·습도의 조절, 상하수도 및 화장실의 설치 및 관리, 오염공기, 폐기물, 소음, 휘발성 유기화합물, 세균, 분진 등의 예방 및 처리 등 환경위생과 식기, 식품, 음료수의 관리 등 식품위생을 적절히 유지·관리하도록 정하고 있고, 교외환경은 학교주변의 환경정화구역에 대한 규정이 있는데, 학생들이 하루 종일 생활하는 공간인 학교와 학생들이 쉽게 접할 수 있는 교외환경은 학생들의 건강증진을 위해 중요한 요소이다.

보건교사는 학교에 상근하는 유일한 보건 전문인력으로서, 학교 보건에 관련된 제반문제를 평가하고, 건강교육과 건강관리 및 학교 보건시설의 유지 발전을 위한 업무를 담당하는 중요한 인력이다. 그러므로 보건교사가 학교라는 장에서 구성원들의 건강을 증진시키기 위해 개인의 생활습관을 변화시키고, 건강증진 관련 법과 규정을 지키며, 환경을 적절하게 관리하는 포괄적인 학교 건강증진사업에 관심을 가지고 있어야 한다.

(1) 학교 건강증진

세계보건기구에서는 학교 건강증진 전략으로 첫째, 학교 건강증진을 위한 능력강화, 둘째, 건강증진학교의 발전을 위한 연락망과 협력체계 강화, 셋째, 국가적 능력강화, 넷째, 학교건강 프로그램의 지속적인 연구 등을 들고 있다. 대부분의 학생들은 학교생활을 하는 시기에 일생 동안 영향을 미치게 될 중요한 지식, 기술, 태도 및 행위를 배우게 되므로 이 시기 동안 기본생활 습관과 더불어 개인위생 및 공중보건에 관한 교육을 받고 건강증진 생활습관을 익히는 것이 중요하다. 학교생활을 통해 형성되는 건강에 대한 습성은 일생동안의 건강증진의 기초가 될 뿐만 아니라 삶의 질을 좌우할 만큼 중요하므로 건강증진 방향으로 생활양식을 변화시키는 것은 인간의 수명을 연장하고 삶의 질을 향상시켜 궁극적으로는 사회 전반적인 안녕 수준을 높여 줄 수 있고 또한 건강관리 비용을 감소시켜 각 개인의 기본적인 건강요구 해결의 접근도를 높여 줄 수 있다.

학교 건강증진의 활성화를 위해서는 학교 보건교육 과정을 개발해야 하고, 정책, 사회적·물리적 환경요인, 지역사회, 인적 요소 등과 같은 광범위한 요소에 대한 포괄적이고 통합적인 계획과 수행, 그리고 평가가 있어야 한다. 미국의 질병관리본부에서는 학교보건 정책과 환경, 보건교육, 체육 및 신체활동 프로그램, 영양, 학교보건 서비스, 상담, 교직원 건강증진, 가족과 지역사회 포함 등을 학교보건지침으로 규정하고 있다.

(2) 학교 건강증진이론

박정숙의 생활터, 문제, 표적 중심의 건강증진 모형에서는 건강증진사업이 가정, 학교, 사업장, 공공보건기관, 종교기관 등의 생활터를 중심으로 이루어지는 것이 효과적이라고 하였는데, 본 연구에서는 학교를 건강증진의 장으로 설정했다. 생활터, 문제, 표적 중심의 모형에서 문제 혹은 이슈를 변화시키기 위한 생활습관, 법과 규정, 환경을 표적으로 설정을 했는데, 본 연구에서는 건강증진의 개념을 확대하여 학교보건에서 꼭 필요하고 중요한 요소인 질병 예방 및 관리를 포함시키고, 교직원 대상의 건강증진을 포함시켜 표적인 생활습관으로 설정했다. 그리고 또 다른 표적인 환경관리와 법과 규정의 개정은 학교 건강증진사업 전반을 포함하여 설정을 했다.

학교에서 건강증진사업을 하고 있는 보건교사의 건강증진사업에 대한 중요성 인지도 점수를 바탕으로 생활터, 문제, 표적 중심 건강증진 모형을 기반으로 하여 학교라는 장에 적합한 세부적 생활터, 문제, 표적중심 건강증진 모형을 구축하였다〈그림 4-1〉. 본 연구에서 제시한 학교 중심 생활터, 문제, 표적중심 건강증진 모형의 약점은 3차원 표적에서 생활습관 부분은 2차원의 건강문제를 반영하고 있는데 비해, 환경, 법·규정 부분에서는 2차원을 반영하지 못하고 전반적인 학교 건강증진 차원을 다루었다는 점이다. 추후 이러한 점을 보강하는 연구가 필요하다고 본다.

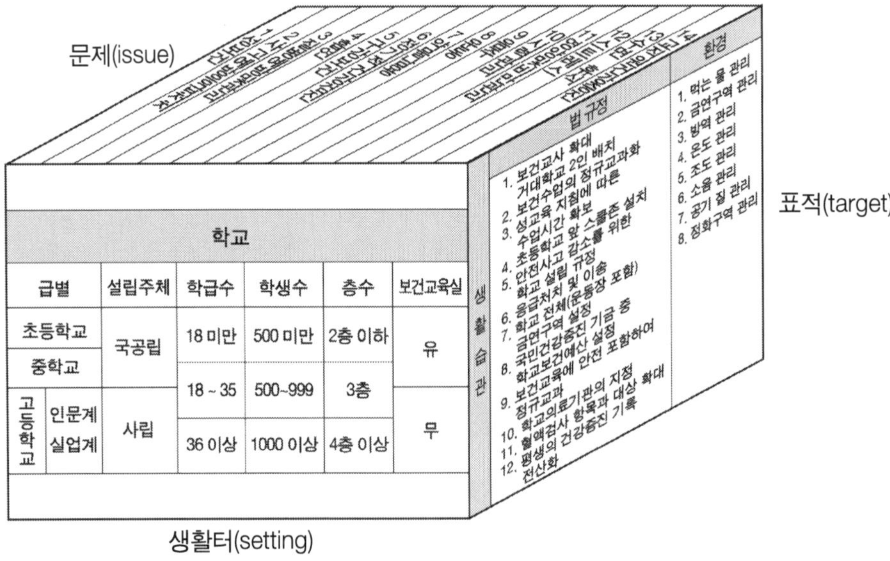

그림 4-1. 학교에서의 건강증진 모형

(3) 학교 건강증진사업의 개선방안

① 학교 건강증진사업 관련 생활습관 측면

첫째, 학교에서 중요성 인지도가 높은 영역의 건강증진사업, 즉 성 건강, 사고예방과 응급처치, 질병예방 및 관리, 금연 등의 건강증진사업을 계획하고 수행한다.

둘째, 교직원 대상의 건강증진사업이 학교 건강증진사업 중 중요성 인지도가 가장 낮았지만, 교직원 대상의 건강증진사업은 건강증진의 영역을 확대하는 동시에, 건강증진을 위한 학교 환경에 교직원의 비중을 강화시키는 사업이므로, 교직원 대상의 건강증진사업을 적극적으로 수행하는 것이 필요하다.

셋째, 보건교사의 학력수준이 높을수록 건강증진사업 실천 정도가 더 높았고, 10년 미만 경력을 가진 젊은 보건교사의 건강증진사업에 대한 중요성 인지도가 더 높았으므로, 보건교사의 계속교육(학사과정, 석사, 박사과정)을 권장하고 자기계발 활동에 시간과 노력을 투자할 수 있도록 제도화할 필요가 있다.

넷째, 학생 500명 미만 학교 보건교사의 생활습관 관리 실천 정도가 높고, 18학급 미만, 학생 수 500명 미만 학교 보건교사의 중요성 인지도가 높게 나타났다. 이는 적은 규모의 학교에서 건강증진사업 관련 생활습관의 실천 정도와 중요성 인지도가 높다는 것을 의미하므로 거대학교의 경우 보건교사를 2인 이상 배치하여 효율적인 건강증진사업을 수행하여야 한다.

다섯째, 학교의 급별에 따라 건강증진사업에 대한 실천 정도와 중요성 인지도의 차이가 있었는데, 초등학교에서 실천 정도가 높은 영역은 사고예방 및 응급처치, 구강건강, 운동, 시력, 영양 및 비만, 수면·휴식이었다. 중학교에서 실천 정도가 높은 영역은 흡연이었고, 중요성 인지도가 높은 영역은 정기적 건강검진이었다. 고등학교에서 실천 정도가 높은 영역은 흡연, 교직원 건강증진이었고, 중요성 인지도가 높은 영역은 흡연, 정기적 건강검진이었다. 따라서 학교 건강증진 프로그램 개발 시 학교 급별에 따른 대상자를 고려한 학교 건강증진 프로그램이 필요하다.

② 학교 건강증진 환경관리 측면

첫째, 학교 건강증진 환경관리의 중요성 인지도에 따라 중요성 인지도가 더 높은 문항, 즉 먹는 물 관리, 금연구역 관리, 방역관리 등의 건강증진사업을 계획하고 수행한다.

둘째, 학교 건강증진사업 관련 환경관리는 학교 건강증진사업 관련 생활습관에 비해 실천 정도와 중요성 인지도가 낮았는데, 보건교사가 환경관리를 함에 있어 어려움이 있으므로 관리자나 행정실 등 전체 교직원의 관심 및 업무분담이 필요하며, 보건교사는 환경관리에 있어 학교 건강증진을 목적을 성취하기 위한 최종적인 지도 감독자의 역할을 맡아야 한다.

셋째, 10년 미만 경력을 가진 보건교사의 중요성 인지도가 높았는데, 경력과 비례한 보건교사의 끊임없는 열정과 자기계발과 적극적인 자세가 필요하다.

넷째, 학생 수 500명 미만 학교 보건교사의 실내온도 관리와 환경위생 정화구역 관리 실천 정도가 높았고, 학급 수 18학급 미만 학교 보건교사의 먹는 물 관리 중요성 인지도가 높게 나타났다. 이는 적은 규모의 학교에서 환경관리 실천 정도와 중요성 인지도가 동시에 높은 것으로 볼 수 있으므로, 대규모 학교의 경우 2인 이상의 보건교사 배치가 필요하다.

다섯째, 학교의 급별에 따라 환경관리 실천 정도와 중요성 인지도의 차이가 있었는데, 초등학교에서 실천 정도가 높았던 항목은 먹는 물과 조도 관리였으며, 고등학교에서 중요성 인지도가 높은 항목은 금연구역, 방역, 교사 내 공기 질 관리였다. 따라서 학교 건강증진 프로그램 개발 시 초등학교에서는 건강증진 환경으로 상수도와 학교 조명을 고려하고, 고등학교에서는 금연구역 지정, 주기적이고 철저한 방역, 효율적인 환기를 통한 공기정화 등 학교 급별을 고려한 건강증진 환경관리가 필요하다.

③ 학교 건강증진사업 관련 법과 규정 측면

첫째, 법과 규정의 지식은 평점 0.63으로 낮았으며, 특히 담배자판기를 설치할 수 있는 장소의 연령제한에 관한 지식은 평점 0.23으로 나타났다. 따라서 보수교육의 개발과 연수 기회의 확대로 학교 건강증진사업 관련 법과 규정에 대한 보건교사의 지식

향상이 필요하다.

둘째, 법 · 규정 개정 의견은 전 항목에서 높은 개정 의견을 나타내었으며, 보건교사의 확대 및 거대학교 2인 배치가 가장 점수가 높았다. '18학급 이상의 초등학교에는 보건교사 1인을 두어야 한다'는 초중등교육법 시행령 제33조(2004. 02. 17. 개정)의 조항은 보건교사의 초등 18학급 이상의 의무배치만을 명시하였는데 현재 전국 67%인 보건교사의 배치율을 향상시켜, 빠른 시일 내에 모든 학교에 1인의 보건교사가 의무배치 되어야 한다.

셋째, 보건교과목이 정규교과로 신설되어 학생들에게 지속적인 보건교육을 제공하는 학교 건강증진사업이 수행되어야 한다.

넷째, 법 · 규정의 개정을 위해 보건교사회 등의 단체가 주축이 되어 홍보와 노력을 하여야 한다. 국회의원 및 지방자치단체를 대상으로 한 정책 홍보, 신문과 방송 등 대중매체를 이용한 대국민 홍보, 학교 내에서 학교운영위원회 및 학부모회 등을 대상으로 한 지역사회 홍보를 하여야 한다.

다섯째, 학급수가 18학급 미만, 학생수가 500명 미만인 경우 법 · 규정 개정 의견 점수가 더 높았다. 이것은 적은 규모의 학교에 근무하는 대상자의 경우 학교 건강증진사업에 대한 실천 정도가 높고, 중요성 인식을 잘 하지만, 양질의 건강증진업무에 전념할 수 없음을 유추할 수 있는데, 학교 건강증진사업의 중요성에 대한 학교장, 교직원 및 학생들의 인식의 전환 및 관심이 필요하다.

2. 산업장 건강증진

산업장에서 건강증진 프로그램 수행 시의 장점은 건강증진 행위를 지지하고 보상하는 분위기가 조성된다는 것이다. 산업장의 사회적, 물리적 환경은 고용자들의 건강증진 잠재력을 증가시키기 위해 적극적으로 변화시킬 수 있다.

효과적인 건강증진 프로그램이 되기 위해서는 고용자들이 참여하도록 동기를 부여하는 전략과 인센티브, 참여시 즉각적인 개별적 이익이 생기도록 계획한다. 참여를 방해하는 장애요인을 최소화시키며, 개별 참여자의 기호에 맞게 프로그램을 조정하면 더욱 효과적이다.

1) 산업장 건강증진 프로그램의 장점

① 고용자들은 규칙적으로 작업장에 가게 되므로 이 프로그램에 규칙적으로 참여할 수 있다.
② 동료들 간의 접촉은 사회적 지지를 강화할 수 있으며, 이는 변화된 생활양식을 유지하는 데 도움이 된다.
③ 식당의 건강식단, 흡연에 관한 회사 방침, 안전한 작업공간과 같은 환경적 지지를 쉽게 제공할 수 있다.
④ 프로그램에 참여하는 고용자에게 긍정적인 강화를 줄 수 있다.
⑤ 일반적으로 작업장에서의 프로그램은 지역사회 프로그램보다 비용이 저렴하다.
⑥ 본인이 근무하는 곳에서 건강증진 프로그램이 이루어지므로 이동의 불편이 없다.

산업장에서는 종업원들의 정신적, 신체적 안녕을 향상시키는 자원으로서뿐 아니라 유능한 인력을 채용하기 위한 수단으로서 건강증진 프로그램과 시설을 갖출 필요가 있다. 직원이 많은 큰 회사에서는 건강증진 프로그램을 종업원뿐 아니라 가족구성원에게도 확대시킨다. 미국의 경우 보험회사들이 건강증진 서비스에 비용을 지불하고자 하는 움직임이 있어서 산업장 건강증진 활성화에 큰 도움이 되고 있다.

산업장 건강증진 프로그램은 영양교육, 체력증진을 위한 시설, 금연 프로그램 그리고 스트레스 관리 프로그램과 같은 많은 공통적인 요소들로 구성되어 있다. 회사에 따라 일차적 관심이 개별 종업원의 건강, 환경, 혹은 양자를 다 포함하는 포괄적인 프로그램이 될 수 있다. 우리나라 보건복지부에서 지원하고 있는 보건소 건강증진센터 지침을 보면 산업장에서는 금연과 스트레스 관리를 꼭 포함시키도록 되어 있다.

산업장 건강증진 프로그램에 가족을 포함시키는 것에 관심이 많아지고 있다. 많은 회사들의 건강에 관한 책자, 건강행사, 건강증진 프로그램을 가족에게 적합하도록 만들고 있다. Kimberly Clark은 'kids care'라는 특별 연속 건강활동을 토요일에 배치하여 가족들의 참여를 유도하고 있다. 이 프로그램은 광대놀이, 게임, 어린이의 흥미를 자아내는 건강관리 시범, 소꿉놀이를 포함한다. 또한 일부 회사들은 그 지역학교의 교사를 초청하여 훈련 프로그램에 참여시킴으로써 학교와 산업장의 건강증진에 대한 개념이 일관되고 통합되도록 하였다. 이러한 노력이 확대된다면, 지역사회에서의 행동변화 노력을 가속화시키는 서로 잘 연결된 건강증진 프로그램을 활성화시킬 수 있다.

2) 미네소타주 Healthy Worker Project

산업장 건강증진 프로그램의 예로 Minneapolis-St. Paul 주변의 7개 도시에서 수행된 Healthy Worker Project를 들 수 있다. 400~900명의 종업원을 가진 산업장에서 Healthy Worker Project를 수행하였는데, 일차적 목표는 종업원의 평균 체중과 흡연을 줄이는 것이었다.

기초조사로서 건강습관, 흡연과 체중 감소력, 식사와 운동습관, 작업특성 그리고 직업 만족도가 사정되었으며, 또한 신장과 몸무게가 측정되었다. 산업장에 건강증진 교실을 열고 종업원의 시간에 맞추어 행동변화 원리를 이용하여 금연과 체중조절에 관한 교실을 운영하였다. 지급공제(payroll deduction)를 통해 보상을 실시하였다. 체중감소 프로그램에 참여한 종업원들은 자신이 정한 목표대로 체중이 감소되면 급여에서 보상을 받고, 금연 프로그램에 참여한 종업원들은 일산화탄소 측정치가 8ppm(금연수준) 이하인 경우 매 과정마다 돈을 환불받았다.

3) 4가지 산업장 건강증진 프로그램의 효과 비교

식단 조절법(menu approach)과 추후 상담을 포함한 포괄적인 프로그램의 목적은 종업원의 체중, 흡연행위를 변화시키는 것으로, 서로 다른 수준에 있는 직원을 서로 다른 프로그램에 배치하여 모형의 상대적 효과를 검증하는 것이었다.

산업장 1(대조군)에서는 산업장에 건강교육 교실을 열고 건강 위험요인이 있는 것으로 확인된 종업원을 대상으로 이들의 건강문제에 대해 상담하는 "충고 전담" 모형이 적용되었다. 더 이상의 추후검사는 이루어지지 않았다. 종업원들은 필요시 정보나 도움을 찾을 수 있지만, 이를 위해서는 스스로 알아서 처리해야 했다. 산업장 2(건강교육그룹)에서는 건강교육교실에 종업원의 참여를 격려하기 위해 교육 내내 다양한 매체를 통해 홍보하였다. 교육은 1년에 2회 제공되었고 건강에 대한 기사를 실은 월간소식지를 제공하였다. 건강박람회와 건강증진 행사들이 주기적으로 개최되었다.

산업장 3(위험감소그룹)에서는 행동변화 모형을 적용하였다. 이 프로그램은 산업장 2의 프로그램 내용에다 종업원과 접촉하고 행동변화를 돕는 상담자를 추가하였다. 자기관리 지침서를 이용하여 소그룹, 1대 1과정, 그리고 집단 교육 등을 통해 식단 조절법을 제공하였다.

산업장 4(완전 서비스 제공그룹)에서는 위험요인 감소를 뛰어넘어 종업원들이 행동변화를 서로 지지하고 새로운 건강행위를 형성하도록 제3 산업장 프로그램에서 제시된 모든 특징을 포함한 건강증진 모형이 이용되었다. 이 모델은 위험 행위를 긍정적 행위로 대치하도록 하는 학습을 강조하였다. 사용된 전략에는 건강 의사소통망, 경쟁, 동료체계 및 기타지지 프로그램이 포함되었다.

산업장 3과 4 모델에 참여하는 종업원들이 건강증진과 위험요인 감소 노력면에서 산업장 1과 2 모델에 참여한 종업원보다 더 성공적이었다. 좀 더 집중적인 프로그램이 단기적으로는 보다 비용소모가 클지 몰라도 장기 평가결과 비용절감 효과가 더 큰 것으로 나타났다.

4) 건강증진 직장

세계보건기구에서는 건강증진 직장(workplace health promotion/health promoting workplace)이란 모든 근로자의 건강, 안전, 그리고 안녕(wellbeing)과 직장의 지속가능성을 보호하고 향상시키기 위하여 근로자와 관리자가 협력하여 끊임없이 다음과 같은 필요한 요구를 개선해 나가는 직장을 의미한다. ① 물리적 환경 관련 건강과 안전 문제, ② 직장의 조직과 문화를 포함한 사회심리적 직업환경과 관련된 건강, 안전, 복지 문제, ③ 직장의 개인적 건강 자원, ④ 근로자, 가족, 지역사회 구성원의 건강을 향상시키기 위해 지역사회에 참여하는 방법

(1) 건강증진 직장의 효과(배상수, 2012)

① 근로자에게 미치는 효과

- 건강위험요인의 감소
- 스트레스나 건강 영향요인에 대한 적응력 향상
- 자아개념과 자존감의 향상
- 건강증진 및 사회적 지지 자원에 대한 접근성 향상
- 질병에 의한 결근이나 작업 손실 일수 감소
- 유병률 감소
- 건강수준의 향상
- 의료 이용 감소와 의료비 부담 감소

② 직장환경과 조직문화에 미치는 효과

- 안전하고 지지적인 작업환경
- 직무만족과 동기강화
- 작업 분위기 개선
- 유연하고 원활한 의사소통
- 조직 헌신도 증가
- 이직률 감소

③ 생산성에 대한 효과

- 질병에 의한 결근이나 작업 손실 일수 감소
- 생산품이나 서비스의 질 향상
- 혁신과 창의성 증가
- 생산성 증가

④ 기업의 평판에 미치는 효과

- 기업의 사회적 이미지 증가
- 구직자에 대한 경쟁력 향상

(2) 건강증진 직장의 주요 활동

① 물리적 작업환경 중재

- 위험요인 제거 및 대체
- 안전장비 설치나 장착
- 행정적 통제: 안전지침 숙지나 준수, 정비 철저, 작업 교대, 금연직장
- 개인 보호장비 지급

② 사회심리적 작업환경 중재

- 스트레스원 제거나 조정: 업무 부담 감소를 위한 업무 재설계, 관리자 대상 의사소통과 리더십 교육, 작업장에서 차별과 따돌림 금지, 작업장 사회심리적 환경 관련 법적 기준 준수, 법적 기준을 보완하는 정책 실시(출산 및 육아 휴가, 금연 환경 등)
- 근로자에 대한 영향 최소화: 상급자 및 동료로부터 지지 서비스 제공 받음, 교대 일정 선택, 근무시간 및 장소 선택의 유연성 보장, 미래 조직 변화에 대한 공개적이고 진실한 대화
- 근로자 보호: 근로자 대상 스트레스 관리기술 교육, 괴롭힘이나 따돌림을 당했을 때, 갈등이 발생했을 때 조기 인지할 수 있는 대책과 대응방안에 대한 교육 실시

③ 개인 건강관리를 위한 자원

- 근로자를 위한 신체 단련장소 제공, 시설 이용이나 장비 구입을 위한 재정적 지원
- 업무과정 변화를 통한 능동적 이동 장려
- 직장 내에서 건강한 먹을거리 제공 혹은 재정적 지원
- 휴식시간을 이용한 신체활동이 가능하도록 조정
- 금연 직장 추진
- 건강한 생활습관 촉진을 위한 캠페인, 경쟁, 보상
- 음주와 약물에 대한 정보제공, 상담 실시
- 금연 프로그램 실시
- 건강에 유리한 작업교대 제도 실시, 충분한 숙면을 위한 지침 제공

- 건강검진과 치료서비스 제공
- 성병 예방을 위한 정보와 자원 제공

④ 기업의 지역사회 참여

- 근로자와 가족에게 일차보건서비스 제공
- 여성이나 취약계층 보호하기 위한 직장의 방침 제도화
- 중소기업을 위해 직장 건강 및 안전에 대한 리더십 및 전문성 제공
- 기업이 배출한 오염물질 자발적 관리
- 장애를 지닌 근로자 고용정책 실행
- 업무 시간 중 근로자들이 자원봉사 활동을 할 수 있도록 권장
- 대가 없이 유망한 지역사회 단체에 재정적 지원
- 온실가스 배출과 탄소발자국을 최소화하기 위한 노력
- 자전거도로, 보행로, 대중교통 수단의 편의성과 안전성 개선을 위해 지역사회 기획자와 협력

5) 산업장 건강증진 연구 사례

한정안, 박정숙(2007)의 산업간호사의 산업장 건강증진사업에 대한 중요성 인지도 및 실천 정도에 대한 연구결과를 살펴보면, 산업장에 근무하고 있는 근로자수는 전인구의 24%를 차지하고 있고, 각 산업장에서 1일 8시간 이상 근무를 하고 있으며, 성인이 된 뒤 직업을 선택하면 성인병이 많은 시기인 중년기를 거쳐 퇴직하기까지 20~40년간 각 분야에 종사하게 되므로 산업장 내에서의 건강관리와 건강행위 실천이 매우 중요하다.

우리나라 실정에서는 산업장에서 상주해 근무하는 간호사가 가장 적절한 산업보건 인력이라 할 수 있다. 산업간호사는 근로자의 건강요구도와 건강증진 관련 문제, 산업장 건강증진을 위한 환경관리 및 관련 법·규정을 가장 잘 아는 인력이므로 이런 정보를 기초로 하여 산업장 건강증진사업을 계획하고 운영하기에 가장 적합하다고 할 수 있다. 산업간호는 산업체를 대상으로 건강을 스스로 지켜갈 수 있는 자기건강관리 능력을 개발하기 위하여 근로자의 건강관리, 보건교육, 산업 유해환경관리를 산업 일차보건의료 수준에서 제공하는 과학적 실천으로서, 알마아타 선언에서 시작된 일차

보건의료의 방향에 따라 건강증진을 중시하는 방향으로 나아가고 있다.

현재 우리나라 산업장 건강관리사업의 실태를 살펴보면, 노동부 사업 관장으로 한국산업안전공단이 각 일선 사업장을 지도, 감독하는 관리체계를 이루고 있고, 안전과 보건을 통합 관리하는 책임부서를 두어 관리하며, 외부 전문기관에 기타 필요한 전문적 사업을 위탁 실시하는 경우가 많다. 의무실 운영, 보건관리 대행기관에 위촉하여 작업환경 평가, 전체 근로자 정기 건강검진 및 직업병 치료를 주로 하고 있고, 물리치료실 운영, 직장체조 생활화, 직장동호인 운동동아리 활성화, 여가 친목동아리 지원, 영상교육과 유인물을 통한 보건 및 안전교육 등을 보편적으로 실시하고 있으며, 중점적으로 추진하는 건강증진사업은 보건관리인 것으로 나타났다. 하지만 산업장 근로자의 현재 신체적, 심리적 건강상태를 더욱 증진시켜서 질병을 예방하고 생산성을 높이고 건강수명을 연장하는 포괄적인 건강증진 프로그램의 실천은 부족한 편이다. 즉 체력 정밀측정과 그에 따른 운동처방 및 지도, 통합적인 스트레스 관리 프로그램, 특별한 보상이나 규제가 있는 금연, 절주 캠페인, 1일 1만보 걷기 등의 생활운동 프로그램 캠페인, 각 계층별 또는 부서별 전문강사를 초빙한 집단보건교육을 시행하는 산업장은 미진하며, 시행되고 있다 하더라도 일부 대규모 산업장에서만 이루어지고 있는 실정이다. 특히 전체 근로자의 건강한 생활습관 형성, 건강관련 환경 조성, 건강관련 법과 규정의 정비를 포함한 통합적인 건강증진 정책을 채택하고 있는 산업장은 거의 없는 실정이다.

(1) 생활터 · 문제 · 표적중심 건강증진 모형에 의거한 산업장 건강증진

건강증진이 이루어지는 생활터 즉 건강증진의 1차원을 산업장으로 설정하였다. 건강증진의 2차원은 건강증진 관련 문제 혹은 생활습관으로 볼 수 있는데, 본 연구에서는 건강증진의 개념을 확대하여 산업보건에서 필수요소인 질병에 대한 처치 및 관리, 질병예방을 포함하고, 근로자의 정기적 건강검진과 산업장 별 특수문제와 건강증진 프로그램을 포함하여 건강증진의 2차원으로 설정하였다. 건강증진의 3차원은 건강증진을 위해 변화시켜야할 표적인데, 본 연구에서는 개인의 생활습관은 2차원에서 자료수집한 것으로 대치하고 환경관리와 법 · 규정 개선을 표적으로 설정하였다. 이를 기반으로 하여 산업장이라는 생활터에 적합한 구체적인 생활터 · 문제 · 표적중심 건강증진 모형을 구축하였다〈그림 4-2〉.

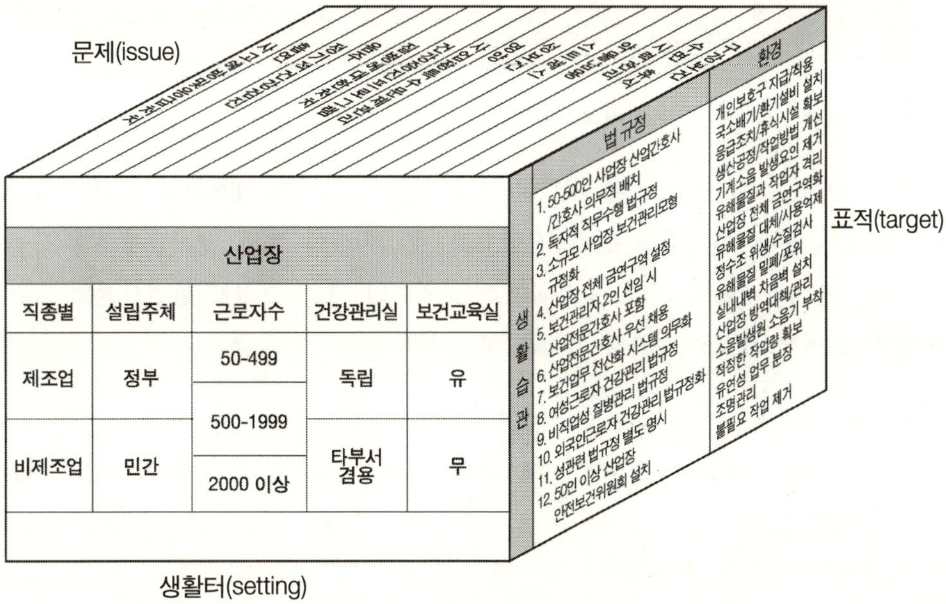

그림 4-2. 산업장 건강증진 모형

(2) 산업장 건강증진 개선방안

건강증진의 생활터가 되는 1차원에서 산업장을 직종, 설립주체, 근로자 수, 건강관리실 독립 여부, 보건교육실 유무 등으로 분류하고, 2차원에서 산업장에서 필요한 16가지 건강문제 혹은 생활습관을 우선순위에 따라 나누었으며, 3차원에서 건강증진을 위한 표적으로 18가지 환경개선 내용을 중요도 우선순위에 따라 10가지로 배열하였고, 12가지 법·규정 내용을 중요도 우선순위에 따라서 배열하였다. 이러한 포괄적인 산업장 건강증진 관련 자료를 중심으로 산업장 건강증진사업의 개선방안을 제시하였다.

첫째, 산업장 건강증진 관련 생활습관의 중요성 인지도의 우선순위에 따라 건강증진사업을 계획하고 수행한다. 즉, 산업장 건강증진사업으로 사고예방 및 응급처치, 흡연, 정기적 건강검진, 운동, 질병예방 등을 우선적으로 실시한다.

둘째, 보건교육실이 설치되어 있는 산업장의 건강증진사업에 중요성 인지도가 더 높았으므로 효율적 보건교육 및 보건서비스를 수행할 수 있는 독립적인 보건교육실을 확보하도록 한다.

셋째, 근골격계 질환예방, 혈압관리, 금연, 금주/절주, 당뇨관리 프로그램의 중요성 인지도와 실천 정도가 높았으므로 직업성 질환뿐만 아니라 비직업성 질환을 위한 건강증진사업도 계획하고 수행하도록 한다.

넷째, 산업장 환경관리의 중요성 인지도가 높은 항목, 즉 개인보호구 지급 및 착용, 국소배기 및 전체 환기설비 설치, 응급조치 · 휴식시설의 확보, 생산공정이나 작업방법의 개선, 소음발생요인 제거, 유해물질과 작업자의 격리 등 환경관리사업을 계획하고 수행한다. 이때 산업장 업종의 차이를 고려해야 한다.

다섯째, 전반적으로 산업장 건강증진을 위한 환경관리에 대한 실천 정도가 산업장 건강증진 관련 생활습관 개선에 비해 낮았으므로, 산업간호사가 환경관리를 전담하기에 어려움이 있으면 기타 요원들과 업무분담이 필요하다. 한편 산업간호사는 전체 건강증진사업을 총괄하는 의미에서 환경관리에 대해서도 알고 있어야 하므로 이에 대한 직무교육이 필요하다.

여섯째, 법 · 규정의 지식은 정답률이 55.0%로 낮았으며, 특히 작업환경 측정에 관한 항목이 가장 낮았으므로 산업간호사는 보건관리자로서 건강뿐만 아니라 산업장 특수 작업환경에 대해서도 잘 알고 있어야 하므로 관련 직무교육의 개발과 연수 기회의 확대가 필요하다.

일곱째, 법 · 규정 개정 의견을 반영하여 상시근로자 50~500인 사업장에도 산업간호사를 의무 배치하는 한편, 산업전문간호사제도를 도입하여 산업장 건강관리를 전문적으로 수행할 수 있는 인력을 배출해야 한다.

여덟째, 현재 전국의 산업간호사 중 60% 이상이 정규직이 아닌 촉탁 또는 비정규직인 것으로 나타났고, 본 연구의 법 · 규정 개정 의견에서 산업간호사의 정규직화에 대한 요구가 높게 나타났으므로 산업간호사의 정규직화 노력이 필요하다.

3. 지역사회 공공보건기관 건강증진

1) 지역사회 통합건강증진사업

우리나라의 공공 건강증진사업은 공공보건기관인 보건소를 중심으로 이루어지고 있다. 2013년 기존 국가 주도형 사업방식에서 지역 여건에 맞는 건강증진사업을 추진할 수 있도록 하기 위한 지자체 주도방식으로 개선한 지역사회 통합건강증진사업이 시작되었다. 지역사회 통합건강증진사업이란 지자체가 지역사회 주민을 대상으로 실시하는 건강생활 실천 및 만성질환 예방, 취약계층 건강관리를 목적으로 하는 사업을 통합하여 지역특성 및 주민 수요에 맞게 기획·추진하는 사업을 의미한다. 지역사회 통합건강증진사업의 개념도는 〈그림 4-3〉과 같다.

지역사회 통합건강증진사업의 범위는 금연, 절주, 신체활동, 영양, 비만, 구강보건, 심뇌혈관질환 예방관리, 한의약 건강증진, 아토피천식 예방관리, 여성·어린이 특화사업, 치매관리, 지역사회중심 재활, 방문건강관리로 구성된다. 이러한 사업을 효과적으로 진행하기 위해 우수한 전문인력을 확보해야 한다. 해당 지역사회 통합건강증진사업을 충분히 수행할 수 있는 자격을 갖춘 보건의료관련 전공자로 구성하고 역할을 원활히 수행하기 위하여 담당인력 교육과정을 이수하여야 한다.

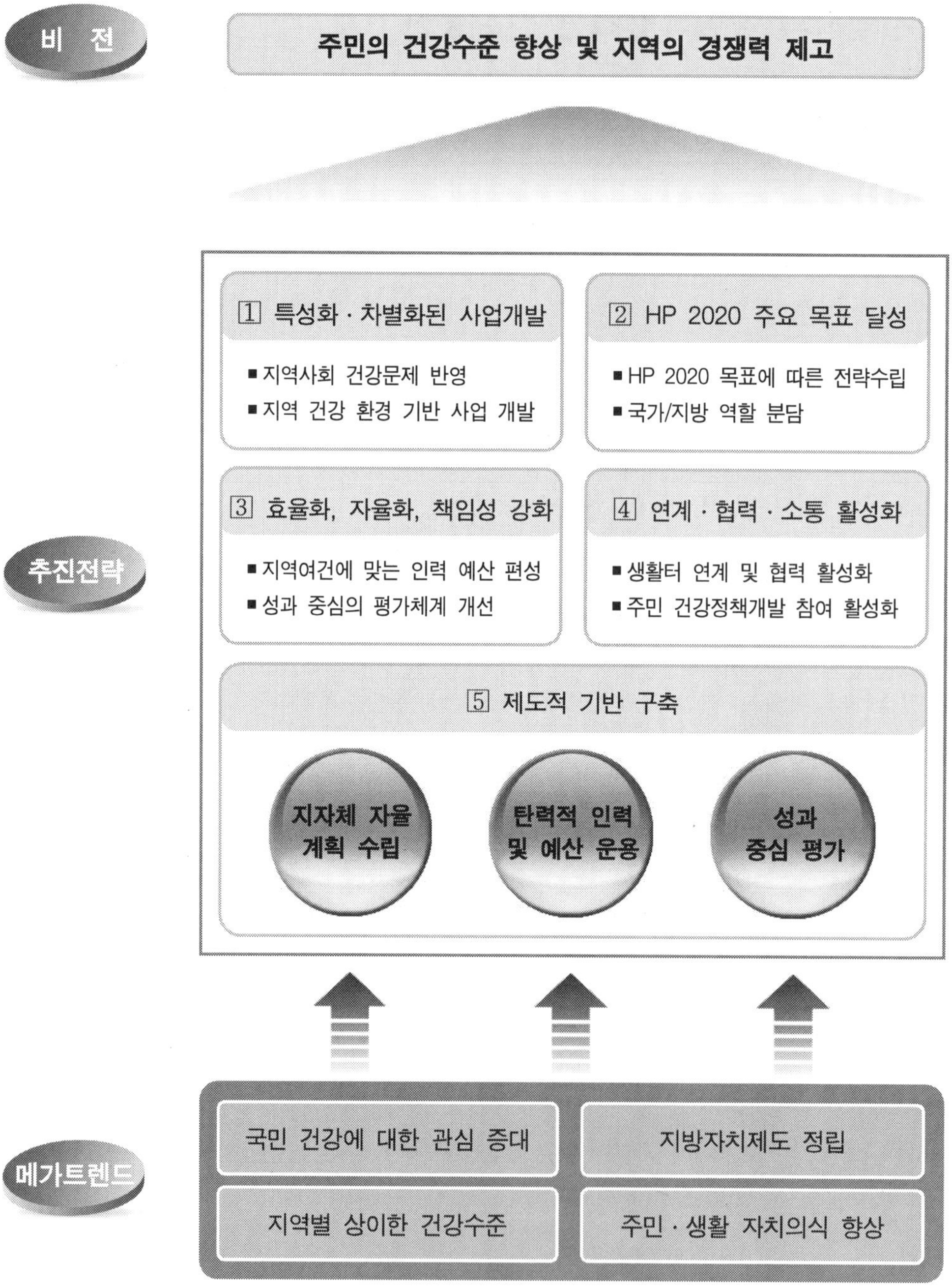

그림 4-3. 지역사회 통합건강증진사업 개념

자료: 보건복지부 · 한국건강증진재단, 2013

2) 건강생활 실천사업

지역주민을 대상으로 건강증진 및 만성질환 예방을 위해 일상생활에서 영양, 신체활동, 금연, 절주 등 관련 건강생활 실천사업을 추진하여 자가 건강생활 실천을 통한 건강수명 연장을 유도하는 사업이다. 건강생활 실천사업은 전국 254개 보건소에서 시행하고 있으며, 지역주민 누구나 대상이 될 수 있다.

건강생활 실천사업의 주요 내용은 지역사회 건강증진 프로그램, 건강검진 결과 상담서비스, 대국민 건강생활 실천 교육, 건강환경 조성과 제도 개선 등이 있다. 우선 지역사회 건강증진 프로그램은 만성질환 예방, 금연, 운동, 영양, 비만, 절주 등의 건강교육과 건강증진 홍보, 캠페인, 건강환경 조성 및 제도개선 등으로 구성되어 있다.

다음으로 보건소 건강검진결과 상담 서비스는 기초생활수급권자 및 건강보험하위 20%(차상위계층) 중에서 다음 사항을 만족하는 모든 사람을 대상자로 하여 개인의 건강상태에 따른 영양 및 신체활동 상담 서비스를 제공한다.

- 일반건강검진자 중 검진 사후관리에 동의하고, 판정결과 정상B(경계), 일반질환 의심, 고혈압당뇨병 질환 의심 또는 유질환자
- 생애전환기 검진(만 40세, 만 66세) 검진자 중 검진 사후관리에 동의하고, 판정결과 정상B(경계), 일반질환 의심, 고혈압 · 당뇨병 의심 또는 유질환자

건강검진결과 상담서비스 사업 수행체계는 〈그림 4-4〉와 같다.

대국민 건강생활 실천교육은 건강습관을 형성하고 건강위험행태를 개선할 수 있도록 지역주민에게 건강생활 실천의 필요성과 자가건강 관리 기술에 관한 교육을 실시하는 것이며, 사업내용으로는 건강증진 효과 및 만성질환 예방에 대한 정보제공, 건강행태 요인 개선을 위한 구체적인 방법과 자가건강 관리기술 교육을 포함한다.

건강증진을 위한 환경 조성 및 제도 개선의 내용으로는 저염식당 및 영양식당 지정, 저염식단 운동, 건강매점 개설 등의 영양부문 사업, 걷기코스 신설, 신체활동, 환경정비, 계단 걷기 활성화 등의 신체활동 부문 사업, 금연구역 확대, 담배 진열 제한 등의 금연 부문 사업, 절주공원 조성 등의 절주 부문 사업 등이 있다.

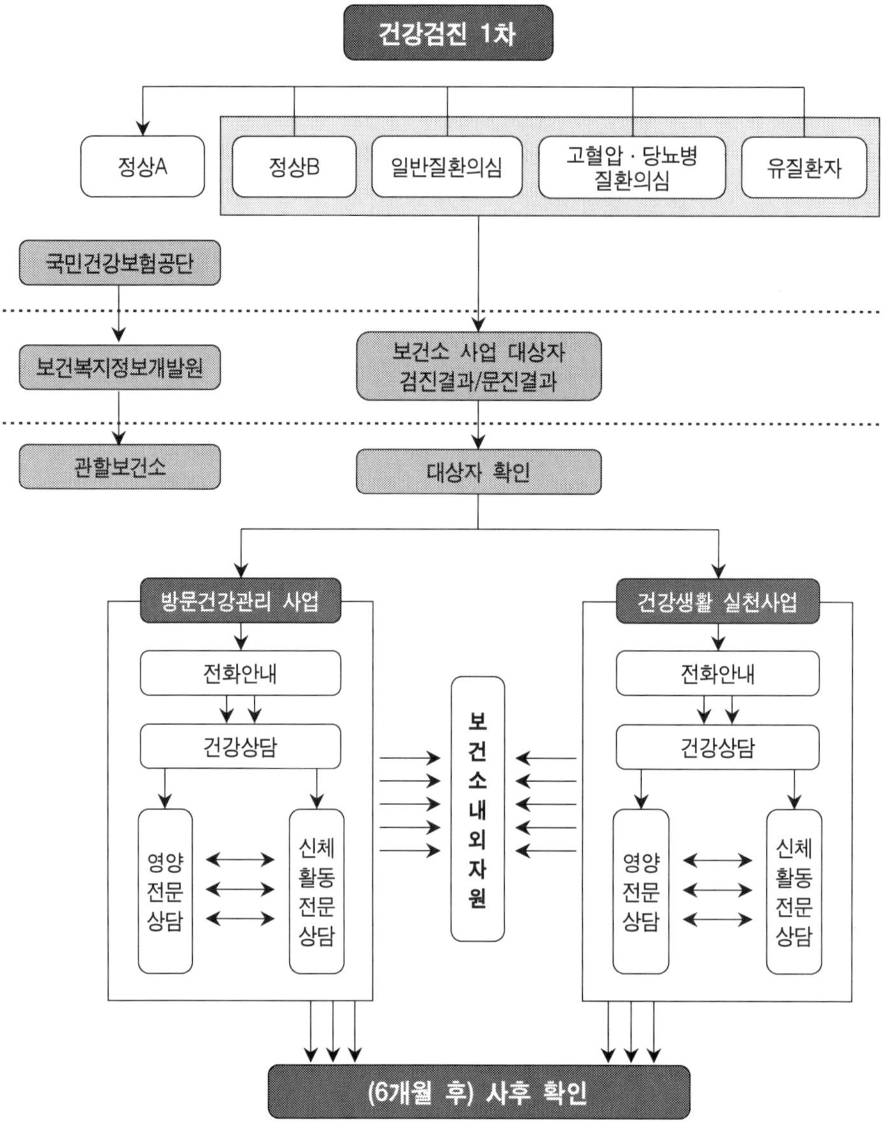

그림 4-4. 건강검진결과 상담서비스 사업 수행체계

자료: 한국건강증진재단, 2013

3) 금연사업

국민의 흡연을 예방하고 흡연자의 금연을 촉진하여 비흡연자를 보호하기 위한 환경을 조성하는 것을 목표로 하는 금연사업을 실시한다. 전국 보건소 금연클리닉에서는 성인 흡연자, 흡연 청소년, 보건소 방문 대상자, 경로당, 보육시설, 학교, 군부대 등을 대상으로 상담 및 행동치료, 금연치료제 제공, 금연 성공 및 실패의 결과에 따른 추후관리를 실시하고 있다.

한국건강증진재단은 금연사업과 관련하여 보건소 금연클리닉 운영 기술지원, 학교 흡연예방사업 기술지원, 보건소 흡연예방사업 관련 교육훈련과정 운영, 보건소 흡연예방 · 금연사업 모니터링 및 서비스 질 관리를 실시하고 있다.

4) 영양개선사업

보건소에서 실시하는 영양개선사업인 영양플러스사업은 영양 취약계층인 임산부 및 영유아에게 영양평가를 실시하여 영양 위험요인이 발견된 대상자에게 영양교육 및 상담을 실시하고, 필수 보충식품 패키지를 지원함으로서 영양개선 및 식생활 관리능력 배양을 목표로 하는 사업이다. 영양플러스 사업 대상자 선정방법은 〈표 4-1〉과 같다.

표 4-1. 영양플러스사업 대상자 선정방법 및 기준

대상분류	만 6세(72개월) 미만의 영유아 또는 임신 · 출산 · 수유부(한국인을 포함한 다문화가정 포함)
거주기준	사업운영 보건소별 관할지역 내 거주
소득수준	가구 규모별 최저생계비 대비 200% 미만(필요서류 구비 및 확인절차 필요, 최저생계비 대비 120~200%인 경우 보충식품비의 10% 자부담)
영양위험요인	빈혈, 저체중, 성장부진, 영양섭취상태 불량 등 한 가지 이상의 영양위험요인 보유자

자료: 한국건강증진재단, 2013

영양플러스사업 대상자에게 제공하는 영양보충식품은 식생활에서 부족한 영양소를 보충하기 위한 식품으로 구성되어 있으며〈표 4-2〉, 계절 및 대상자의 특성에 따라 대체식품으로 제공할 수 있다.

또한 보건소에서는 영아, 유아, 임신부, 출산 · 수유부를 대상으로 대상별 영양 교육을 실시하고 있으며, 내용은 식생활지침 알기, 적절한 식사계획 및 식단 짜기 방법, 보충식품을 이용한 음식 만들기, 식품 위생 관리, 각 영양문제별의 원인과 예방 및 개선방법, 각 대상별 특성에 따른 식생활교육 및 영양관리 방법 등을 포함한다.

표 4-2. 영양플러스사업 영양보충식품표

<table>
<tr><th>기본식품 패키지(1인 1개월 제공량)</th><th>대체식품 패키지
(1인 1개월 제공량)</th></tr>
<tr><td>영아(0~5개월)
- 조제분유 필요량의 1/2 이내</td><td>계절과 대상자 특성에 따라
아래의 식품을 대체 가능</td></tr>
<tr><td>영아(6~12개월)
- 조제분유 필요량의 1/2 이내, 쌀1.4kg, 감자750g, 달걀30개(노른자), 당근540g</td><td>당근→애호박(서양호박)540g
영아용 생식품→이유식(분말)
필요한 경우 기준량의 1/2 이내</td></tr>
<tr><td>유아(1~5세)
- 쌀1.4kg, 감자750g, 달걀30개, 당근450g, 우유200㎖×30(임신, 수유부), 우유200㎖×60(출산부), 검정콩450g, 김90g, 미역75g</td><td rowspan="3">쌀→현미900g/보리900g
감자→국수400g/고구마750g
검정콩→씨리얼900g/
참치통조림450g/붉은팥300g
당근→애호박(서양호박)540g</td></tr>
<tr><td>임신, 수유부
- 쌀1.4kg, 감자750g, 달걀30개, 당근450g, 우유200㎖×30(임신,수유부), 우유200㎖×60(출산부), 검정콩450g, 김90g, 미역75g</td></tr>
<tr><td>출산부
- 쌀1.4kg, 감자750g, 달걀30개, 당근450g, 우유200㎖×30(임신, 수유부), 우유200㎖×x60(출산부), 검정콩450g, 김90g, 미역75g</td></tr>
<tr><td>완전모유수유
- 쌀2.7kg, 감자1.5kg, 달걀30개, 당근1kg, 우유200㎖×60, 검정콩450g, 김90kg, 참치통조림900g, 귤(중간 것)30개/오렌지주스 6L</td><td>쌀→현미1.4kg/보리1.4kg
감자→국수800g/고구마1.5kg
검정콩→씨리얼900g/
참치통조림450g/붉은팥300g
당근→애호박(서양호박)1kg</td></tr>
</table>

자료: 한국건강증진재단, 2013

5) 방문건강관리사업

방문건강관리사업은 전국 보건소 전문인력이 가족과 지역주민의 자기관리 능력을 개선하고 건강수준을 향상시키기 위하여 취약계층 가구를 대상으로 가정 또는 시설을 방문하여 가족 및 가구원의 건강문제를 발견하고 개인의 건강수준에 적합한 건강관리 서비스를 직접 제공하거나 의뢰·연계하는 사업이다.

방문건강관리사업의 내용은 재가 만성질환자 건강관리, 암환자 건강관리, 재가 장애인과 가족 건강관리, 신생아 및 산모, 다문화 가정 건강관리, 허약노인, 경로당 집단 건강관리, 조손/한부모, 폭력가정, 정신지체 및 정신질환자 가족 등 건강관리, 건강관리자가 없는 미인가 집단주거시설 거주자, 지역아동센터 건강관리를 포함한다.

4. 병원 건강증진

병원은 역사적으로 질병을 앓고 있는 환자를 위한 치료를 담당하였으며, 오늘날에도 치료가 병원의 가장 중요한 역할임을 부정하는 사람은 아무도 없을 것이다. 하지만 양질의 인적 자원과 물적 자원을 갖추고 있는 민간부문인 병원이 공공부문과 협조하여 건강증진사업에 적극적으로 참여하도록 하는 것이 국민건강증진에 도움이 될 것이다. 유럽의 경우 EPHP(European Pilot Hospital Project for Health Promoting Hospital)를 통해 병원이 환자, 직원 및 지역사회 주민의 건강증진사업을 수행하고 있으며, 미국의 경우에는 Summa Health System이나 Methodist병원에서 병원이 가지고 있는 지역사회에 대한 의무 완수와 병원의 이미지 개선 차원에서 다양한 건강증진 프로그램을 제공하고 있다.

1) 병원에서의 건강증진사업

(1) 외래진료를 이용하는 방법

우선 병원 외래를 중심으로 한 건강증진에 대해 살펴보고자 한다. 실제로 외래에서 건강증진을 시킨다는 것은 많은 상황과 시간을 통해 환자와 가족들과 함께 건강증진에 대한 동반자 의식을 발전시켜 나가는 것이 필요하다.

① 진료실 환경 조성

외래로 방문한 환자의 건강증진을 위해 진료실의 환경을 조성한다. 건강증진에 관한 팸플릿을 제작 비치하고, 휴게실의 게시판에 최근 건강교육에 대한 기사가 실린 잡지들을 배치하여 환자나 보호자가 적극적으로 참여하도록 분위기를 유도한다. 환자교육을 위해 특별한 방을 설치하여 개인의 위생과 안전, 임신, 자녀관리, 양육 등에 대한 교육을 실시한다.

② 건강증진 요구가 있는 대상자 상담

위험요인이 밝혀진 환자와 건강증진의 욕구가 있는 환자에게 개인적으로 상담한다. 현실적으로 시간이 불충분하므로 설문지를 이용하여 작성하도록 하며, 이를 분석한 후 개인적인 건강증진 방안을 상담한다. 병원에 따라서는 가정의학과에서 건강증진을 위한 패키지를 개발하여 운영하기도 한다.

③ 소그룹 단체교육

외래에서 각 위험요인 별로 환자들을 분류하여 일정한 규모의 소그룹을 형성한 뒤 소그룹 단체교육을 실시한다. 예를 들면 흡연자들은 금연교육을 실시하고, 비만환자들은 체중조절 방법을 강의하는 것이다.

④ 건강증진 상담

외래의 신설 외래시간 중 특정 요일만을 이용하거나 하루 중에 특정 시간대를 이용하여 운영할 수가 있다.

(2) 정기적인 종합검진 시기를 이용하는 방법

대규모 인원을 대상으로 하는 정기 신체검진을 실시하고 검진결과를 판정할 때, 정상, 비정상을 판단하여 그것을 알려주는 것에 그치지 말고 건강증진 서비스를 함께 제공하는 방법이 있다. 영양, 운동, 스트레스 관리, 금연, 절주, 예방접종 등 팀을 구성하여 건강 위험도가 있는 대상자를 집단으로 교육하고 상담하는 프로그램을 운영할 수 있다.

(3) 별도의 건강증진 클리닉을 마련하여 운영

상당수의 병원에서 건강증진센터를 운영하고 있지만 실제로는 건강검진센터의 역할을 주로 하고 건강증진업무는 영양상담이나 운동 권유 정도에서 그치고 있다. 병원이 운영하는 건강증진센터가 제대로 운영되려면 건강검진 결과를 바탕으로 건강 위협요소가 있는 부분을 집중적으로 교육, 상담함은 물론, 행동변화를 위해 연속적인 관리를 하는 클리닉이 필요하다. 즉, 약속시간을 정하고 시간동안에 건강증진에 관한 상담을 실시하며 다음 약속을 통해 추후관리를 실시한다. 금연, 운동, 스트레스, 영양, 수면 등 다방면의 내용을 필요에 따라 한꺼번에 또는 순차적으로 포함시킨다. 건강증진 운동센터, 금연클리닉, 비만클리닉, 영양상담센터, 스트레스 상담소, 수면클리닉, 성인예방접종 클리닉, 성생활 상담실 등을 따로 운영하면서 필요한 건강증진 서비스를 해당 장소로 의뢰할 수 있다.

(4) 가정간호를 이용하는 방법

가정간호는 건강관리체계의 한 요소로서 치료적 · 지지적 · 예방적 측면을 모두 포함하며, 그 특성상 의료와 사회적인 면이 조화된 서비스이다. 이는 질병이나 고통 또는 만성질환이나 상해로 인한 장기간의 불구 및 신체장애가 있는 개인이나 가족이 최적의 건강, 활동 및 독립성을 유지할 수 있도록 가정에서 간호를 제공하는 것이다.

가정간호는 전통적인 지역사회 보건간호사업과는 구별이 되는데, 먼저 가정간호는 퇴원한 대상자나 가족을 대상으로 주로 2, 3차 건강관리 수준의 전문적인 치료위주의 사업을 담당하는데 비해서 지역사회 보건간호사업에서는 1~2차 수준의 예방위주의 사업을 담당한다. 가정간호는 고도의 기술과 고도의 인간적 접촉이 조화를 이루는 기능 외에 임상전문간호사의 기능과 역할이 더해져야 한다. 가정간호사업은 크게 병원중심의 가정간호사업과 지역사회 중심의 가정간호사업으로 구분되는데, 현재 우리나라에서 정부가 주관하여 추진하고 있는 사업은 병원중심의 가정간호사업이다.

미국의 경우 병원, 방문간호협회, 가정간호 agency, 보건소 또는 개인에 의해 제공되며, 조기퇴원과 포괄수가제의 실시 이후 영리 · 비영리 가정간호 agency가 급성장하고 있다.

가정간호의 업무는 치료적 업무, 특수건강관리, 자가건강관리 지원업무, 지지적 업무가 있으며, 그 중 자가건강관리 지원업무를 위해 건강증진을 위한 교육(영양교육, 스트레스 관리, 금연교육, 절주교육, 약물 오 · 남용 교육), 운동 및 신체 적정(fitness) 증진, 자가건강관리 능력 향상, 자가검진 및 조기진단 지원 등의 활동을 하게 된다.

2) 건강증진병원

세계보건기구에서는 건강증진병원(health promoting hospital)이란 양질의 포괄적인 의료 및 간호서비스만 제공하는 것이 아니라, 건강증진의 목적을 포함한 조직의 정체성을 정립하고 환자와 모든 직원의 적극적이고 참여적인 역할을 포함한 건강증진적인 조직구조와 문화를 개발하며 건강친화적 물리적 환경을 조성하고 지역사회와 적극적으로 협력하는 병원을 의미한다.

(1) 건강증진병원의 특성(배상수, 2012)

① 적극적인 건강개념 확산 노력

② 병원 관련 주요 이해관계자 모두에게 관심 가짐

- 환자, 직원, 지역주민의 건강에 대한 높은 관심

③ 병원조직의 변화를 위한 노력

- 건강증진운동을 실행하기 위한 하부구조의 구축
- 건강증진운동이 지속될 수 있도록 조직 환경 변경
- 직원, 환자, 나아가서 지역주민의 건강문제해결 능력 향상

④ 병원이 지니고 있는 다양한 자원과 건강서비스 활용

⑤ 건강서비스의 질 향상 도모

- 분절적이고 단편적인 의료서비스 지양
- 총체적 통합적 지속적 서비스 제공

⑥ 자립 및 자조의 강조

- 환자나 주민의 자기관리 능력 강화
- 환자의 자기관리 능력과 직원의 문제해결 능력 향상을 통해 지시에 의해서가 아닌 자발적인 문제해결 강조

⑦ 지역사회 보건의료자원과 협력관계 구축

- 병원과 지역사회 보건의료기관 간의 업무 분담, 전달체제 구축, 병원의 일차보건 의료기관에 대한 지원 중시

⑧ 건강형평성 강조

- 모든 건강관리를 요구하는 사람에 대한 차별 없는 대우 중시

(2) 건강증진병원의 주요 활동

① 환자 대상

- 환자/가족 대상 일반적인 자가관리 능력 향상 프로그램
- 치료과정에서의 협력을 위한 환자 역량강화 프로그램
- 특정질환의 관리를 위한 교육 훈련 프로그램: 당뇨, 기관지천식, 알코올중독, 심장재활 프로그램, 암환자 삶의 질 향상 프로그램 등
- 건강생활 실천을 위한 환자 교육 훈련 프로그램: 모유수유, 절주, 금연, 스트레스관리, 영양(건강한 식품/식사 선택)
- 환자와 가족을 지지하기 위한 프로그램: 질환별 자조모임, 정신적·사회적·경제적 지원, 장기 입원환자를 위한 프로그램(병원 학교, 병원 종교시설, 체력단련장 등)

② 병원직원 대상

- 병원직원의 일반적 건강수준 향상 프로그램: 정기적 평가, 충분한 휴식과 영양 제공, 건강생활 실천 훈련
- 병원직원을 신체적 건강위험요인으로부터 보호: 직업병, 자세훈련, 사고/오염/감염 예방, 건강검진, 예방접종
- 병원직원을 정신적 건강위험요인으로부터 보호: 스트레스 관리 교육, 상담, 직장 내 폭력, 따돌림 대책

③ 병원조직 대상

- 병원을 안전한 생활터로 변화시킴: 화학적 물리적 위험요인 관리 철저, 인체공학에 따른 시설 기구의 배치, 우발적 사고 예방, 정신적 위험요인 관리, 사회적 위험요인 관리
- 병원을 지지적이고 역량강화하는 생활터로 변화시킴: 건강생활습관 지원, 경력개발 교육 훈련, 직원의 사회활동 지원
- 직원 및 지역사회의 의사결정참여 활성화 정책: 아이디어 제안제도, 권한부여, 소비자 참여정책

- 환자의 권리를 존중하는 관행 확립: 환자권리헌장 도입, 환자와 가족의 휴식공간, 다문화에 대한 수용성 증가
- 환자를 위한 병원 환경 조성: 안전하고 기능적인 환경, 도난과 사고 감소, 장애물 없는 환경 조성

④ 지역사회 대상

- 지역주민에 대한 접근장벽 제거: 병원 이용 정보 제공, 서비스 제공 시간 조절
- 퇴원 후 환자의 지속적 관리: 일차의료기관과 협력체계
- 지역사회 주민의 만성질환 관리능력과 건강생활습관 향상
- 지역사회 환경 보호
- 지역사회 주민을 위한 병원 시설 개방
- 지역사회 발전을 위한 참여
- 건강정책의 옹호: 대중매체 출연 등

5. 종교기관 건강증진

1980년대부터 미국의 시카고의 Granger Westberg 목사를 중심으로 목회간호사업이 시작되어 현재 미국에서는 10,000명 이상의 목회간호사들이 교인들과 교회주변 지역사회 주민들의 신체적 정신적 사회적 영적 건강관리를 돕고 있다. 우리나라에서도 1996년 계명대학교 간호대학을 중심으로 한국형 목회간호사업을 실시하고 있으며, 목회간호사를 각 교회로 파견하여 목회자들과 더불어 교인과 지역주민의 신체적 영적 건강관리에 기여하고 있으며, 특히 성직자의 목회 활동에 큰 도움을 주어 성직자로부터 환영을 받으면서 목회간호사업이 정착되어가고 있다.

종교기관은 결속력이 높고, 어려운 사람을 돕고자 하는 의지를 가진 인력과 예산이 있고, 또한 많은 건강한 교인들이 주기적으로 모이는 장소이므로 여러 가지 건강사업을 펼치기 적절하며, 특히 기 구성되어 있는 각 집단별(여전도회, 남선교회, 주일학교, 청년부 등)로 건강증진 프로그램을 적용하기에 좋다. 미국의 경우 부시 대통령이 취임하자마자 교회에서 건강관리사업을 하고자 할 때 정부 기금을 사용할 수 있도록 법을 개정한 바 있다. 이런 차원에서 본다면 앞으로 목회간호가 상당히 발전 전망이 있으며, 특히 건강증진을 확장시킬 수 있는 중요한 생활터가 될 것으로 보인다.

향후 교회, 성당, 절 등 다양한 종교기관에서 신체적, 정신적, 사회적 건강은 물론이고 영적인 건강까지 관리할 수 있도록 하는 종교기관에서의 건강증진에도 간호사들이 관심을 가져야 할 것이다. 종교기관의 교인들은 환자도 있지만 대부분이 건강인으로서 사회생활을 하고 있기 때문에 주말의 시간을 이용하여 예배, 기도와 교제를 하는 시간을 가지는데, 그 시간을 적절히 활용하면 연령대별, 문제별 건강증진 활동을 잘할 수 있을 것이다.

제5장 건강증진을 위한 활동

1. 건강증진을 위한 사정 · 계획 · 수행 · 평가

1) 사정(assessment)

건강증진사업을 계획하려면 먼저 대상자나 집단의 건강상태가 어떠한지 그들의 요구가 무엇인지 파악해야 한다. 개인과 집단의 건강수준에 관해서는 제1장에서 다루었으므로, 이 파트에서는 건강증진 계획을 위해 사정해야 할 건강행위나 지역사회 상황 등을 다루고자 한다.

(1) 건강행위 사정

평소에 그 사람이 어떤 건강행위를 하고 어떤 생활습관을 가지고 있는가를 아는 것은 건강증진으로 나아가기 위해 꼭 필요한 기초자료이다. 〈표 5-1〉에 건강행위 사정도구의 일예를 제시하였다.

표 5-1. 건강행위 사정도구

◈ 건강행위 습관 검사

이 검사는 건강에 직결되는 생활습관–흡연, 음주, 식사, 스트레스 안전–의 특성을 스스로 진단하는 데 도움을 주기 위한 것입니다. 생활습관별로 나와 있는 문항을 읽고 아래 요령에 따라 당신의 생각이나 느낌을 적절한 곳에 표하시오. 그 밑에 나와 있는 숫자에는 신경 쓸 필요가 없습니다.

2. 항상 그렇다 / 1. 가끔 그렇다 / 0. 전혀 그렇지 않다

흡연

• 담배를 피우지 않으면 점수 란에 10점을 기입하고, 다음 부분인 "음주 및 약물" 란으로 넘어간다.

1. 담배를 의식적으로 멀리한다. 2 1 0

2. 타르나 니코틴 함량이 적은 담배만을 피우거나 파이프 담배만 피운다. 2 1 0

흡연 소계: ____________

음주 및 약물사용

1. 술을 마시지 않거나, 마시더라도 하루에 한두 잔 정도이다. 2 1 0
2. 스트레스를 일으키는 일이나 문제가 있을 때도 알코올 또는 다른 약물(특히 불법 약물)에 의존하지 않는다. 2 1 0
3. 특정 의약품(예를 들어, 수면제, 진통제, 감기약, 알레르기 약)을 복용할 때 음주하지 않도록 특히 주의하는 편이다. 2 1 0
4. 의약품 복용 시 겉면에 기입된 주의사항을 읽고 지시에 따른다. 2 1 0

알코올 및 약물 소계:____________

식사습관

1. 매일 음식을 골고루 섭취한다. 예를 들어, 과일, 채소, 통밀빵, 곡류로 된 음식, 고기, 유제품, 콩류, 견과류이다. 2 1 0
2. 먹는 음식(육류, 달걀, 버터, 크림, 쇼트닝, 동물의 내장으로 된 음식)에서 지방, 포화지방, 콜레스테롤 양을 제한한다. 2 1 0
3. 요리를 할 때 소금을 적게 넣거나, 식사 중에는 소금을 추가하지 않거나, 염분이 많은 과자를 피함으로써 염분섭취량을 제한한다. 2 1 0
4. 너무 많은 설탕(특히 과자, 사탕 또는 청량음료)을 섭취하지 않으려 한다. 2 1 0

식사습관 소계: ____________

운동과 건강한 신체기능

1. 현 상태에서 살이 찌거나 빠지지 않도록 적정체중을 유지한다. 2 1 0
2. 주당 최소 3회 이상 15~30분 동안 격렬한 운동을 한다. (예를 들어, 달리기, 수영, 힘차게 걷기 등) 2 1 0
3. 일주일 중에 적어도 3회 15~30분 동안 근육강도를 증가시키는 운동을 한다. 2 1 0
4. 혼자나 가족 또는 친구와 함께 운동수준을 증가시키는 활동에 참가하면서 여가시간을 보낸다(예를 들어 정원일, 볼링, 골프, 야구 등). 2 1 0

운동 및 건강한 신체기능 소계:________________

스트레스 조절력

1. 나의 직업이나 내가 하는 어떤 일로부터 즐거움을 느낀다. 2 1 0
2. 쉽게 이완하거나, 감정을 자유로이 표현할 수 있다. 2 1 0
3. 스트레스를 주는 사건이나 상황을 일찍 알아내서 대비한다. 2 1 0
4. 개인적인 문제를 의논하거나 도움을 요청할 수 있는 가까운 친구, 친척 또는 어떤 사람이 있다. 2 1 0
5. 집단 활동(교회나 지역사회 모임)에 참여하거나 취미생활을 즐긴다. 2 1 0

스트레스 조절력 소계: ______________

안전행위

1. 자동차에 타면 안전벨트를 착용한다. 2 1 0
2. 음주 또는 약물 복용 시 운전을 삼간다. 2 1 0
3. 운전을 할 때 교통법규를 지키고 속도를 제한한다. 2 1 0
4. 해로운 물건이나 물질을 다룰 때(청소기, 독극물, 가전제품) 주의한다. 2 1 0
5. 잠자리에서 담배를 피우지 않는다. 2 1 0

안전행위 소계: ______________

※ 채점 및 결과 해석

6개 영역별로 ✓표 한 곳의 숫자를 합치면 그 영역의 생활습관의 특성이 숫자로 표시된다. 이 수준은 다음과 같이 해석한다.

▷ 9~10점: 매우 좋은 생활습관을 가지고 있다. 건강의 중요성을 인식하고 생활하고 있다. 이러한 행동습관을 계속 유지하면 건강을 위협받는 일이 없을 것이다.

▷ 6~9점: 양호한 생활습관을 가지고 있으나 다소 개선할 점이 있는 것 같다. 대답한 내용을 살펴보고 어떤 점을 개선해야 할지 점검할 필요가 있다.

▷ 3~5점: 건강이 다소 위협을 받고 있다. 어떤 점을 개선하면 될지 잘 살펴보고 전문서적도 참고할 필요가 있다.

▷ 0~2점: 건강은 매우 큰 위험에 직면하고 있다. 전문서적을 읽고 건강전문가의 도움을 받아야 할 필요가 있다.

(2) 건강증진 생활양식 프로파일 II(Health-Promoting Lifestyle Profile II: HPLP-II)

생활양식은 개인의 일상생활 중 규칙적인 부분으로 건강상태에 미칠 수 있는 활동으로서 건강한 생활양식을 구성하는 6개의 하위요소를 측정한다. 건강책임, 신체활동, 영양, 대인관계, 영적성장, 스트레스관리. 각 하위척도 또는 총체적으로 건강증진 생활양식에 대한 평균을 구하여 건강증진 생활양식 정도를 판단한다〈표 5-2〉.

표 5-2. 건강증진 생활양식 프로파일 II 하위 척도와 보기 항목

하위척도	보기 항목
건강책임	- 건강증진에 관한 책을 보거나 TV 프로그램 시청 - 교육내용을 이해하기 위해 건강전문가에게 질문하기
신체활동	- 적어도 1주에 3회, 20분 이상 격렬하게 운동하기(경보, 자전거 타기, 에어로빅, 계단 오르기) - 일상활동을 통한 운동하기(점심시간동안 걷기, 승강기 대신 계단 오르기, 목적지에서 떨어진 곳에 주차하고 걸어가기)
영양	- 지방, 포화지방, 콜레스테롤이 적은 식이 선택 - 매일 2~4차례 과일 먹기
대인관계	- 친근한 친구들과 시간보내기 - 논의와 협의를 통해 타인과의 갈등 해소
영적성장	- 나 자신보다 더 큰 어떤 힘과 연결되어 있음을 느끼기 - 생에 있어 나에게 중요한 것이 무엇인지에 대해 깨닫기
스트레스 관리	- 매일 이완을 위한 시간 갖기 - 자신의 능력에 맞추어 일함으로써 피로 예방하기

(3) 변화사정의 단계(Stage-of-change assessment)

행위변화의 단계설정이 효과적인 중재를 계획할 때 결정적인 영향을 줄 수 있으므로 긍정적 건강행위를 위한 변화단계는 범이론모형에 근거하여 다음과 같이 진·위 질문을 통해 사정 한다〈표 5-3〉.

표 5-3. 행위변화단계 사정을 위한 질문

1. 나는 현재(행위 예시: 1주에 3회 30분 운동, 매일 2~4차례 과일 먹기) 등을 하지 않으며 지난 6개월간에 시도하려고 의도하지 않았다(고려전단계).
2. 나는 현재(행위 예시)를 하지 않으나 지난 6개월간 그렇게 하기 위해 시도를 고려중이다(고려단계).
3. 나는 여러 차례(행위 예시)를 시도하였으며, 또 다시 진지하게 시도할 생각이 있다(준비단계).
4. 나는(행위 예시)를 6개월 미만 동안 규칙적으로 하였다(행동단계).
5. 나는(행위 예시)를 6개월 이상 규칙적으로 시행하였다(유지단계).

(4) 가족사정

대상자의 가족에 대한 정보를 확보하면 대상자 자신의 건강증진에 도움을 줄 수 있는 방법을 찾게 되는 경우가 많다. 한국적인 상황에서 가족의 가치가 우선시되어 개인보다는 가족의 건강증진에 대한 개념이 대상자의 건강증진 생활양식에 영향을 미칠 수 있기 때문이다. 가족의 발달단계에 따른 다양성뿐만 아니라 가족 간의 다양성을 고려하여 사정하는 것이 좋다. 〈표 5-4〉에 가족 건강관련 생활양식 측정도구를 활용하여 대상자 개인뿐만 아니라 가족의 건강습관을 알아볼 필요가 있다.

표 5-4. 가족건강관련 생활양식의 사정도구

영양
1. 집에서 준비하는 식사는 일반적으로 식품지침에서 제시하는 것과 일치한다.
2. 집에서 건강스낵을 먹는다.
3. 건강한 식습관에 대한 지식을 가족구성원과 공유한다.
4. 권장체중을 유지하고 과체중과 저체중을 피하기 위해 가족구성원 간에 상호지원을 한다.
5. 가족구성원은 건강한 식습관에 대해 서로 칭찬한다.
6. 가족구성원은 하루에 6~8컵 물을 섭취하도록 서로 격려한다.
7. 가족구성원은 영양표시를 확인한 후 식품을 산다.
신체활동
1. 가족소풍은 격렬한 혹은 중정도의 신체활동으로 구성된다.
2. 집안에서 사용할 수 있는 운동도구가 있다.
3. '가족시간'의 한 부분으로 가정용 운동기구를 사용한다.
4. 가족구성원은 서로 신체적으로 활동하기를 기대한다.
5. 여가시설이나 프로그램을 통해 가족관계가 유지된다.
6. 같이 하는 시간을 TV나 비디오게임을 하면서 보내지는 않는다.
7. 가능한 야외에서 많은 시간을 보낸다.
스트레스 조절과 관리
1. 시간을 잘 관리하여 가족구성원에게 스트레스 주는 것을 최소화 하도록 한다.
2. 가족은 종종 함께 휴식을 취하고, 대화와 웃음을 나눈다.
3. 가족 간의 정서적 표현이 격려된다.
4. 가족구성원은 서로 스트레스 경험을 공유한다.
5. 가족구성원은 서로 어려운 일에 협조한다.
6. 가족구성원은 서로의 관심에 대해 좀처럼 비난하지 않는다.
7. 휴식과 수면시간은 중요한 것으로 존중해준다.
건강책임성
1. 가족은 지속적으로 예방적 건강관리 방문에 대한 계획을 잡는다.
2. 가족은 종종 건강토픽에 대한 뉴스와 기사거리에 대해 토의한다.
3. 가족구성원은 문제가 발생하면 조기에 의료기관을 찾도록 격려 받는다.
4. 가족은 건강에 대한 개인적 책임성을 갖도록 격려한다.
5. 가족은 가족전체 및 각 구성원의 건강에 대한 책임감을 느낀다.
6. 질병관리와 건강증진에 대해 건강전문가와 상담한다.
7. 적절한 보호행위에 대해 논의되고 도움을 받는다(성욕에 대한 자제, 콘돔 사용, 청력 보호, 눈 보호, 직사광선 노출).
가족탄력과 자원
1. 예배 혹은 영적 경험은 규칙적인 가족활동의 한 부분이다.
2. 가족구성원은 어려움 생활사건에도 '함께 함'의 느낌을 공유한다.
3. 가족은 삶에 대한 목적의식을 갖는다.
4. 가족구성원은 삶이 어려울 때 서로 격려한다.
5. 가족 안에서 긍정적 성장에 대해 상호 격려한다.
6. 긍정적인 가족자원으로 건강이 유지되도록 한다.
7. 개인적 힘과 능력을 배양한다.
가족지지
1. 가족은 그들이 자주 만나는 친구나 친척이 있다.
2. 가족은 지역사회 활동이나 집단에 참여한다.
3. 가족구성원은 자주 서로를 칭찬한다.
4. 가족은 어려운 시기에 도움을 받기 위해서 많은 수의 다른 가족이나 개인에게 도움을 요청할 수 있다.
5. 불일치에 대해서는 언어적 학대나 신체적 폭력보다는 논의를 통해 해결한다.
6. 가족구성원은 서로에게 건강한 습관의 역할모형이 된다.
7. 필요시 전문적 지지 서비스를 찾는다.

(5) 지역사회 사정

대상자가 속해 있는 지역사회가 어떤 건강증진 프로그램을 가지고 있는지, 또한 지역사회 내 어떤 건강위협요인이 있는지를 확인해보는 것도 필요하다. Goeppinger는 지역사회 자료수집 시 접근법을 5가지로 제시하였다. 정보제공자 면담(지역사회 구성원과의 면담), 참여관찰(지역사회의 활동참여), 이동조사, 이차자료 분석(기존자료의 활용), 지역조사(조직화된 자료수집)이다.

지역사회를 사정할 때 지역사회 하부체계와 그들 간의 관련성에 대해 정보를 수집한다. 가치관과 문화, 정치, 교육, 여가, 교통수단, 종교, 의사소통과 대중매체, 복지, 경제, 공익사업, 산업과 노동, 사회적 생활, 안전과 보호, 건강 등에 대한 정보가 필요하다. 지역사회 건강하위체계 사정은 인구증가 유형, 기능적 활동수준, 영양수준, 두드러진 생활양식유형, 대처유형, 지역사회 스트레스원, 목표설정과 달성능력, 위험요인 등을 유병률, 사망률, 건강관리자원의 접근가능성 등에 추가해서 사정한다〈표 5-5〉.

표 5-5. 지역사회 사정 시 반영해야 할 요소들

인간생물학적 영역
1. 연령, 성, 인종에 따른 집단구성
2. 장수의 집단유형
3. 성과 인종에 따른 유전적 계승유형
4. 작년, 다른 주 또는 국가 통계치와 비교해 본 질병발생률과 유병률
환경 영역
1. 물리적 환경(도시/시골/읍, 주거, 급수, 공원과 레크리에이션, 기후, 지형, 크기, 인구밀도, 미학적 측면, 자연적인 혹은 인위적 자원, 재화와 서비스, 건강위험)
2. 심리적 환경(생산성 주준, 결집성, 정신건강수준, 의사소통 통로, 집단 내 조화, 미래 방향성, 우세한 스트레스원)
3. 사회적 환경(수입과 교육수준, 취업, 가족구성, 종교적 친화, 문화적 친화, 통용 언어, 사회적 서비스, 조직윤곽, 지도성과 의사결정구조)
지역사회 생활양식
1. 소비유형(예: 영양, 알코올)
2. 직업집단
3. 여가추구
4. 지역사회 건강태도와 신념
5. 집단에서의 건강관련 행위의 유형
6. 지역사회 건강행위에 참여
건강체계
1. 사용가능한 건강관리 서비스(건강증진, 예방, 일차관리, 이차관리, 삼차관리, 정신건강)
2. 취약계층의 건강증진, 질병예방적 관리의 접근가능성(저소득층, 노숙자(homeless), 외국인 노동자, 장애인 등)
3. 건강관리를 위한 재정계획

2) 건강증진 계획

(1) 사정자료의 고찰 및 요약

자료수집 단계에서 모은 아래와 같은 자료〈표 5-6〉를 전반적으로 살펴보고 요약한다. 이 사정자료 요약을 통해 목표 설정에 도움이 되며, 또한 결과 평가 시에도 기초자료로 활용할 수 있다.

표 5-6. 사정자료의 요약표

1. 신체적 건강상태
2. 기능적 건강유형과 관련된 상태
3. 체력
4. 영양상태
5. 주요 건강위험요소
6. 생활 스트레스원
7. 영적상태
8. 사회적 지지
9. 주요 건강신념
10. 건강관련 생활양식
11. 건강신념 및 행위
12. 건강행위에 대한 환경적 지역사회적 지지 또는 제한요소

(2) 대상자의 강점과 능력강화

전문가와 대상자의 합의하에 대상자 자신의 독특한 장점을 건강계획에 이용하며, 대상자의 문화적 신념, 선호도, 일반적인 지식과 기술수준 등의 기존의 문화적 행위와 건강계획을 통합시킨다. 간호사는 교육, 지도, 지지를 통해 건강요구를 충족시킬 수 있는 기존의 능력을 증진시키고 관리한다.

(3) 건강목표와 관련된 행위변화의 조건 규명

개인, 가족의 건강목표를 규명하고 그것들을 우선순위에 따라 나열한다. 관련된 행위변화 조건들을 검토한다. 교육적·지지적 중재를 통해 대상자가 변화할 행위에 대해 적절한 정보를 제공하여 건강증진을 가져오는 생활양식의 변화로 이끌어간다.

(4) 행위 혹은 건강결과 규명

대상자가 함께 건강보호증진 계획의 수행에서 기대하는 건강결과를 결정함으로서 관련 건강행위에 활력을 줄 수 있다. 대상자가 원하는 결과를 인지하는 것은 계획과 수행의 성공 여부를 평가할 수 있게 해준다.

(5) 행위변화 계획의 개발

대상자는 선택한 행위변화에 '주인의식'을 가지고, 전문가의 도움을 받아서 기존에 갖고 있는 주요 가치와 행위의 불일치를 검토하여 원하는 목표를 달성하는 데 필요한 행동변화에 확신을 갖고 전체과정에 참여한다.

(6) 변화의 이점 반복

대상자들이 원하는 변화와 그 변화의 이익을 이미 알고 있더라도 자주 반복함으로서 건강증진 행위를 더욱 잘할 수 있도록 한다. 건강증진 행위의 이점(benefit) 목록을 눈에 잘 뜨이는 장소에 게시해둔다(냉장고, 목욕탕 거울, 자동차의 계기판, 사무실의 컴퓨터 등).

(7) 환경적, 대인적 행위변화 촉진요인과 장애요인

대상자의 생활방식을 변형시키려는 노력을 격려하기 위해 긍정적인 변화를 지지하는 대인관계와 환경적 특성을 이용한다.

(8) 수행시간 결정

건강한 생활양식으로 진전되려면 상당한 시간이 필요하다. 단시간 내 변화를 기대하면 혼동과 낙담을 경험하고 포기해버릴 수 있으므로 점차적으로 변화가 일어나도록 수행 시간 계획을 여유 있게 잡는다. 예를 들면 자가간호에 대한 건강교육도 간호사의 속도보다 학습자의 속도에 맞추어 나가도록 계획한다.

(9) 행위변화 목표 수행을 위한 계약

대상자가 변화를 이행할 수 있도록 동기화하는 방법으로서 공식적으로 계약을 한다. 공식화하는 방법은

① 전문가–대상자 계약동의서〈표 5-7〉
② 자기계약서〈표 5-8〉
③ 새로운 행위를 할 것이라는데 대해 가족구성원이나 친구들에게 공식적 발표
④ 일일계획표 또는 월별계획표에 새로운 건강행위에 대해 기입
⑤ 필요한 물품(저지방식품, 이완요법의 오디오테이프)과 장비(운동용 자전거, 운동화) 마련

행위계약서의 내용은

① 변화의 내용
② 변화 달성 방법
③ 변화에 참여할 수 있는 개인이나 가족구성원
④ 행위변화에 대한 시간계획
⑤ 동의조건을 충족하거나 그렇지 못한 것에 따른 결과가 포함되며, 대상자와 전문가의 서명 난이 있어야 한다.

전문가–대상자 간의 계약서는 상호목적과 책임을 명시하여 어떤 식으로 도움을 주고받을 수 있는지에 대한 방향성을 제시한다. 일반적으로 대상자는 어떤 행위를 수행하는데 책임을 지는 반면, 전문가는 정보를 제공하고 훈련, 상담하며 특정한 강화–보상 등을 제공할 책임을 지며, 계속적으로 관리한다.

계약이 어느 정도 효과를 내는지에 대해 평가한다.

- 대상자가 목표를 완전히, 부분적으로, 혹은 전혀 수행하지 않았는가?
- 만약 실패했다면 원인은 무엇인가?
- 목표달성 가능성을 높이기 위해 어떻게 계약을 재조정할 수 있는가?
- 계약 내용을 조정할 필요가 있는가?

- 계약을 종결해야 할 시점인가?

계약과정의 주의 깊은 분석과 후속결과들에 대한 평가를 통하여 간호사와 대상자가 원하는 건강목표를 향하여 대상자를 성공적으로 움직이게 하는 계약을 구상해야 한다.

자가계약(self contract)한 대상자는 행위이행과 강화 모두 본인이 책임진다. 자가계약은 대상자의 행위에 대한 조절을 도모하고 독립성, 유능성, 자율성 등을 형성하기 위한 효과적인 접근법이다.

표 5-7. 전문가–대상자 간 계약서

간호사–대상자 계약동의서
건강목표: 스트레스와 긴장 감소 나 김○○은 일주일 동안 퇴원 후 매일 집에서 점진적 이완요법을 실시할 것을 서약한다. 그러면 이○○ 간호사는 3월 7일에 결과를 보고 여러 사람 앞에서 칭찬해주고 이완반응에 대한 책자를 인센티브로 제공할 것이다. 이 계약을 완전하게 이행하지 못할 경우, 계획된 보상은 받지 않을 것을 서약한다. 서명 ______________ (대상자), 날짜 ______________ 서명 ______________ (간호사), 날짜 ______________

표 5-8. 자기계약서

자기 계약서
건강목표: 운동량을 늘이기 우리 박○○ 가족은 4주 동안 구성원 각각 1주일에 한 번씩 수영장에 가서 수영을 할 것을 약속한다. 이 약속을 잘 지키면 3월 20일에 우리는 영화를 한 편 관람할 것이다.

3) 건강증진 수행

(1) 선별검사(screening)

선별검사는 많은 인구를 대상으로 흔한 질병 유무를 일차적으로 확인하기 위한 과정이다. 첫 번째 신체검진의 목적은 초기단계에서 질병을 발견하여 진행을 막고 조기에 치료하기 위함이다. 두 번째 목적은 질병으로 인한 치료비용을 감소시키기 위함이다. 내용은 5장의 마지막 부분에 있는 정기검진 내용을 참조하기를 바란다.

(2) 건강증진 중재

건강증진을 위한 다양한 중재에는 영양, 운동, 스트레스 관리, 금연, 절주, 정기적 건강검진이 포함된다.

4) 건강증진 평가

목적과 목표가 어느 정도 성취되었는가를 측정하는 단계로서 대상자의 참여효과, 중재방법의 효과, 달성된 정도를 파악한다. 계획 단계부터 평가시기와 횟수, 간격 등을 결정하는 것이 필요하다. 건강증진의 목표를 달성하지 못한 경우에는 상황을 재사정하여 계획을 수정한다. 건강증진 중재에 따른 변화가 일어나는 데는 시간이 오래 걸리기 때문에 사실상 평가의 어려움이 따른다. 평가 시기는 중간평가(formative evaluation)와 최종평가(summative evaluation)로 구분하거나, 구조, 과정, 결과 평가 등도 가능하다. 건강증진 행위 실천여부를 자가보고 하는 방법도 활용 가능하다.

2. 영양 및 식습관

영양은 개인, 가족, 집단의 건강관리를 위한 기본 조건으로 인간의 성장 상태인 체격을 결정하는 유전적 요인과 후천적(환경적) 요인 중 후자에 영향을 주는 중요한 요소가 된다. 세계 각국은 각각의 식생활 양식에 맞게 독특한 식품군을 제시하여 식단 계획 및 균형 잡힌 식생활에 도움이 되도록 하고 있다. 한국영양학회에서는 식품구성 자전거를 이용하여 식품군과 종류, 권장량을 설명하고 있다〈그림 5-1〉.

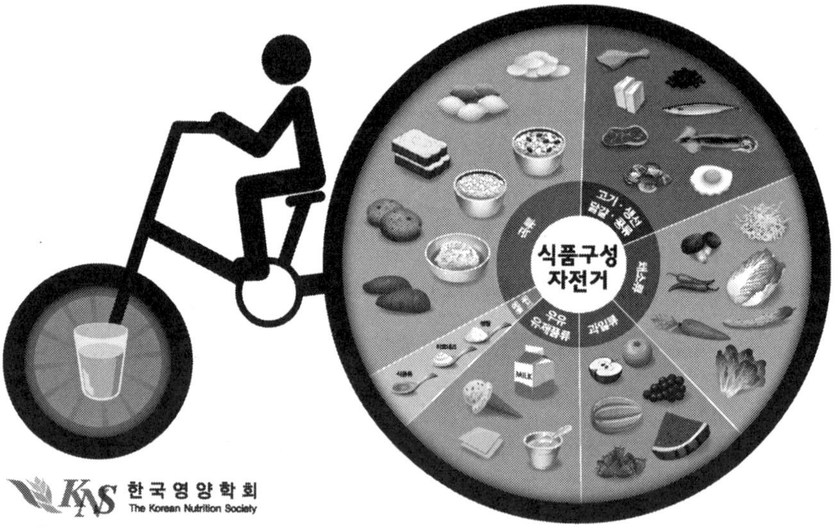

© Copyright. The Korean Nutrition Society.

그림 5-1. 한국 식품구성 자전거모형

우리나라의 경우, 지난 30여 년간 급격한 경제성장의 결과, 생활환경의 급변으로 인해 일상생활에서의 신체활동량의 감소와 동시에 식생활의 변화 또는 서구화가 초래되었고, 이로 인해 영양문제의 양극화가 나타났다. 즉, 노인층이나 소외계층의 상대적 빈곤에 의한 영양 부족이 하나의 문제로 대두되는 반면, 신체활동량에 비해 과다한 에너지와 지방섭취로 인해 비만/과체중 등 과잉 영양 및 이로 인한 만성퇴행성질환의 증가가 또 하나의 영양불량 문제로 나타났다. 2010년 국민건강·영양조사에 의하면, 우리 국민의 에너지 섭취량, 칼슘 섭취량 및 나트륨 섭취량이 증가한 것으로 나타났다.

나트륨의 경우 남성은 권장기준의 3배 이상, 여성은 2배 이상 섭취한 것으로 나타났으며, 에너지/지방 과잉섭취자의 비율은 남녀 모두 큰 폭으로 상승한 것으로 나타났다.

1) 영양상태 판정

(1) 신체검진

① 신체충실지수(body mass index: BMI)

BMI는 체중(kg) /신장(m)^{2}로 계산한다. 키가 165cm이면 1.65로 하여 계산한다. 연령에 따른 BMI 정상범위는 〈표 5-9〉와 같다.

표 5-9. 연령에 따른 이상적인 body mass index

연령	BMI
19 ~ 24	19 ~ 24
25 ~ 34	20 ~ 25
35 ~ 44	21 ~ 26
45 ~ 54	22 ~ 27
55 ~ 64	23 ~ 28
65 〈	24 ~ 29

② 카우프 지수(Kaup index)

영유아의 영양 상태 판정에 많이 사용된다. 공식은 체중/신장^2 × 10이고, Kaup 지수에 의한 체중 판정은 〈표 5-10〉과 같다.

표 5-10. Kaup 지수에 의한 체중 판정

	영아	유아
체중 과부족	14.5 이하	13.5 이하
체중 부족	14.5 ~ 16	13.5 ~ 15
보통	16 ~ 18	15 ~ 17
체중 과중	18 ~ 20	17 ~ 18.3
비만	20 이상	18.3 이상

③ 브로카 지수(Broca index)

- 표준 체중 = (신장 − 100) × 0.9

〈판정기준〉

- 과체중: 표준체중의 10% 이상
- 비만: 표준체중의 20% 이상(여성은 30% 이상)

※ 우리나라의 경우에는 브로카 지수의 변법을 이용한다.

④ 체중의 변화도

일정한 기간 몇 퍼센트의 증감이 있었는지를 계산하는 방법으로 1~2개월 사이에 10% 이상의 변화가 있으면 건강이 좋지 않은 상태이다.

- 체중의 변화도(%) = 평상시 체중 − 현재의 체중/평상 시 체중 × 100

(2) 피부 두께(Skinfold thickness)

① Pinch test

기구를 이용하지 않고 손으로 복부의 지방을 가볍게 집어 올렸을 때 잡혀진 피하지방의 두께를 측정한다.

② Caliper 이용

모든 측정 부위는 인체의 오른편이어야 하고 측정방법은 〈그림 5-2〉, 〈표 5-11〉와 같다. 피하지방 두께를 이용하여 비만을 사정하는 기준은 〈표 5-12〉와 같다. 팔은 상반신 비만도, 종아리는 하반신 비만도를 나타낸다.

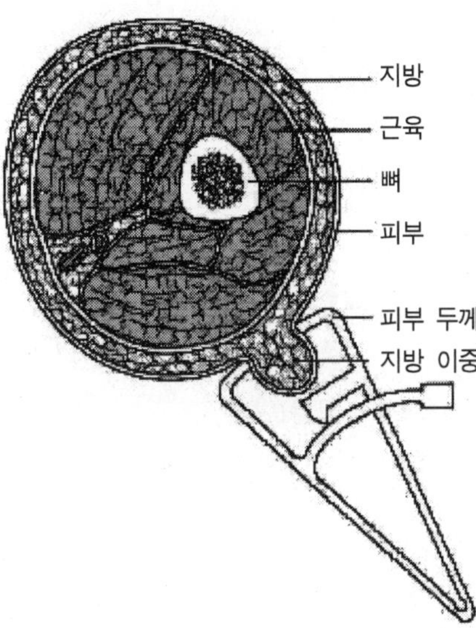

그림 5-2. 피부 두께 측정법

표 5-11. 피하지방 측정 부위 및 측정 방법

	측정부위	측정방법
여자	삼두박근	어깨와 팔뒤꿈치의 중간부위에서 측정
	옆 구 리	엉덩이뼈의 바로 위쪽에서 비스듬하게 측정
	허 벅 지	왼쪽 다리에 체중을 싣게 한 다음 오른쪽 무릎은 약간 굽은 상태를 유지한 채 엉덩이와 무릎관절의 중간지점 측정
남자	가 슴	대흉근의 외곽 또는 가장자리의 경계
	복 부	배꼽 오른쪽으로부터 1.25~2.5cm 거리에서 수직으로 측정
	허 벅 지	여자와 동일

표 5-12. 피하지방 두께를 이용한 비만 판정기준

여자	판정 기준	남자
30mm	비만	18mm
25mm	과체중	13mm
20mm	정상	10mm
15mm	저체중	7mm
12mm	심한 저체중	5mm

(3) 영양상태 자가진단

다음의 항목을 체크하여 전체 점수를 합한 후 아래 기준에 따라 평가한다.

① 먹는 음식이나 식사량이 질병 때문에 변한 상태다(2점).
② 하루 두 끼 이하로 먹는다(3점).
③ 과일, 야채, 유제품을 거의 먹지 않는다(2점).
④ 거의 날마다 맥주, 포도주, 기타 주류를 3병 이상 먹는다(2점).
⑤ 치아나 구강문제로 식사에 지장이 있다(2점).
⑥ 식품 구입예산이 항상 구비되어 있지는 않다(4점).
⑦ 대부분 혼자 식사한다(1점).
⑧ 하루에 세 가지 종류 이상의 처방약을 먹는다(1점).
⑨ 6개월 동안에 4~5kg의 체중이 감소되었다(2점).
⑩ 혼자서 장보기, 요리, 식사가 신체적으로 항상 가능하지 않다(2점).

총합이 0~2점이면 양호한 상태로 6개월 후 재검

- 3~5점이면 중간위험군으로 식사습관과 생활양식을 바꿀 필요가 있다.
- 6점 이상은 고위험군으로 의료진과 상의할 필요가 있다.

(4) 식품섭취 분석

① 24시간 회상법

그 전날 섭취한 음식의 내용과 양을 파악하는 방법으로 이루어지며, 10~15분 정도 걸린다. 하루 식사 섭취량으로 평소 섭취량을 정확하게 평가하기는 어려우나, 섭취한 음식의 종류, 섭취 열량, 간식 여부, 식사 시간 등을 전반적으로 알아볼 수 있다.

② 식품섭취 빈도 조사법

24시간 회상법의 단점을 보완할 수 있는 방법으로 자주 섭취하는 식품이나 음식목록을 만들어서 각각 음식에 대한 섭취 빈도와 한 번의 섭취량을 기록하게 함으로써, 일정 기간 동안의 섭취 내용을 파악할 수 있다. 영양소 섭취량 조사는 전산화된 영양

분석 프로그램을 사용하면 전문적인 지식이 없어도 쉽게 분석이 가능하다.

③ 식사일기법

수일간의 식사 상태를 일기로 기록하는 것이다. 몇 시에 어디서 무엇을 얼마나 먹었는가, 당시 배고픈 상태는 어땠는가, 누구와 함께 무엇을 먹었는가, 당시 심리 상태는 어떠했는가 등을 생생하게 기록하게 한다. 정확하게 분석하기 위해 영양분석 프로그램을 이용할 수 있다.

2) 식생활 개선

(1) 식생활 지침

신체요구도보다 낮은 영양섭취를 하거나 신체요구도보다 높은 영양섭취를 하는 경우 건강상의 문제를 야기하게 된다. 영양관리를 위해서는 음식 소비 배경뿐만 아니라 이들이 가지고 있는 식습관에 대한 지식, 태도, 기술의 변화까지 파악하여야 한다. 보건복지부에서는 가속화되어가는 영양문제를 해소할 방안의 하나로 2003년 건강한 식습관을 위한 교육과 식생활 지침을 제시하였고, 그 이후 건강문제, 영양상태, 신체활동, 식생활습관의 변화를 반영하여 2009년 이를 개정·공포하였다〈표 5-13~표 5-15〉.

표 5-13. 한국인을 위한 식생활 지침(보건복지부, 2009)

1. 곡류, 채소·과일류, 어육류, 유제품 등 다양한 식품을 섭취하자.
2. 짠 음식을 피하고, 싱겁게 먹자.
3. 건강 체중을 위해 활동량을 늘리고, 알맞게 섭취하자.
4. 식사는 즐겁게 하고, 아침을 꼭 먹자.
5. 술을 마실 때는 그 양을 제한하자.
6. 음식은 위생적으로, 필요한 만큼 준비하자.
7. 밥을 주식으로 하는 우리 식생활을 즐기자.

표 5-14. 한국인을 위한 식생활 목표

1. 에너지와 단백질은 권장량에 알맞게 섭취한다.
2. 칼슘, 철, 비타민A, 리보플라빈의 섭취를 늘린다.
3. 지방의 섭취는 총에너지의 20%를 넘지 않도록 한다.
4. 소금은 1일 10g 이하로 섭취한다(WHO와 한국 DRI에서는 목표량을 5g 이하로 잡았음(2005년)).
5. 알코올의 섭취를 줄인다.
6. 건강 체중(18.5≤BMI<25)을 유지한다.
7. 바른 식사 습관을 유지한다.
8. 전통 식생활을 발전시킨다.
9. 식품을 위생적으로 관리한다.
10. 음식의 낭비를 줄인다.

출처: 한국인을 위한 식생활 목표, 보건복지부, 2009

표 5-15. 성인을 위한 식생활 실천지침(보건복지부, 2009)

- 곡류, 채소 · 과일류, 어육류, 유제품 등 다양한 식품을 섭취하자.
  - 여러 가지 채소를 매일 먹습니다.
  - 다양한 제철 과일을 먹습니다.
  - 우유, 요구르트, 치즈 등 우유 제품을 간식으로 먹습니다.
- 지방이 많은 고기와 튀긴 음식을 적게 먹자.
  - 고기는 기름을 떼어 내고 먹습니다.
  - 튀기거나 볶은 음식을 적게 먹습니다.
  - 등 푸른 생선을 자주 먹습니다.
- 짠 음식을 피하고, 싱겁게 먹자.
  - 장아찌, 젓갈과 같은 짠 음식을 적게 먹습니다.
  - 음식을 만들거나 먹을 때 소금이나 간장을 적게 사용합니다.
  - 국과 찌개의 국물을 적게 먹습니다.
- 활동량을 늘리고, 알맞게 섭취하자.
  - 운동은 1회 30분 이상, 1주 3~4회 이상 실천합니다.
  - 생활 속에서의 신체활동을 늘립니다.
  - 단 음식과 단 음료를 제한합니다.
  - 건강 체중을 유지합니다.
- 술을 마실 때는 그 양을 제한하자.
  - 되도록 음주를 피합니다.
  - 남자는 하루 2잔, 여자는 1잔 이내로 제한합니다.
    (2잔은 소주로는 3잔, 맥주로는 2캔, 양주로는 2잔에 해당됩니다.)
  - 임신부나 청소년은 절대 술을 마시지 않습니다.
- 세끼 식사를 규칙적으로 즐겁게 하자.
  - 아침을 거르지 않습니다.
  - 저녁 식사는 가족과 함께 즐겁게 합니다.
- 음식은 먹을 만큼 준비하고, 위생적으로 관리하자.
  - 음식은 먹을 만큼 만들거나 주문합니다.
  - 남은 음식은 바로 냉장 보관하고, 오래 두지 않습니다.
- 밥을 주식으로 하는 우리 식생활을 즐기자.
  - 밥과 다양한 반찬을 갖춘 식사로 영양의 균형을 유지합니다.

(2) 소금 섭취

우리나라 사람들이 즐겨먹는 된장, 김치, 고추장, 젓갈류 외에도 햄, 소시지 등의 가공식품이나 화학조미료, 과자 등 Na가 함유된 식품을 섭취하고 있다. 이처럼 식염을 과다 섭취하므로 1일 식염섭취 권장량은 10g 내외로 감소시켜야 한다. 한국인들은 일일 소금 섭취량이 20g이나 되어 미국의 10g이나 독일의 5~8g보다 두 배가 넘는다. 다른 나라 사람에 비해 특별히 소금 섭취량이 많아서 고혈압 발병률이 높다.

소금 섭취를 줄이는 방법으로 식탁에 소금을 치우거나 음식을 조리할 때 소금을 첨가하지 않는 것이다. 저염식단에는 싱싱한 채소, 과일뿐만 아니라 생선과 닭고기도 포함시킨다. 소금 대신 다른 대체 양념(향신료)의 사용을 권장한다.

(3) 칼슘

한국인의 성인남녀의 칼슘권장량은 1일 700mg이지만 실제 하루 평균섭취량은 이에 미치지 못하고 있는 실정이다. 칼슘섭취는 갱년기 이후에 에스트로겐이 부족한 여성에게 칼슘 균형을 양(positive)으로 유지하기 위해 권장량을 1,200mg에서 1,500mg까지 증가시킬 것을 권장하고 있다. 폐경기 이후의 여성은 골다공증이 흔하게 나타나며, 실제로 25%에 달하는 사람이 골절을 경험하고 있다. 따라서 18~35세 사이에서 뼈의 질량을 충실하게 높게 유지하면 후에 골다공증이 생길 가능성을 줄일 수 있다.

칼슘 함유 식품은 치즈, 우유, 뼈째 먹는 생선, 정어리 통조림 등이 있으며, 적당한 비타민D의 섭취는 칼슘 흡수를 증진시키는 반면, 고기, 커피, 소금, 알코올 섭취는 칼슘의 흡수를 저해시킨다.

(4) 콜레스테롤

혈청 내 콜레스테롤이 220mg/*dl* 이상으로 존재하는 경우 동맥경화증, 심근경색증 및 뇌졸중의 발생빈도가 증가되며, 콜레스테롤이 함유된 식품은 동물성기름, 버터, 간, 새우, 난황 등에 많이 함유되어 있다. HDL치를 높이는 요인은 채식, 팩틴, 니아신으로 생선류에 포함된 지방은 총콜레스테롤을 낮추고 HDL치를 높인다. 지방함량이 많을수록 총콜레스테롤치에 직접 영향을 끼칠 뿐 아니라 관상동맥질환의 위험이 높아진다. 콜레스테롤치가 너무 낮으면(160mg 이하) 사망확률이 높고, 특히 빈혈, 감염, 뇌

출혈, 암 등이 위험이 증가하는 것으로 알려져 있다.

(5) 섬유소

과거 우리나라의 식습관은 야채를 많이 먹었으므로 섬유소 부족의 문제는 없었다. 그러나 오늘날 식생활의 서구화로 인해 야채, 과일, 통곡식의 섭취부족과 관련하여 섬유소 부족의 문제가 대두되고 있다. 섬유소가 부족하면 변비 등으로 인해 대변물질이 장내에 머무르는 기간이 길어져서 대장 결장암의 발생이 많아진다고 알려져 있다.

섬유소가 많이 함유되어 있는 식품으로는 생과일, 생야채, 해조류 등이 있으며, 섬유소가 함유되어 있는 음료수를 권장하기도 한다.

우리나라 사람들은 곡류의 과잉 섭취로 필수영양소(단백질, 유지류, 무기질, 비타민류 등)의 불균형을 초래할 우려가 있고, 또한 고춧가루의 신미성분인 capsaicine은 한국인의 중요한 질병 구조인 만성적 위염을 만연시키고 있다.

3) 암 예방을 위한 식사 추천

미국 National Research Council(NRC)의 영양학자위원회(임상의, 조사원, 교육자 포함)가 발표한 암 예방을 위한 권고는 다음과 같다.

① 지방 섭취를 총 섭취열량의 30%로 감소시킬 것: 지방은 유방암, 전립선암, 대장암과 밀접한 연관이 있다. 즉 지방섭취가 총열량의 10%에서 40%까지 증가하면 종양 발생률이 높아진다.

② 과일, 특히 감귤류: 채소, 특히 카로틴이 풍부한 종류: 도정하지 않은 곡류를 매일 섭취할 것. 감귤류는 비타민C의 급원인데 이는 위암 및 식도암의 위험률을 감소시키는 것과 관련이 있다. 도정하지 않은 곡류는 섬유질(fiber)이 함유되어 있어 암 예방에 도움이 된다.

③ 절임 식품, 연제품을 피할 것: 우리나라, 중국, 일본, 아이슬란드 및 기타 지역에서 발생하는 위암 및 식도암과 관련이 있다.

④ 발암물질이 오는 경로(의도적인 첨가, 의도하지 않은 오염, 자연적으로 발생하는 화합물)를 통해 식품에 오염되지 않도록 한다.

⑤ 식품 중에서 암을 발생시킬 수 있는 돌연변이를 유발하는 인자가 무엇인지를 밝히는 작업과 발암물질을 제거하도록 노력한다. 또 어떤 것은 조리과정 중에 발생되는데, 특히 직접 불에 굽는 것과 같은 고열 처리과정 중에서 많이 발생된다.

⑥ 과량의 알코올 섭취를 피할 것: 과량의 음주는 결장직장암 발생과 관련이 있다. 음주 시 흡연을 하면 구강암, 후두암, 식도암 및 기도암의 위험을 증가시킨다.

4) 면역기능을 높이는 식생활

암을 예방하는 물질 즉, 발암억제 효과가 있는 물질이 계속 확인되고 있는데 그 중 중요한 것으로 비타민A, C, E, 셀레늄, 섬유질 등이 있다.

① 비타민A(베타카로틴)

당근, 호박, 시금치 같은 녹황색 채소, 양배추, 토마토, 살구, 파슬리, 완두콩, 복숭아 등. 점막세포를 보호하고 유리기(free radical)를 제거하여 항암효과가 있다. 또 면역세포의 수를 증가시켜 면역기능을 향상시킨다고 알려져 있다.

② 비타민C

귤, 파슬리, 레몬, 케일, 포도, 감자, 시금치, 감잎사귀 등. 항산화제로서 위에서 식품 내의 질산염이 아질산염으로 전환되는 것을 저해하고 발암물질인 니트로사민의 생성을 억제하며, 암세포가 더 이상 확산되지 않도록 주변의 콜라겐 조직을 강화한다.

③ 비타민E

참깨, 콩, 수수, 목화씨, 해바라기 씨, 녹황색 채소, 간유 등. 체내에서 불포화 지방산의 산화 결과 생긴 유리기(free radical)를 억제하여 세포막의 손상과 나아가 조직의 손상을 막아 주는 항산화제이다.

④ 셀레늄(Se)

체내에서 생성된 과산화수소를 분해하여 세포의 손상을 방지하는 효소의 성분으로서 강력한 항산화제이다. 다시마, 마늘, 파, 양파, 참치, 귤에 들어 있다.

⑤ 섬유질

통곡식, 콩, 감자, 옥수수, 사과, 배, 해조류에 풍부하다.

3. 운동

1) 운동 생리

인체가 직접적인 에너지원인 ATP를 합성하는 방법은 합성과정에서 산소의 이용 유무에 따라서 무산소 과정과 유산소 과정으로 구분된다. 운동을 시작하면 무산소와 유산소대사 과정이 일어나서 에너지를 공급하게 된다. 어떤 대사과정이 일어날지는 운동의 지속기간 강도 또는 운동에 쓰이는 근육세포의 유형에 따라 결정된다.

무산소대사는 운동의 지속시간에 반비례한다. 유산소대사는 보통 3분 이상 지속적으로 운동할 때 생기며, 무산소대사는 대개 3분 이내의 짧은 시간동안 격렬하게 운동할 때와 장시간 운동할 때 생긴다. 계속 운동을 하면 어느 순간 몹시 힘들어지면서 호흡이 거칠어지게 되는데, 이때가 무산소대사에 의해 이산화탄소가 축적되고 호흡수가 증가하고 젖산이 축적되는 순간이다. 이를 무산소 역치라고 한다.

단백질이 유산소대사 과정에 사용될 수도 있지만 건강하고 영양상태가 좋은 사람이 유산소 운동을 할 때는 주로 탄수화물과 지방이 에너지원으로 사용된다. 운동초기에는 탄수화물이 주 연료로 사용되고 약 30분이 지난 후 지방이 사용되기 시작한다. 하지만 사용되는 탄수화물과 지방의 비는 운동의 강도, 영양상태, 훈련 정도, 운동시간, 운동 환경 등 여러 가지 요인에 의해 결정된다.

한편 지속적이고 규칙적으로 운동을 하면 생리적 적응 현상이 생긴다. 즉 운동은 무산소, 유산소대사 등에 관여하는 여러 효소들이 활성도 및 에너지 저장을 증가시킴으로서 많은 양의 ATP를 장시간 빠른 속도로 공급할 수 있도록 한다. 또한 미토콘드리아 수를 증가시키고 장시간 운동할 때 지방을 에너지원으로 사용할 수 있는 능력을 향상시킨다. 신체 지구력 훈련은 근육 내 글리코겐의 양도 증가시킨다. 운동을 하면 이러한 대사과정이 좋아질 뿐만 아니라 심혈관계 기능도 좋아진다.

유산소대사를 주로 이용하는 유산소 운동은 산소를 근육으로 전달해 주는 기능 즉 심장, 혈관, 혈액 등의 순환기능과 폐, 기관지 등의 호흡기능을 향상시키는 데 도움을 준다. 무산소 운동은 역도, 단거리 달리기 등이며 근육의 크기와 힘을 향상시키는 효과가 있으나 심폐기능에 부담을 준다. 선수가 아닌 일반인들의 운동 목표는 심장혈관, 폐 기능 향상을 통한 건강증진에 있으므로 유산소 운동을 택해야 한다. 즉 몸 전체를 리듬감 있게 움직이는 걷기, 달리기, 자전거, 줄넘기 및 수영 등이 좋다.

운동에 따르는 신체반응을 살펴보면, 가장 큰 영향은 혈관계의 기능이 항진되는 것이다. 운동으로 인한 심장혈관 관련 기능의 향상으로 인하여 심장박동 수가 줄어들고, 혈압이 낮아지고, 심혈관계 활동이 원활해진다. 꾸준한 보통 정도의 운동은 특히 이완기 혈압을 낮추는 것으로 나타났다.

운동으로 인한 생화학적 효과는 섬유소 용해의 증가, 카테콜라민의 감소, HDL의 증가를 들 수 있다. 운동으로 인해 신체구조의 형태가 변하는 효과도 얻을 수 있는데, 예를 들면, 근육조직의 크기가 커지고, 심장에 혈액을 공급하는 혈관분포가 증가한다. 운동에 따른 신체조직의 변화는 〈표 5-16〉과 같다.

표 5-16. 신체조직에 영향을 주는 운동의 효과

1. 순환기
   - 심근 산소요구량 감소(안정 시 및 운동 시 서맥, 이완기혈압 하강)
   - 일회 박출량 증가
   - 혈소판 유착 감소, 섬유소 분해 증가
2. 호흡기
   - 폐활량과 최대환기량 증가
   - 운동호흡수 감소
3. 대사기능
   - 체지방량 및 체중 감소
   - 혈중 고밀도 지단백 증가, 혈중 저밀도 지단백 감소
   - 뼈의 칼슘 침착 증가
   - 인슐린 수용체 감수성 증가
   - 간 대사기능 개선
4. 골격근
   - 근혈관 증가
   - ATP와 glycogen 예비량 증가
5. 정신적 효과
   - 불안 및 우울 감소
   - 성적욕구 증가
   - 자긍심 향상

2) 운동 전 검사

운동 전 위험도를 미리 확인하는 간단한 설문지〈표 5-17〉를 이용하여 심한 운동을 시작하기 전에 검진을 받아야 할 사람을 선별해낸다. 운동 전에 병력과 운동 관련 경력을 자료 수집한다〈표 5-18〉. 신체의 이상과 질환의 유무를 검사하여 운동이 그 사람의 건강에 해가 되는가를 평가한다. 검사는 상담과 임상검사로 구성되며 그 결과는 다음의 운동검사와 체력검사의 가부, 운동의 금지, 운동의 종목과 강도의 제한 등에 반영시키는 데 도움이 된다.

표 5-17. 신체활동 준비도 설문지(Physical Activity Readiness Questionnaire: PAR-Q)

1. 의사로부터 심장병이 있다고 들은 적이 있습니까?
2. 자주 가슴에 통증을 느낍니까?
3. 현기증을 느끼거나 심하게 어지러운 적이 있습니까?
4. 의사로부터 혈압이 높다고 들은 적이 있습니까?
5. 의사로부터 운동하면 더 심해지는 뼈나 관절질환이 있다고 들은 적이 있습니까?
6. 기타 운동을 하고 싶어도 못하는 다른 신체적인 질환이 있습니까?
7. 60세 이상이고 심한 운동을 한 번도 해본 적이 없습니까?

* 한 문항에라도 "예" 라고 응답한 경우, 심한 운동이나 운동부하검사 전에 의학적 문제 여부를 검진해야 한다.

표 5-18. 운동 전 자료수집

- 현재와 과거의 운동 상태(운동의 빈도, 강도, 지속 시간 등)
- 운동의 동기 및 저해 요인
- 좋아하는 운동 종류
- 운동의 효과와 위험성에 대한 인식
- 관상동맥질환 위험요인(고혈압, 당뇨, 고지혈증, 흡연, 55세 이전 심장병 가족력)
- 특정 운동 시 유발되는 증상
- 현 병력(심장, 폐, 근골격계, 순환기계, 정신병 등)
- 운동에 대한 주위의 지지 여부
- 시간 여유가 있는지?

(1) 심폐지구력 검사

심폐지구력은 최대 산소섭취량으로 평가되는데, 트레드밀 기구나 고정식 자전거 운동검사(cycle ergometer)를 이용하여 최대 운동 부하 후 흡기, 호기가스를 분석하여 직접적으로 측정하거나, 심박수를 측정하여 간접적으로 측정하는 것이다. 일정 거리를 걷거나 달리기를 하고 심박동수가 얼마나 빨리 정상으로 되돌아오는지를 보고 평가하기도 한다.

(2) 근력 및 근지구력 검사

근력은 벤치프레스(bench press)와 레그프레스(leg press)로 측정하는 등장성(isotonic) 근수축력과 악력 또는 배근력으로 측정하는 등척성(isometric) 근수축력이 있다. 근지구력은 동적인 것과 정적인 것으로 분류할 수 있는데, 동적 근지구력은 윗몸 일으키기와 팔 굽혀펴기로 측정할 수 있으며, 정적 근지구력은 매달리기로 측정할 수 있다.

(3) 유연성

허리 유연성은 성인의 경우 윗몸 앞으로 굽히기(forward leaning)로 측정하고, 노인, 어린이 요통환자는 앉아서 허리 굽히기(sit and reach)로 측정한다. 어깨 유연성은 양 손 어깨 뒤로 돌려잡기를 하여 양손을 잡을 수 있는지 몇 cm 떨어져 있는지를 측정한다. 관절각도계(goniometer)를 사용하여 각 관절의 관절가동 범위를 정확하게 측정하기도 한다.

2) 운동처방

심폐기능 향상을 위한 운동방법을 다음과 같다. 대근육부를 20~60분 정도 움직이는 유산소 운동으로 일주일에 3~5회 빈도로 최대 심박수를 55~90% 강도로 운동하되 처음에는 더 낮은 수준에서 운동하며 점차 수주에 걸쳐 운동 강도를 늘여간다. 그런데 최근에는 중증도의 신체활동(최대 산소섭취량의 40~60%)을 수회에 걸쳐 총 30분 이상씩 매일 또는 거의 매일 해도 유효하다는 주장이 제기되고 있다. 즉 중증도 신체활동도 건강에 좋으며 조금씩 여러 번 나누어 운동하는 것도 효과가 있다는 뜻이다. 규칙적인 중증도 신체활동도 건강에 유효하며 약 8~10분씩 나누어 하는 운동을 하루 총 30분 이상씩 거의 매일하면 건강에 좋다. 따라서 활동량이 적은 사람에게는 일상생활에서 속보를 하는 등 평소보다 좀 더 많은 활동을 계속하는 것으로도 운동 효과를 어느 정도 기대할 수 있다고 본다.

운동처방이란 개인 능력에 따라 가능한 신체활동을 체계적으로 개인의 특성에 적합하게 운동의 방법, 양을 정하는 것이다. 이는 우수 선수들의 경기력 향상과 고도 산업 사회에 있어서 운동부족으로 인한 일반인들의 건강 체력 유지 혹은 병적 치료가 끝난 후의 기능의 원상회복을 위하여 각 개인의 체력에 맞는 운동의 질과 양을 처방하는 것을 의미하며 여기에는 운동의 종류, 강도, 시간, 빈도, conditioning 등이 포함된다.

운동을 통해 효과를 보려면 최소한 중간 강도의 운동을(강도) 적어도 30분 이상(지속시간) 1주일 중 거의 매일(빈도) 시행하는 것이 좋다. 〈표 5-19〉에 중간 강도의 운동종류가 나와 있다.

걷기, 집안 일, 아기 돌보기, 정원 가꾸기 등 일상생활활동도 운동의 효과를 낼 수 있다. 많은 사람들이 격렬하고 지속적인 운동을 해야만 건강에 이익이 된다는 생각을 가지고 있다. 하지만 장기간에 걸쳐 하버드대학 동창생들을 대상으로 한 연구에서 꼭 운동이 아니더라도 일상적인 신체활동을 규칙적으로 하면 운동의 효과를 낼 수 있다고 밝혔다. 신체활동 피라미드에서 매일 혹은 매주 규칙적으로 하기를 권하는 신체활동의 내용을 참고할 수 있다〈그림 5-3〉.

표 5-19. 중간 강도의 운동

일상생활 활동	스포츠 및 여가활동
- 창문, 마루 닦기	- 농구, 배구
- 세차, 차 광택내기	- 자전거타기
- 걷기, 아이들과 함께 달리기	- 빠른 댄스
- 계단 오르기	- 빠르게 걷기(power walking)
- 유모차 밀기	- 스키
- 눈 삽질하기	- 수영
- 정원에서 땅 파서 씨앗 심기	

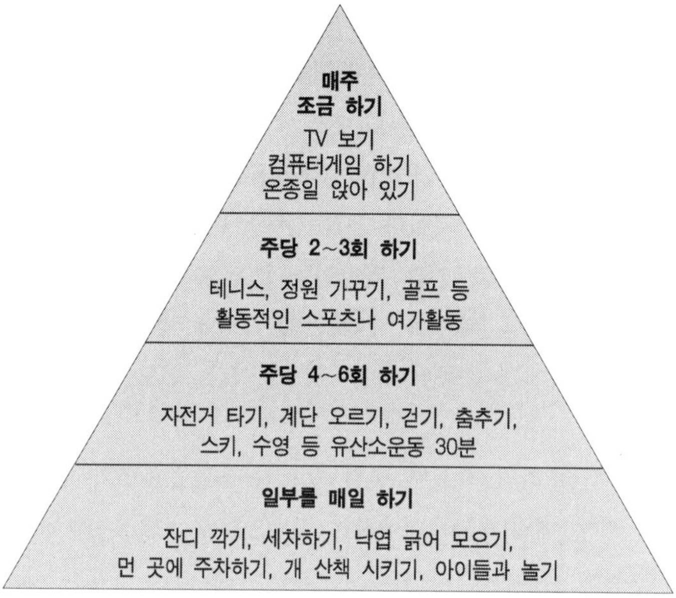
매주
조금 하기
TV 보기
컴퓨터게임 하기
온종일 앉아 있기
주당 2~3회 하기
테니스, 정원 가꾸기, 골프 등
활동적인 스포츠나 여가활동
주당 4~6회 하기
자전거 타기, 계단 오르기, 걷기, 춤추기,
스키, 수영 등 유산소운동 30분
일부를 매일 하기
잔디 깍기, 세차하기, 낙엽 긁어 모으기,
먼 곳에 주차하기, 개 산책 시키기, 아이들과 놀기

그림 5-3. 신체활동 피라미드

(1) 운동처방의 원리

① 과부하의 원리

인체 기관의 기능을 현재 수준보다 발달시키기 위해서는 일상적인 기능을 수준 이상으로 발휘하도록 해야 한다. 이와 같은 과정을 어느 일정 기간 이상 계속하거나 또는 반복하면 그 기능은 발달한다. 이것이 과부하의 원리이다.

② 점진성의 원리

인체는 갑자기 강한 부하를 받으면 견디어 낼 수 없고 피로해지기 때문에 처음에는 가벼운 부하로부터 시작하지 않으면 안 된다. 그러나 언제나 가벼운 부하로 머물러 있으면 기능은 그 부하와 평행한 상태에 머무른다. 따라서 피로해지지 않고 기능을 발달시키기 위해서는 점차 부하를 높여 가는 것이 필요하다.

③ 반복성의 원리

근육과 관절의 운동을 장기적으로 반복 시행함으로서 효과를 얻을 수 있다. 간헐적으로 혹은 일시적, 집중적인 운동은 충분한 효과를 기대하기 어려울 뿐 아니라 때로는 사고의 원인이 된다.

④ 개별성의 원리

개인의 체력, 건강, 기호 그 밖의 특수조건을 고려하여 개별적 특성에 따라 운동처방을 내려야 한다. 조건이 다른 사람들에게 획일적인 운동을 실시하면 어떤 사람은 운동 강도가 너무 가벼워서 효과가 없고 어떤 사람은 너무 강해서 고통과 손상이 따를 우려가 있다.

(2) 운동처방의 과정

① 체력 진단

의학적 검사, 심폐지구력 검사, 근력검사와 유연성 검사를 수행하여 운동을 할 수 있는 체력상태인지 사정한다.

② 운동 프로그램의 처방

- 운동 프로그램의 목적을 분명히 한다.

운동대상자의 일반적인 체력증진을 목적으로 하는지 성인병과 같은 질환이나 취약한 부분을 치유, 보강 할 것인지 등의 목적을 분명히 함으로서 운동 프로그램 처방의 방향을 결정한다.

- 단기 및 장기 목표를 세우고 기록하게 한다.

현실적이고 실현 가능한 목표를 세우되 주간계획, 월간계획 등으로 구분하여 소규모의 목표 달성을 통해 궁극적인 목표를 이룰 수 있도록 한다. 운동처방의 결정은 원칙적으로 본인과 면접을 실시한 뒤에 결정한다. 우선 검사결과의 전반적인 상황을 설명하며 특히 주의사항도 한다.

- 일상의 신체활동 상황에 따라 판단한다.

일상생활의 신체활동 상황을 듣고 그 정도를 파악한다. 그것을 염두에 두면서 운동의 강도를 제시하고 그에 상응하는 몇 개의 운동 종목을 들어 그 중에서 하게 한다. 그 종목에 관하여 필요한 운동 강도를 구체적인 형태로 설명하고 덧붙여 1일의 운동시간과 1주간의 운동 빈도에 대해서도 설명한다.

③ 운동처방의 조정

운동처방은 개인의 모든 조건에 맞도록 개별적으로 이루어져야 한다. 그러나 개인의 신체조건이 다양하여 하나하나 일일이 맞추어 미리 준비하는 것은 불가능하다. 즉 개인의 신체조건은 매일 변화하는 것이 보통이기 때문에 엄밀하게 말하면 오늘의 처방은 내일이 되면 적합하지 않을지도 모른다.

운동처방을 받은 사람은 우선 그 처방을 받아들여 실행하여 보고 실행하는 가운데 자신의 조건에 맞지 않는 점이 나타나는 시점에 자신에게 맞도록 각자가 조정할 필요가 있다.

④ 재검사 및 운동 프로그램의 수정

일정기간의 간격을 두고 정기적으로 대상자와 연락을 갖고 운동의 상황을 질문하고 부작용과 피로의 유무 등을 판단하여 처방의 재조정을 실시한다. 운동처방의 효과를 알기 위해서는 운동 실시 후 3개월 내지 6개월 이내에 재검사 하는 것이 바람직하지만 여러 가지 여건상 재검사가 어려운 경우에는 적어도 1년에 한번은 검사를 실시하여야 한다. 그 사이 운동의 효과를 평가하여 필요하다면 그 시점의 상황을 기초로 하여 운동처방을 수정한다.

3) 운동의 종류

(1) 유연성 운동(스트레칭 체조)

결체조직의 증식을 막고 가동성을 높이며 유연성을 개선하는 운동을 신전운동/유연성 운동(stretching)이라 한다. 신전운동에는 두 가지 방법이 있는데 반동을 이용하여 펴는 동적 신전운동(balistic stretching)과 반동을 이용하지 않고 펴는 정적 신전운동

(stretching)이 있다. 동적 스트레칭은 맨손체조 등에서 많이 사용하는 운동으로 몸에 동적인 반동을 이용해 근육을 늘려 주는 방법으로서 무의식 중에 건이나 인대의 손상을 초래하는 수도 있다. 그러나 정적 스트레칭은 가능한 관절운동 범위의 한계점에서 10~30초간 동작을 정지하여 늘여주는 방법이다. 그래서 일반인은 정적 스트레칭을 하는 것이 좋다.

① 스트레칭 방법

근육을 부드럽게 신전시키며 신전시킨 근육군에 의식을 집중시키면서 그 같은 상태로 10여 초 이상 지탱하며 편안한 느낌을 갖는 스트레칭 감각을 터득하는 일이다. 반동을 이용하게 되면 과신전이 되어 근섬유가 늘어나든지 근막이 파열하는 수가 있으므로 오히려 유연성을 떨어뜨리는 결과를 가져오므로 이 스트레칭 감각을 가지는 일이 곧 바른 스트레칭법이다.

- 편한 단계: 근육에서 힘을 빼고 편안하게 신전 시키면서 10~30초간 정적인 상태를 유지하는 단계이다. 스트레칭 했을 때 근육이 늘어나게 되는데 그런 자세로 지탱하면서 부드러운 감각을 가지도록 한다.
- 발전단계: 편한 단계에서 약간 더 힘을 주어 근육을 긴장시키면서 10~30초간 그 상태를 유지하는 단계이다. 운동 시에는 호흡을 자연 상태로 할 수 있게 해야 한다. 호흡을 멈춘다든지 또는 자연상태로 호흡이 되지 않을 때에는 근육의 신전을 약간 푼다.

② 허리의 스트레칭

- 누워서 무릎 굽혀 당기기: 누운 자세에서 두 무릎을 가슴 쪽으로 천천히 끌어당겨 20초간 유지한다.
- 윗몸 앞으로 굽히기: 선 자세에서 상체를 앞으로 숙이고 양손을 발끝 쪽으로 향하여 내린 자세로 20초간 유지한다. 이 경우 양 무릎을 10~20도 정도 구부린다.
- 앉아서 한발 펴고 윗몸 앞으로 굽히기: 앉은 자세에서 한쪽 무릎을 구부리고 반대편 무릎은 편 상태에서 상체를 앞으로 천천히 구부리고 10~30초간 유지한다. 좌 · 우 번갈아 실시한다.

③ 다리의 스트레칭

- 누워서 무릎 펴고 잡아당기기: 누운 자세에서 한쪽 무릎을 90도 정도 구부리고 다른 쪽 다리의 무릎을 곧게 펴서 두 손으로 다리를 상체 쪽으로 끌어당겨 10~30초간 유지한다.
- 무릎 펴고 다리 눌러주기: 양다리를 편 상태에서 벽을 가볍게 미는 기분으로 체중을 이동시킨 자세로 10~30초간 유지한다.

④ 어깨 및 몸통의 스트레칭

- 손깍지 끼고 위로 펴기: 두 손을 깍지 끼고 머리를 위로 쭉 뻗어 올려서 10~30초간 유지한다.
- 어깨 위로 팔 올려 팔꿈치 밀어주기: 팔꿈치를 끌어 올려 반대편 어깨 쪽으로 끌어당겨 10~30초간 유지한다. 운동전과 후에 실시하면 실내, 실외 등 어디서나 할 수 있다.

(2) 근력운동

① 근육운동 I (칼리스테닉스)

칼리스테닉스란 아령이나 역기 또는 특별한 운동기계를 사용하지 않고 맨몸으로 또는 작은 모래주머니나 탄력성이 있는 고무밴드와 같이 간단한 소도구를 사용하여 근육의 수축과 이완을 반복적으로 하는 등장성 근육수축 운동이다. 그러므로 칼리스테닉스는 집에서 간단하게 시행할 수 있다. 운동의 강도가 높고 횟수가 적으면 근지구력보다 근력이 강화되고 운동의 강도가 낮고 횟수가 많으면 근력보다 근지구력이 강화된다.

- 운동의 목적: 근력과 근지구력을 향상시키는 데 있으며 특히 허리나 등, 배, 어깨, 대퇴 등의 대근육들을 강화시키는 데 있다.
- 운동의 횟수: 일반적으로 약 10~20회 반복하여 약간의 피로를 느낄 수 있을 정도가 좋다.

② 칼리스테닉스 운동의 예

- 복근운동: 복근의 강화는 척추 전만증 등의 자세 불량을 바로 잡아주며 요부의 손상을 예방한다. 복근을 강화시키기 위하여 윗몸 일으키기를 할 경우 무릎을 90도 정도로 구부려서 한다.
- 어깨운동: 상체의 근육운동으로 대흉근, 상완근, 전완근 등을 강화시켜 상체의 발달을 기한다. 상체를 강화시키기 위해서는 특히 가슴이나 어깨의 앞쪽 근육을 강화시켜야 하며 균형적인 근력의 강화를 위해서는 등이나 어깨 뒷부분의 근력운동이 필요하다. 팔굽혀 펴기
- 다리운동: 하지의 근육운동으로는 대퇴근, 비복가자미근 등을 강화시킨다. 옆으로 누워서 다리 들기

③ 근력운동II(웨이트 트레이닝)

근력이란 근육이 한 번에 최대 노력으로 발휘할 수 있는 힘의 크기를 말한다. 기초체력이나 전문체력을 증진시키기 위한 근력을 증강시키기 위해서는 바벨, 역기, 가정용 운동기구(Home GYM) 같은 기구를 이용하거나 평행봉, 철봉 등을 이용한다. 또한 자기 체중을 활용하여 근육을 수축·이완시키는 운동을 하는 것이 중요하다.

- 웨이트트레이닝의 효과

트레이닝효과로서는 근육의 비대와 근력의 증대를 들 수 있다. 근력은 근육의 횡단면적에 비례한다고 할 수 있으며, 웨이트 트레이닝은 그다지 활동하지 않았던 근섬유에까지 강한 자극을 퍼지게 하여 근섬유가 비대를 일으킴으로써 근력의 증대를 이룰 수가 있는 것이다.

- 웨이트 트레이닝의 구체적인 방법

a. **점진적인 과부하의 원리**

근력의 증대를 위해서는 부하량을 증가시키는 것이 바람직하다는 원리이다.

b. **운동 강도의 결정**

일반적으로 최대근력(자신이 1회 들 수 있는 최대무게)의 70% 정도의 중량을 선택하게 되는데 초심자의 경우는 최대근력의 50~60% 정도의 중량, 선수의 경우는 최대근력의 80~100% 정도를 반복하는 것이 좋다.

c. **반복 횟수의 결정**

일반적으로 1세트 당 반복 횟수 5~6회 이하의 횟수에서는 근력의 증대를 이룰 수 있고, 1세트 당 20~30회 정도로 많이 하면 근지구력을 증가시키는 목적을 위해 좋다. 이를 동시에 발달시키기 위한 범위는 10~15회 정도가 적당하다.

d. **세트의 결정**

초심자는 각 운동을 1세트 정도 하여도 충분한 효과가 있지만 보통의 체력을 가진 사람은 동일 종목을 3~5세트 정도 반복적으로 하는 것이 바람직하다. 또한 세트마다의 휴식시간은 30초에서 3분간 적당하다.

e. **주간 빈도의 결정**

1주일에 3회 정도 행하는 것이 가장 좋으며, 매일 하는 것은 피로가 누적되어 상해를 가져올 수 있으므로 삼가야 한다.

④ 근지구력 운동(서킷 트레이닝)

서킷 트레이닝(circuit trainning)은 여러 기구를 돌아가면서 실시하는 트레이닝으로서 전체(all around)적 체력 향상 방법으로 고안되었다. 올 어라운드 체력이라 함은 근력, 순발력, 근지구력, 유연성 등 전신의 모든 운동능력을 포함한다.

- 운동 강도의 결정

일반적으로 최대근력의 20~30%의 강도를 택한다. 운동 종목을 택하고 다리, 가슴, 허리 순서로 기구를 배치한 다음 운동이 겹치지 않도록 한다. 운동종목별 실시 방법을 결정하고 강도가 큰 운동은 최대 반복횟수로, 강도가 작은 운동은 1분간의 최대 반복횟수를 측정하여 1/2 정도 횟수를 실시한다.

- 운동시간의 결정

전 운동종목을 3회 순회하여 총 소요 시간을 측정한다. 일반적으로 총 소요 시간은 10~30분 정도로 하며, 총 시간이 정해지면 총 소요 시간에 80~90% 정도의 시간을 산출하여 이를 목표 시간으로 정하고 목표 시간에 이르도록 단축을 위해 노력한다.

- 운동 시 주의사항
  a. 운동 전과 운동 후는 반드시 준비운동과 정리운동을 한다.
  b. 초심자는 기구를 들어 올릴 때 숨을 내쉬고 내려올 때 들이쉰다.
  c. 1주간 정도는 가벼운 무게로 바르게 동작을 취하는 것이 중요하다.
  d. 바른 동작으로 일정한 리듬을 갖고 행한다.
  e. 근육이 충분히 신전된 상태에서 충분히 수축된 상태로 옮기도록 힘쓴다.
  f. 운동 시 옆에서 지켜주는 동반자가 필요하다.
  g. 영양, 휴식, 운동의 3가지 중 한 가지라도 소홀히 하지 않는다.
  h. 운동시간은 30~40분 정도가 바람직하다.

(3) 심폐지구력 운동(에어로빅운동/유산소운동)

심장과 폐 기능은 건강을 유지하기 위한 체력 중에서 가장 중요한 요소이다. 운동을 처음 시작할 때에는 별로 힘 드는 것을 느끼지 않고 할 수 있으나 시간이 경과할수록 힘이 들며 능률도 떨어지게 된다. 이는 운동을 계속하는 데 필요한 에너지의 공급이 원활하지 못하기 때문이며, 이런 부족한 산소섭취 능력을 증강시킬 수 있는 트레이닝 방법이다. 일반인들에게는 심폐지구력을 증진시키는 운동이 가장 필요하다고 볼 수 있으며 걷기, 조깅, 수영, 등산, 러닝머신, 자전거 타기 등이 포함된다.

심박수를 이용하여 운동 강도를 정할 경우에는 최대심박수의 60~85%에 해당되는 심박수가 유지되도록 한다. 하지만 초보자의 경우에는 40~60%에서 시작하여 점차 운동 강도를 높여야 한다. 최대심박수는 실제 운동을 최대로 하였을 때의 심박수로 정하거나, 220(-) 나이로 추정할 수 있다.

운동을 할 때 재미를 느끼지 못하면 시작했다가 금방 그만 두는 경향이 많으므로 어떻게 하면 재미있게 운동을 지속적으로 할 수 있는지에 대해서도 간호사들은 관심을 가져야 한다. 마음에 맞는 친구와 함께 운동을 한다든가, 추후 관리로 운동 실시 여부를 전화로 확인하기, 계약, 자가 평가서를 참고하여 incentive 제공 등 여러 가지 방안을 고려하여 운동을 지속적으로 하도록 도와주어야 한다.

4. 체중조절

1) 사정단계

비만이 우려되는 대상자에게 체질량지수(Body mass index: BMI), 허리둘레, 피부두께 측정 등을 실시한다. 체질량지수는 체중(kg)을 신장(m)의 제곱으로 나눈 값으로서, 질병 이환율과 사망 상대 위험도를 반영한다. 복부비만은 질병 발생의 독립적인 위험요인이고, 허리둘레는 복부 지방량을 반영하는 유용한 지표이다. 피부 두께 측정기계를 이용하여 체지방량을 측정할 수도 있다.

영양평가를 위해 식사일기, 24시간 회상법, 식품섭취 빈도 조사법을 이용하여 평소 식사 종류와 식습관을 파악한다. 그리고 심폐지구력, 유연성, 근력, 운동부하검사 등을 평가하여 체중 조절의 기초자료로 이용한다.

① 인구학적 특성: 성별, 연령, 직업, 결혼상태, 지역(농촌/도시)

② 가족력: 부모와 형제의 연령과 체중, 부모직업, 부모 및 조부모의 건강력, 문화적 배경

③ 건강상태: 체중, 신장, 질병력, 알레르기, 약물 복용 상태, 혈중 콜레스테롤치, 의료인이 체중감소를 권한 적이 있는지

④ 비만 관련 과거력: 아동일 때의 체중, 체중감소를 시도한 적이 있는지, 사용한 체중감소 방법 및 성공여부, 현 체중이 얼마 동안이나 유지되었는지, 언제 체중측정을 하였는지

⑤ 음식섭취: 임의로 하루를 선정하여 식이섭취 종류와 양 조사, 식사시간, 음식 종류, 하루 물 섭취량, 폭식을 하게 되는 상황, 음식섭취에 영향을 미치는 요인들, 음식섭취에 관한 학습 여부, 식품 구입에 영향을 미치는 요인, 매일의 음식섭취를 어떻게 결정하는지

⑥ 운동력: 정기적으로 운동하는지, 일주일에 몇 번 하는지, 어떤 종류의 운동을 하는지, 얼마 동안 어떻게 하는지, 계속적으로 운동하게 되는 동기

⑦ 체중조절 동기: 체중조절을 하려는 이유, 체중조절 프로그램에 참여하게 된 이유, 체중조절 프로그램에 참여하도록 도와준 사람이 있는지, 주위에서 본인의 체중조절 시도를 알고 있는 사람이 누구인지

2) 식이조절

체중과 체지방량을 측정한 후 목표체중을 설정하고 체중감량은 1주일에 약 500gm을 넘지 않도록 한다. 자신의 하루 섭취량에서 300~500kcal 정도 줄인 양을 목표로 하며, 하루 200~300kcal 정도의 운동량을 정해 식이요법과 병행한다.

식이요법은 46가지 영양소가 골고루 들어 있는 균형식이어야 하며, 근육 손실을 막기 위해 적어도 1,200kcal 이상을 유지해야 한다. 1주일에 450g의 체중을 줄이기 위해서는 하루 섭취열량 중 500kcal를 적게 먹어야 한다. 체지방 1g = 7.7kcal이므로 하루에 500kcal씩 일주일을 줄이면 3,500kcal이므로, 3500/7.7 = 454g을 줄일 수 있다.

식이요법 시 영양소는 당질 60%, 단백질 15%, 지방 25% 정도의 비율로 섭취하는 것이 좋으나, 비만에 영향을 주는 지방질뿐 아니라 당질의 섭취를 줄이는 것이 중요하다. 그러나 단백질은 몸의 골격을 유지하는 영양소이기 때문에 항상 15% 이상의 비율로 유지시켜야 한다. 지방은 위에서 머무는 시간이 길기 때문에 어느 정도의 공복감 억제에 효과가 있으나, 동물성보다 식물성지방을 선택하는 것이 좋으며, 채소류 등을 많이 섭취하도록 하는 것이 좋다. 어떤 식이요법이든지 간에 유지수준보다 약 500kcal 정도 이하 식이가 바람직하다.

① 저지방 식이 요법

저지방 식이요법은 비만인의 체중감소뿐만 아니라 혈청콜레스테롤이나 트리글리세라이드를 감소시킬 수 있다. 지방산이 장시간 운동 시 연료로 이용되나 혈중에 지나치게 많으면 지방조직 등에 트리글리세라이드 형태로 저장된다. 비만인들의 열량 구성비율 보면, 비만인은 정상인보다 점심의 열량 구성비가 줄어드는 반면, 저녁의 열량 구성비는 증가하며 한 끼에 너무 편중되는 경향이 있다. 탄수화물 55~60%, 지방은 20~25%, 단백질은 15~20%(하루에 체중 1kg당 1~1.5g), 그리고 적절한 무기질과 비타민으로 구성되는 것이 좋다. 편식과 과식 그리고 식사시간을 지키지 않는 것이 비만을 유발함을 인식해야 한다.

② 식이요법 지침서

- 칼로리 제한 프로그램 불포화지방산(식물성지방)으로 구성되는데 그 비율은 1:2로 구성해야 한다.
- 매 식사 전후 물을 한 잔 마신다(너무 많은 물은 위의 산성도를 낮추어 소화에 지장이 있다).
- 열량이 적고 만복감을 주는 해조류, 버섯류의 녹황색 채소류와 과일을 적당하게 섭취한다.
- 자극성 음식보다 담백한 음식을 섭취한다.
- 하루권장량 칼로리보다 500~1,000kcal을 감량하여 대사에 장애가 없어야 한다.
- 지속적인 체중감량은 주당 500g을 초과하지 않는다.
- 단식이나 심각할 정도로 제한된 칼로리는 미세한 지방손실에도 많은 양의 물과 전해질, 광물질, 당원질 고갈, 비지방조직의 손실을 가져온다.
- 비만인의 식단 구성: 비만환자는 800~1,500kcal로 감식하며, 1일 식사 회수는 3~4회로 나누어서 조금씩 먹는 것이 식사를 하지 않고 걸렀다가 한꺼번에 대량으로 섭취하는 방법보다 체중조절에 효과적이다. 간식은 피해야 한다.

3) 운동

체중조절을 위한 운동은 유산소성 운동이면서 충격이 적은 운동이 좋은데 에너지 소비가 효과적이며 관절에 무리가 가지 않기 때문이다. 걷기와 계단 오르기는 가장 쉽고 편리하게 할 수 있는 운동이며 손상이 별로 없다는 장점이 있다. 자전거 타기, 수영 등도 권장되는데 관절에 체중이 부하되지 않는 좋은 운동이다. 최대 운동 능력이 60~70%로 낮게 하도록 하며, 체지방 감소를 위해서는 적어도 1회에 30~40분 정도 하도록 한다.

운동 빈도는 일반적으로는 1주일에 3~5회이지만, 비만한 사람인 경우에는 매일 하는 것도 좋으며 주당 최소한 900kcal 이상의 에너지를 소비할 수 있는 운동이 가장 효과적이라고 알려져 있다. 산보를 1분에 110보의 속도로 45분, 속보를 1분에 140보의 속도로 30분, 조깅을 1분에 180보의 속도로 15분, 수영을 400m 하는 것이 성인을 기준으로 약 200kcal가 소비되는 운동량이다. 운동은 하루 중 아침에 하는 것이 효과가 좋은데, 왜냐하면 아침 식전 운동이 식사 시 열 발생을 증가시켜 주고, 섭취한 탄수화물이 지방으로 저장되는 것을 방해하기 때문이다.

그러나 운동량에 따른 에너지 소모는 그렇게 많지 않아 규칙적이고 지속적인 운동만이 효과를 나타낼 수 있다. 운동을 하면 제지방조직(lean body mass)이 증가하기 때문에 체중 감소가 일어나지 않는 것처럼 보이는데, 체중 단독으로만 평가하지 말고 체지방량을 측정하여 평가해야 한다.

비만 치료 시 운동요법의 가장 큰 제한은 장기적인 운동 프로그램에 대한 순응도가 떨어지는 것이다. 운도에 대한 순응도는 매우 낮아 탈락률이 70~80% 정도 된다. 운동 프로그램 도중 탈락의 주된 이유는 시간의 제한, 불충분한 자기훈련, 신체적인 한계, 지루함, 불쾌함, 창피함, 느린 체중감소 및 부상 등으로 운동에 대해 거부감을 느끼고 어려운 것으로 생각하기 때문이다. 순응도를 증가시키기 위해 운동을 흥미롭게 구성해야 하며, 각 개인의 운동능력에 맞게 처방이 이루어져 환자로 하여금 성취감을 얻을 수 있게 행해져야 한다.

규격화된 운동 프로그램을 실행하기 어렵다면 환자가 좋아하고 실천 가능한 운동을 하도록 지도하고 교육시키는 것이 필요하다. 운동이 아니더라도 비만 환자에게는 일상생활에서 활동량을 늘리도록 하여 에너지 소비를 증가시키는 것도 좋은 방법인데, 차를 타고 가는 대신 걸어간다든지, 승강기를 타는 대신 계단을 이용하도록 한다.

4) 행동수정

체중조절을 위한 행동요법으로 3단계 행동요법이 있다.

- 1단계: 불량한 음식 섭취 습관을 초래하는 요인을 스스로 찾아내는 단계
- 2단계: 과식을 피하기 위하여 자극 조절
- 3단계: 비만인이 바람직한 행동을 할 경우 보상 제공

이 3단계 행동수정에서 배우자와 부모의 격려가 큰 도움이 된다. 행동치료만 사용한 경우 다른 치료들보다 체중감소율이 더 높아지지는 않는다. 행동치료의 중도 포기율은 20% 미만으로 다른 치료방법들보다 20% 내지 50% 가량 낮은 편이고, 행동치료를 사용한 체중감소 프로그램이 감소된 체중을 장기간 유지하는 데 효과적인 것으로 나타났다.

행동수정 단계를 세분화한 요법도 있다.

- 1단계: 감소시킬 체중을 정하고 기간을 설정한다.
- 2단계: 잘못된 식습관과 1일 섭취량을 조사한다.
- 3단계: 현재의 에너지 소비량과 운동량을 조사한다.
- 4단계: 하루에 어느 정도의 에너지 섭취를 줄이고 에너지 소모를 늘일 것인지를 결정한다.
- 5단계: 개인에게 알맞은 식사처방과 운동처방을 받아 실천하게 한다.
- 6단계: 체중, 식사섭취량 등 운동에 관한 일지를 기록하게 한다.
- 7단계: 체중감소가 이루어지더라도 요요현상을 방지하기 위해 체중조절에 계속 힘쓰도록 한다.

이와 같은 행동요법 시 중요한 조치 중 하나가 동기유발을 시켜야 한다는 것이다. 동기유발은 목표와 보상이 수립되어야 하며, 체중감량에 대한 명백한 이유를 밝혀야 한다. 예를 들면, 더 예쁘게 보이기를 원하든가 또 고혈압이나 당뇨병 환자인 경우는 건강하기 위해서 등이다. 현실적인 체중목표를 수립해야 하며, 이러한 목표가 현재 체중과 상당히 거리가 멀 때에는 중간목표를 세워야 한다. 또한 체중감소율, 체중감소기간, 그리고 체중감소가 일어나지 않는 이유 등 체중감소에 대한 전반적인 교육을 받는 것이 좋다. 만약 이러한 교육을 받지 않는다면 심한 근심, 불안감, 그리고 낙심으로 인한 중도탈락자가 생기기 쉽다.

5. 스트레스 관리

Hans Selye는 스트레스를 "인체에 주어지는 자극에 대한 비특이적(nonspecific) 반응"이라고 정의하였다. 인체에 주어지는 자극은 유쾌한 자극일수도 있고 불쾌한 자극일수도 있는데, 어떤 종류든 간에 인체는 이 자극에 적응해야 하며, 이때 나타나는 것이 스트레스 반응이다.

Richard Lazarus에 의하면 스트레스원(stressor)은 개인의 자원으로는 감당할 수 있는 요구가 부과된 것이며, 스트레스는 이러한 요구와 이에 대한 반응을 다 포함하는데, 더 정확히 말하면 스트레스는 하나의 과정이며 내적 혹은 외적 요구가 한 개인의 대처능력을 초과하여 그 요구가 중요하다고 인식되는 경우라고 하였다. 한 개인의 스트레스에 대한 반응은 그 개인이 직면한 일을 처리하는 능력과 그 결과가 그 개인의 안녕을 위해 얼마나 의미가 있는가에 대한 그 개인의 평가에 달려 있다.

모든 정상적인 활동은 스트레스를 유발한다. 따라서 스트레스로부터 자유롭게 된다는 것은 죽은 상태를 의미하며, 일상생활에서 스트레스를 완전히 피할 수는 없다. Selye는 스트레스에 대한 신체의 반응을 체계화하여 이를 일반적응증후군(GAS: General Adaptation Syndrome)으로 불렀다. 우리 몸은 어떤 손상을 받는 상황에서 3단계의 반응을 보이는데,

- 1단계: 경보반응(alarm reaction)

신체가 어떤 새로운 자극에 노출되어 대부분의 신체조직 활동이 증가되는 단계

- 2단계: 저항기(resistance phase)

특별한 증상의 유발 없이 신체가 자극에 적응하는 단계

- 3단계: 탈진기(exhaustion phase)

신체가 적응하는 능력을 넘어서서, 즉 에너지가 고갈되어 스트레스의 증상을 유발하는 단계, 즉 과도한 스트레스가 지속되면 어떤 일정 시간 동안만 견딜 수 있으며 그 후에는 질병이 생기거나 죽게 된다.

1) 스트레스 반응

(1) 신체적 반응

우리 몸은 다양한 통로를 통해 스트레스를 알린다. 무의식적인 신경 반사작용이 신체가 스트레스를 받고 있다는 명백한 신호들이다. 이것들 중 많은 부분은 어린 시절에 얻어진 습관으로 평생을 따라 다닌다. 이것은 스트레스를 받으면 더 두드러진다. 스트레스의 신체적 반응이 지나치게 강하거나 오래 지속되면 스트레스와 관련된 병이 생기는 것이다. 이것들은 생리학적 체질상 가장 약한 기관이나 계통에 다양하게 나타난다.

스트레스의 신체적 반응으로 두통, 어깨 결림, 불면증, 혈압 상승 등이 나타난다.

(2) 심리 감정반응

감정적 반응이 부정적 경향의 느낌을 포함하고 있다면 높은 수준의 스트레스를 느끼고 있다는 징후이다. 신경질과 조바심은 지나치게 활동을 많이 한 상태라는 것을 나타내며, 내면의 불안과 공격성이 표면에 드러난 것이다. 무감각과 지루함은 맥 빠진 느낌들이며, 생활에서 자극이 적은 까닭에 생겨나기도 한다. 그것들은 명백히 스트레스를 가져다주는 감정들 못지않은 스트레스를 줄 수 있다. 가장 심각한 것은 가라앉은 감정들인데 우울이나 피곤함뿐만 아니라 죄책감, 수치감, 무력감, 절망감 등이다.

(3) 행동반응

평상시의 자기와 다른 모든 행위는 스트레스에 거슬리는 반작용이라 할 수 있다. 즉, 마감시간 바로 전까지 중요한 업무를 미뤄두었다가 시간이 임박하여 허둥대거나, 한꺼번에 두 가지 이상의 일을 하는 것이다. 침착하게 정상적으로 대처할 수 있는 문제들에 화를 낸다거나 과잉반응을 보이는 것은 그 문제에 대한 균형감각을 잃었을 때 발생한다. 오랜 기간에 걸쳐 되풀이되면 과잉반응 행동은 심각한 문제를 암시하는 것일 수 있다. 계속해서 납득이 가지 않게 행동하는 것은 긴장에 대처하는 능력을 상실해 가고 있다는 심각한 경고이다. 보편적인 증상은 사소한 일에 화를 내거나, 심경에 변화가 일어나거나, 기억이 안 나거나, 말문이 막히거나, 집중력이 떨어지는 것이다.

2) 스트레스 사정

(1) 스트레스와 긴장 정도 점검표

스트레스와 긴장 정도를 알아보기 위해 일상생활에서 누구나 느낄 수 있는 스트레스 증상의 항목에서 자신이 느끼는 빈도를 표시한 후 모두 합산하여 긴장수준을 평가할 수 있다〈표 5-20〉.

표 5-20. 스트레스 자가측정표

증상	자주	일주일에 한두 번	거의 없다
1. 긴장감, 분노를 느끼고 신경성 소화불량이 생긴다.			
2. 직장이나 가정에서 주위사람들이 긴장하게 한다.			
3. 긴장했을 때 먹거나 마시거나 담배를 피운다.			
4. 긴장감, 편두통, 목이나 어깨 통증, 불면증이 있다.			
5. 밤이나 주말에 다음날 새롭게 활동할 정도로 쉽게 긴장을 풀고 머리를 식힐 수 있다.			
6. 일에 대한 걱정 때문에 집중하기 어렵다.			
7. 긴장을 풀기 위해 진정제나 다른 약을 복용한다.			
8. 긴장을 풀기 위한 시간을 충분히 내기 어렵다.			
9. 시간 여유가 있어도 긴장을 해소하는데 사용하지 못한다.	예		아니오
10. 업무의 성격상 마감 시간에 쫓기는 편이다.	예		아니오

A: 14-16: 심각한 긴장수준　B: 10-13: 평균 이상　C: 6-9: 평균
D: 3-5: 평균 이하　E: 0-2: 거의 긴장이 없음

(2) 생활변화 지표

Holmes와 Rahe가 개발한 도구로서 최근 경험한 삶의 변화 범위를 측정하는 것이다. 이것은 생활변화지표로서 최근 2년간의 생활 사건을 점수화하여 제시된 점수화지표로 평가한다. 즉 생활에서 큰 사건을 많이 경험하면 스트레스를 느끼게 되고 이는 건강상태에도 영향을 미치게 된다〈표 5-21〉.

표 5-21. 생활변화 지표

당신이 지난 2년 동안 경험한 생활의 변화를 표시해 주십시오.

생활사건	점수	생활사건	점수
배우자의 죽음	100	이혼	73
별거	65	투옥	63
가까운 가족의 사망	63	개인적 상해나 질병	53
결혼	50	해고	47
재혼	45	은퇴	45
가족 구성원의 건강상 변화	44	임신	40
성(性) 장애	39	새로운 가족 구성원 생김	39
재정상태 변화	38	친한 친구의 죽음	37
작업부서 이동	36	배우자와 싸움 횟수 변화	35
2억 이상 저당 잡힘	31	담보 대부의 저당권 상실	30
직장에서 직위 변화	29	아들이나 딸이 집을 떠남	29
법적 문제 발생	29	두드러진 개인적 성취	28
배우자의 취직이나 해고	26	입학이나 졸업	26
생활상태 변화	25	개인습관 변경	24
상사와의 갈등	23	작업 시간이나 조건 변화	20
거주지 변화(이사)	20	전학	20
여가활동 변화	19	종교활동 변화	19
사회활동 변화	18	2억 이하 대출이나 담보	17
수면습관 변화	16	가족모임 구성원의 변화	15
식습관 변화	15	휴가	13
크리스마스	12	사소한 법적 위반	11
총 계			

점수화 지표

점수	중재
0~149	생활의 변화가 적거나 참을만한 상태로 중재가 필요 없다.
150~199	경미한 생활변화(33% 질병 발생 가능성)
200~299	중등도 생활변화(50% 질병 발생 가능성)
300 이상	심각한 생활변화(80% 질병 발생 가능성)

(3) 성격유형에 관한 설문지

사람의 성격에 따라 동일한 스트레스원에서도 각기 다른 스트레스 반응을 보이므로 성격유형을 평가하는 것이 필요하다. 각 사람의 성격을 A유형과 B유형으로 구분하는데 우리의 행동양식은 매우 복잡하여 한 가지만으로 표현될 수 없다. 실제 대부분이 A유형과 B유형으로 분류될 수 있는 행동을 한다.

A유형 성격은 과도한 경쟁, 인정받고자 하는 욕망, 분명하게 규정되지 않은 목표에 대한 맹렬한 돌진, 자신이 강요하는 마감 시간, 반복적인 잡일에 대한 고민, 여러 가

지 생각과 행동, 사건의 진행속도에 인내하지 못함, 휴식에 대한 불편감이나 죄책감 및 급한 일상 활동(걷기, 식사, 말하기) 등을 나타내며, A유형 성격을 가진 사람은 B 유형 성격인 사람보다 유의하게 심장질환 발생률이 높은 것으로 나타났다. 성격유형을 측정도구는 〈표 5-22〉과 같다.

표 5-22. 성격유형 측정도구

B 유형	척도							A 유형
1. 일을 끝내지 않고 남겨두는 것을 그다지 개의하지 않는다.	1	2	3	4	5	6	7	1. 일단 일을 시작하면 반드시 마친다.
2. 침착하고 서두르지 않는다.	1	2	3	4	5	6	7	2. 약속에 결코 늦지 않는다.
3. 경쟁적이지 않다.	1	2	3	4	5	6	7	3. 매우 경쟁적이다.
4. 다른 사람의 말을 잘 듣고 끝날 때까지 기다린다.	1	2	3	4	5	6	7	4. 대화에서 다른 사람을 말을 끊고 앞지른다.
5. 재촉을 받고 있어도 서두르지 않는다.	1	2	3	4	5	6	7	5. 항상 서두른다.
6. 침착하게 기다릴 줄 안다.	1	2	3	4	5	6	7	6. 기다리고 있을 때는 항상 초조하다.
7. 일을 쉽게 처리한다.	1	2	3	4	5	6	7	7. 언제나 전력을 다해 일에 임한다.
8. 한 번에 한 가지씩 처리한다.	1	2	3	4	5	6	7	8. 한 번에 한 가지 이상 일을 하고 다음에 무엇을 할까 항상 생각한다.
9. 말할 때 천천히 전달하려고 노력하며 이야기한다.	1	2	3	4	5	6	7	9. 말할 때 원기 있고 힘차게 이야기한다.
10. 다른 사람보다 자신을 만족시키는 일에 집착한다.	1	2	3	4	5	6	7	10. 일이 잘 되게 하기 위하여 타인의 인정받기를 원한다.
11. 일을 천천히 한다.	1	2	3	4	5	6	7	11. 일을 빨리 한다(식사, 걸음, 기타).
12. 쉽고 유유하게 산다.	1	2	3	4	5	6	7	12. 바둥거리며 산다.
13. 감정을 그대로 표현한다.	1	2	3	4	5	6	7	13. 감정을 표현하지 않는다.
14. 다양한 관심과 흥미를 가지고 있다.	1	2	3	4	5	6	7	14. 일 이외에는 흥미가 별로 없다.
15. 직업에 만족하고 있다.	1	2	3	4	5	6	7	15. 야심이 많고 직장에서 급속도로 승진하기를 바란다.
16. 마감시간을 따로 정해놓지 않는다.	1	2	3	4	5	6	7	16. 스스로 마감시간을 정해 놓는다.
17. 한정된 만큼의 책임감만 느낀다.	1	2	3	4	5	6	7	17. 언제나 관여하는 모든 일에 책임감을 느낀다.
18. 일의 결과를 평가할 때 양적으로만 보지 않는다.	1	2	3	4	5	6	7	18. 일의 결과를 평가할 때 항상 양적으로 평가한다.
19. 직무를 그다지 심각하게 생각하여 대하지 않는다.	1	2	3	4	5	6	7	19. 직무를 심각하게 받아들이고 세세한 부분까지 신경을 쓴다.

〈평가 기준〉 38점 이하: B형
39~76점: B형에 가까움
77~113점: A형에 가까움
114점 이상: A형

4) 스트레스 관리전략

(1) 수면과 휴식

일상생활에서 스트레스를 감소시키는 생활습관을 가지는 것이 필요하다. 규칙적인 생활을 하고, 밤에 숙면을 취하기 위해서는 낮에는 부지런히 움직인다. 또한 밤에는 안락한 수면환경을 만들고 수면의 질과 양을 동시에 중시한다. 오래 누워 있기보다는 질적인 수면을 취하는 것이 좋다. 오후에는 커피, 홍차 등 각성 음료를 피하고 또 술과 담배도 피하는 것이 좋다. 불규칙한 낮잠은 피하고, 숙면을 위해 신선한 공기를 취하는 것이 좋다.

(2) 운동

스트레스 감소를 위해 규칙적인 운동이 필요하다. 매주 최소한 3번 이상 한 번에 30분~1시간 정도의 운동을 규칙적으로 실천한다. 하지만 몸에 맞지 않는 과잉 운동은 삼가야 한다. 운동을 통해 긴장을 해소시키는 것이 상당히 좋은 스트레스 관리법이다. 한편 운동을 하게 되면 에너지를 축적하고 스트레스 예방도 가능하다. 달리기, 자전거 타기, 걷기, 스키 타기, 테니스와 같은 신체의 산소 소비량을 증대하는 유산소 운동이 좋다.

(3) 균형 잡힌 식사

스트레스 관리를 위해 규칙적으로 식사하고, 간식은 가능한 피하는 것이 좋다. 과일, 채소, 생선, 기름기 없는 살코기와 같은 신선한 음식을 가능한 많이 섭취하는 것이 좋고, 설탕, 탄수화물, 지방, 소금 등의 섭취는 제한해야 한다. 스트레스를 많이 받을 때는 비타민B를 많이 섭취하도록 한다. 가공된 캔 식품, 패스트푸드는 스트레스 유발식품이므로 피한다.

(4) 이완요법

호흡을 통제하고 근육을 이완시켜 긴장을 완화시키는 방법. 점진적 이완기법은 심리학의 행동수정기법의 하나로 특히 편두통, 고혈압, 견비통, 근육통 등의 환자들에게 유용한 방법이다.

(5) 명상요법

- 명상, 단전호흡, 음악요법

(7) 기타

- 마사지, 안마 지압
- 아로마테라피
- 요가: 인도에서 나온 전통적 심신수련법의 하나로 신체, 마음 그리고 정서를 이완시킨다.

6. 금연

담배가 건강에 미치는 영향을 보면 폐암, 기관지 폐기종 등 호흡기 질환, 관상동맥 질환 등의 심맥관계 질환, 소화성 궤양, 임산부의 경우 유산, 저체중 출산, 사산 등이 되기 쉽다. 본인이 직접 담배를 피우지 않아도 옆 사람이 담배를 피우면 간접흡연을 하게 되므로 피우는 사람과 똑같지는 않으나 건강장애를 가져올 수 있다. 이것을 간접흡연(passive smoking)이라고 한다. 담배연기 속에서 일하는 비흡연자들은 눈의 자극, 비강 불편감, 기침, 두통, 호흡기 질환 등을 호소하며, 흡연자의 아내는 비흡연자의 아내에 비해 폐암에 걸릴 확률이 2배나 된다고 하였다. 이렇게 직접 흡연뿐만 아니라 무고한 간접 흡연자에게도 나쁜 영향을 미치게 되는 흡연문제를 심각하게 고려해 보아야 한다.

1) 담배의 구성물질

담배 1개비의 구성물질은 입자로 된 물질이 8.2%, 연기로 된 물질이 91.8%이다. 담배의 성분은 4,000가지 이상이 되나 가장 문제가 되는 성분은 니코틴, 타르, 일산화탄소이며, 인체에 많은 건강문제를 일으킨다.

(1) 니코틴

니코틴은 흡연을 통해 폐로 흡수되기도 하고, 구강으로 흡수되기도 한다. 특히 씹는담배는 구강으로의 흡수가 많다. 담배의 구성물질 중 니코틴은 가장 강력한 약리적 작용물질이다.

- 심장박동 수와 혈압 상승
- 부정맥 증가
- 심장이 펌프작용으로 내보내는 분당 혈액량 증가
- 산소 소비증가와 관상동맥 혈류 증가
- 말초혈관 수축
- 기관지 수축
- 호흡 증가

(2) 타르

타르는 담배에 포함된 물질 중에서 수분과 니코틴을 제외한 다른 모든 입자물질을 총칭한다. 담배연기는 기체, 기화물질 입자로 구성되는데, 타르는 입자들을 말한다. 타르는 인체 여러 부위에 대해 암을 발생시키는 발암물질로 알려져 있다. 특히 식도, 폐, 췌장, 신장, 방광에 암을 발생시키는 물질로 알려져 있다. 동시에 타르는 종양 촉진물질이다. 종양이 다른 원인으로 인하여 이미 형성과정에 있을 때 타르는 종양의 진행과정을 돕기 때문이다.

(3) 일산화탄소

일산화탄소는 담배연기 중에서 1~5%를 차지하는데 혈중 헤모글로빈의 산소운반력을 방해한다. 동시에 일산화탄소는 신경계의 정상적인 기능을 손상시킬 수 있다. 급성작용으로는 심장마비나 뇌일혈의 원인이 된다는 보고가 있으며, 만성작용으로는 심혈관질환의 위험을 증가시킨다고 알려져 있다.

2) 간접흡연의 해독

담배연기는 주류연과 부류연으로 구성된다. 주류연은 흡연자가 들이마신 후 내뿜는 연기이고, 부류연은 담배를 흡인하는 사이에 담배 끝에서 나오는 연기를 의미한다. 간접흡연에서는 주류연이 15%, 부류연이 85%를 차지한다.

흡연 부모의 아기는 폐렴과 기관자염에 잘 걸리고, 활동이 적고, 병약하며, 폐기능 손상 우려가 많다. 간접흡연은 혈압 상승, 서맥, 말초혈관 수축, 혈소판 응집 증가 등 급성 심혈관 작용을 나타내고 폐암을 유발하기도 한다.

3) 흡연상태 측정

(1) 직접흡연의 측정

직접흡연의 측정은 현재 흡연자, 흡연 경험자, 그리고 흡연 무경험자로 측정한다. 현재 흡연자와 흡연 경험자의 흡연력을 다시 흡연기간(년), 흡연량(하루에 몇 개비 또는 몇 갑을 피우는지), 그리고 흡연시작 연령에 대해 조사한다. 총 흡연량을 측정하기 위해서는 갑-년(pack-year)을 계산하는데, 이것은 하루 평균 흡연량을 "갑"으로 표시한

값에 흡연기간(년)을 곱하여 계산된다.

(2) 간접흡연의 측정

간접흡연의 측정은 흡연에 노출된 정도로 측정할 수 있는데, 흡연자의 흡연량, 흡연자에의 노출시간, 노출장소 등이 고려되어 측정되어야 한다.

(3) 객관적 방법

흡연에 노출된 정도를 객관적으로 측정하기 위한 방법으로는 담배의 주요성분과 그 대상물을 이용한 검사 방법이다. 흡연에 노출되는 정도를 측정하기 위해 주로 사용되는 것은 타액, 혈청, 또는 소변 내의 니코틴 양과 코니틴의 측정이다. 이중 코니틴은 니코틴에 비해 체내 반감기가 길고 담배노출에 특이할 뿐만 아니라 간접흡연 등 작은 노출에도 예민하게 반응하므로 좋은 지표로 알려져 있다.

흡연 프로그램을 평가하기 위하여 흡연상태의 변화를 측정할 때 주로 흡연상태를 묻는 질문지를 사용한다. 그러나 주로 흡연상태에 대한 보고는 본래의 상태보다 바람직한 방향으로 과소 보고하는 경향이 있다.

4) 금연방법

다른 건강증진 활동처럼 금연 역시 자기관리 과정이다. 즉 건강관리자가 흡연자에게 금연을 격려하거나 정보를 제공할 수는 있으나, 금연할 것인지 안할 것인지는 흡연자 자신이 결정한다는 것이다.

금연을 위한 변화의 과정은 다음과 같다.

① 금연에 대한 동기가 되어 있지 않은 단계
② 금연을 고려하는 단계
③ 금연을 실시하는 단계
④ 금연을 유지하는 단계
⑤ 다시 흡연으로 돌아가는 단계

흡연자는 완전히 금연상태에 돌입하기 전까지는 위의 5단계를 반복하게 된다.

(1) 금연관리를 위한 준비

금연관리를 위한 첫 번째 시작은 흡연자를 도울 수 있는 지역사회 혹은 국가 내에 있는 기관에 접촉하여 필요한 자원이 어떤 것이 있는지를 알아내는 것이다. 예를 들면 대한금연협회나 적십자사 등 흡연에 관한 보건교육자료 혹은 성공적인 금연관리 사례 등 수집할 수 있는 자료를 수집한다.

그 다음에는 건강관리자가 관리하고 있는 대상자들의 흡연상태를 기록할 수 있는 시스템을 구축한다. 예를 들면 여러 연구나 조사들에서 사용된 흡연조사 기록지를 검토하여 각 건강관리 대상자에게 적합한 흡연조사 기록지를 준비한다. 그 다음에는 대상자 각자에게 직접 흡연상태를 조사한다. 현재 흡연자에게는 상세한 과거 흡연력을 조사한다. 현재 금연자 중 만약에 과거에 2년간 성공적으로 금연했었던 사람이 있으면 "성공적으로 금연한 사람"이라는 파란 스티커를 흡연조사 기록지 옆에 붙여두어 표시를 한다. 만약 금연자 중 금연한 지 2년이 되지 않은 사람 등의 흡연조사 기록지에는 "최근에 금연한 사람"이라는 노란 스티커를 붙여서 표시한다. 현재 흡연자는 "현재 흡연하는 사람"이라는 빨간 스티커를 붙여서 표시한다. 아울러 한 번도 흡연한 적이 없는 사람은 흰색 스티커를 붙인다.

건강관리자는 흡연조사 기록지에 붙어 있는 표시를 통해 가장 집중적으로 관리할 대상자로부터 규칙적으로 체크만 해도 되는 대상자를 구별할 수 있다. 이것은 건강관리자가 대상자의 흡연조사 기록지를 일일이 조사하지 않아도 금연관리의 우선순위가 높은 대상자를 쉽게 확인할 수 있어서 효율적이다.

(2) 흡연자 동기부여

현재 흡연을 하고 있는 사람들은 금연을 하기 위해 명확한 지도가 필요하다. 흡연자의 현재 건강문제에 대한 관심과 연결지어서 금연교육을 실시하면 더 효과적이다. 흡연자에 대한 금연교육은 계속적으로 지속되어야 한다. 흡연자들은 대개 한두 번씩은 금연하라는 권고를 받은 적이 있다. 그러나 건강관리자들은 한두 번 정도 금연을 하도록 권고하여 금연하지 않으면 더 이상 금연에 대한 교육을 하지 않는다. 이에 대해 흡연자는 건강관리자들이 흡연을 별로 심각하게 생각하지 않는 것으로 생각하고 계속적으로 흡연하게 되는 것이다. 그러므로 건강관리자들은 흡연자들에게 계속적으로 금연하도록 교육하는 것이 중요하다.

흡연자가 금연하려는 동기부여가 되어 있지 않을 때는 금연을 함으로써 오는 이점에 대한 팸플릿을 제공해주어 동기부여가 되도록 한다. 대부분의 흡연자는 흡연이 건강에 미치는 영향을 알고 있으며, 흡연하는데 대해 죄의식을 갖고 있기까지 하다.

(3) 금연을 결심한 흡연자 돕기

흡연자가 금연을 고려하고 있을 때 건강관리자는 집단 프로그램, 개인상담, 자아-금연 프로그램 등 흡연자 개개인에게 가장 적합한 방법을 선택할 수 있도록 돕는다. 집단 프로그램은 흡연자에게 사회적 지지나 그룹 간의 상호작용을 제공할 수 있다. 건강관리자는 금연협회나 적십자사 혹은 대학병원 등 금연을 위한 집단 프로그램을 제공하는 기관을 조사하여 집단 프로그램을 원하는 흡연자에게 소개한다.

집단 프로그램이 적절치 않은 경우에, 흡연자 개인에게 최면술이라던가, 치료행동, 혹은 개인상담을 권한다. 흡연자 중 자기 통제력이 강한 사람은 금연을 위한 방법 중 자아-금연 프로그램을 권할 수 있다.

자아-금연 프로그램을 진행할 때 주의할 점은 다음과 같다.

① 자아-금연 프로그램에 대한 설명서를 흡연자에게 제공하여 검토하도록 한다.

② 흡연자와 함께 건강관리자는 자아-금연 프로그램 내용들을 검토하여, 흡연자가 어떤 교육이 필요로 되는지 분석한다.

③ 흡연자로 하여금 특정한 날을 금연의 날로 선택하게 하고, 그 내용을 건강관리자와 함께 계약을 하도록 한다. 건강관리자는 금연의 날에 혹은 금연의 날 전날에 흡연자에게 전화하여 상기시킨다.

④ 건강관리자는 흡연자가 가족의 지지나 사회적 지지를 받을 수 있는 자원이 있는지 발굴하도록 도와주고, 흡연욕구가 되살아날 수 있는 상황을 흡연자로 하여금 기록하도록 하고, 각 상황을 어떻게 극복할 수 있는지 의논하여 전략을 세운다.

⑤ 건강관리자는 흡연자와 주기적으로 만나는 약속을 하여 금연관리 진행 상태를 점검하는데, 서로 만나는 때와 양상은 흡연자의 필요에 따라 달라질 수 있다.

(4) 니코틴 대치품의 관리

흡연자 중 니코틴 의존도가 높은 사람은 금연관리를 위하여 니코틴 대치품을 사용하는 것이 좋다. 니코틴 의존도가 높은 사람은 다음과 같은 특성을 통해 알 수 있다.

- 하루에 담배를 1갑 이상 흡연한다.
- 거의 30분 간격으로 지속적으로 흡연한다.
- 과거에 금연을 시도하였었는데, 그때 불안정, 불안, 집중하는 데 어려움, 불면증, 어지러움증 등이 있었다.
- 24시간 이상 담배를 참는 데 어려움이 있다.

위와 같은 특성이 있는 사람은 금연관리를 위해 니코틴 대치품의 사용을 반드시 고려해 볼 필요가 있다.

니코틴 대치품에는 피부 부착, 흡입, 니코틴 껌 등이 개발되어 있다. 이 중에서 니코틴 껌이 많이 사용되고 있다. 니코틴 껌은 천천히 30분 이상 씹도록 하여, 니코틴이 입안의 점막을 통해 신체내로 흡수하도록 해야 한다. 니코틴은 위장에서는 파괴되기 때문에 니코틴 껌을 너무 빨리 씹으면 입안의 점막으로 흡수되기 전에 삼켜져서 위장으로 내려가 파괴된다. 그러므로 니코틴 껌 맛이 완전히 없어질 때까지 천천히 30분 이상 씹는 것이 중요하다.

니코틴 의존 증상들을 관리하는 효과적인 방법으로는 12~15개의 니코틴 껌을 매일 씹도록 하는데 하루에 최대한 30개 이상의 껌을 씹지는 않도록 한다. 금연을 시작한 후 니코틴 껌의 사용을 점차 줄여서 3~6개월 안에 니코틴 껌의 사용을 중지하도록 한다.

니코틴 껌은 다음과 같은 사람은 사용하지 못한다.

- 씹는데 어려움이 있는 자
- 심한 협심증이 있는 자
- 최근에 심근경색증으로 진단 받은 자
- 심장박동이 불규칙한 자

- 임산부
- 모유수유를 하고 있는 여성

(5) 금연 유지를 위한 지지

금연을 하는 동안 겪는 경험은 금연을 시작한 후 시간이 경과함에 따라 다양하게 달라진다. 금연을 시도한 사람들의 경험을 통해 보면 금연한 후 첫 3주 동안은 머리 속에서 담배를 피우도록 하는 요청이 일어나지만, 그래도 무시할 수 있는 정도라고 한다. 그리고 4주째는 흡연하고 싶은 욕망이 더 강해지며, 그 욕망이 사라지는 데 몇 분씩 걸리며, 8주째는 흡연하는 사람을 볼 때마다 담배를 피우고 싶은 욕망이 매우 강하게 일어난다. 그러나 그 정도는 예전만큼 그렇게 심하지는 않다. 금연한 지 6개월이 지나면, 흡연하고 싶은 마음은 훨씬 줄어들었으나, 그래도 번번이 흡연하고 싶은 마음이 생기기는 한다.

금연을 시도하고 있는 사람들이 얼마나 흡연하고 싶은 욕망이 강한지, 얼마나 자주 흡연하고 싶어 하는지를 사정하여 검토하는 것은 금연자를 돕는 가장 중요한 자세이다.

성공적으로 금연을 지속하고 있는 사람들을 위해서 지지해 주고 축하해 주는 것도 매우 중요하다. 건강관리자는 금연을 성공적으로 시도하고 있는지 최소한 2년 동안은 추후관리를 하여야 하며, 매번 만날 때마다 격려해주고 지지해 주어야 한다. 금연자들을 계속 흡연에 대한 욕구로 힘들어하고 있는데도 불구하고 흔히 그들이 성공적으로 금연하고 있는 것으로 생각하여 별로 신경 써주지 못하는 경우가 많으나, 완전히 금연자가 될 때까지 계속 격려와 지지가 필요하다.

(6) 다시 흡연자가 되는 단계의 지지

다시 흡연을 시작하는 단계는 한동안 금연 후 어떤 계기를 맞아 담배 한 개비를 다시 피움으로써 시작된다. 그 후 흡연자는 한동안 금연하다가 경우에 따라서는 흡연하기도 하는 경험을 반복하게 된다. 점차 금연하는 시간보다 흡연을 하는 시간이 빈번해지다가, 그 후에는 규칙적으로 흡연하는 단계로 진행된다. 이렇게 다시 흡연을 시작하게 되는 계기는 대개 금연시작 후 2주 동안 발생한다.

금연을 시도하고 있는 사람들의 주변으로부터 담배를 완전히 제거시키는 것은 매우 어렵다. 특히 금연을 시도한 초기에는 더욱 어렵다. 금연자들이 다시 흡연하고 싶은 욕망이 일어날 때 이 욕망을 어떻게 극복할 것인지에 대한 금연전략이 세워져 있어야 한다. 금연을 시작한 지 3개월 안에 담배 한 개비를 피우게 되는 사람들은 1년 안에 다시 흡연자로 돌아가게 될 확률이 90%라고 한다. 그러므로 금연을 시작한 초기단계에 어떻게 흡연에 대한 욕망을 극복할 것인지 구체적인 금연전략을 세워야 한다.

(7) 금연침

금연침은 한방 분구침법 중 이침요법을 이용한 것으로 경혈 탐측기로써 神門, 外鼻, 內鼻, 咽喉, 口, 肺, 氣管支, 內分泌 등의 혈 자리를 찾은 후 이곳에 압정과 같이 생긴 작은 침을 놓아 약 3~4일 동안 테이프로 붙여 두는 치료요법이다. 흡연자들이 기관지나 폐 등의 호흡기질환을 가장 많이 호소하는 점을 고려하여 기관지와 폐 관련 혈 자리를 자극을 가함으로써 담배를 줄이거나 끊게 만드는 것이다. 치료는 일주일에 2회 정도 시술하게 되는데 좌우 귀에 교대로 시술한다. 평균 치료횟수는 약 5~6회로 대부분의 사람들이 금연욕구의 감소를 보이고 있으며 대상자의 85%에서 현격한 흡연량의 감소를 보인다. 그러나 침 치료만으로 효과를 본다기보다는 본인의 금연 의지와 주위의 도움이 더해져야 금연에 도달할 수 있다.

이침요법이 담배맛을 쓰게 하거나 혐오하게 하는 결과가 나타났지만, 무엇보다도 중요한 것은 금연을 하겠다는 의지가 강해야 할 것임으로, 적극적인 금연교육이 병행되어야 하며 이혈(耳穴)을 수시로 자극하는 것이 금연에 대한 결단의지를 굳게 하는 효과를 갖는 것으로 보인다.

이러한 금연침 시술을 받게 되면 우선 담배를 피우고 싶은 욕구가 감소되고, 담배맛이 변하여 맛이 없거나 쓰고 텁텁한 맛으로 되며, 담배연기에 대해 구역감이나 혐오감 등이 나타나기도 하고, 담배를 피우면 입에서 쓴 침이 분비되면 냄새가 싫어지기도 하는 등의 반응이 나타나 흡연양이 줄어들고 결국 담배를 끊을 수 있게 된다.

(8) 금연에 이로운 간식과 해로운 간식

금연을 하면 담배 생각 때문에 자꾸 간식을 먹게 되고, 또 니코틴은 몸속의 기초대사율을 높이는 작용을 하는데 금연을 하면 이런 효과가 없어지기 때문에 더 먹지 않아도 처음에 2~3㎏ 정도 체중이 늘어난다. 체중에 별 영향을 주지 않는 간식과 물을 많이 마시고 운동을 가볍게 하면 더 이상 늘지 않고 본래 체중을 유지할 수 있다. 이때 가능하면 자극성이 강하고 칼로리가 높은 간식은 피하는 것이 좋다.

- 이로운 간식: 우유, 야쿠르트, 껌, 은단, 호도, 은행, 인삼, 녹차, 홍차, 과일, 오이, 당근, 박하사탕, 바게트빵, 오징어다리나 문어다리 같이 질기고 입안에 오래 머무는 음식
- 해로운 간식: 술, 콜라, 사이다, 커피, 과자, 초콜릿, 사탕, 아이스크림, 피자, 크림빵

7. 절주

1) 알코올과 건강

(1) 영양장애와 관련성

알코올 과음자 및 중독자에서 특정 영양소(특히 비타민류)의 결핍이 발생한다는 사실이 밝혀지기 이전까지는 알코올 중독자에게서 나타나는 각종 신체적 이상이 바로 알코올 자체의 독성 때문이라고 생각하였었다. 1920~1940년 사이에 비타민류 등의 영양소가 발견되면서 알코올 섭취와 영양결핍과의 관련성이 밝혀져서 알코올성 간경화, 알코올성 정신증상의 치료를 위해 단백질이나 비타민B 등을 공급하는 치료방법이 보편화되었다.

알코올에 의한 직접적인 독성작용이 주로 간에서 일어난다는 연구결과가 1960년대 초에 보고되었는데, 지금에 와서는 이러한 직접적인 작용이 모든 알코올성 간질환의 첫 번째 단계라고 인정하고 있다. 특히 유전적 소인에 의하여 알코올의 체내 대사 과정에 장애가 있는 사람에게서 더욱 중요하다.

음주 정도에 관계없이 음주는 체내 지방질 대사에 장애를 일으킨다. 췌장 및 간 기능의 저하로 인하여 지방분해효소의 분비가 감소하고 따라서 지방의 소화 흡수가 부진해진다. 알코올은 체내 당 대사에도 영향을 미치는데, 특히 공복 시에 일시적으로 과량의 알코올을 섭취하는 경우 저혈당을 일으킨다. 우리나라에서 꿀물이나 설탕물을 음주 후에 해장에 마시는 관습이 있는데, 이는 저혈당을 방지하는 매우 좋은 방법이 된다.

알코올의 산화분해효소의 주성분이 단백질이기 때문에 단백질의 영양결핍 상태에서는 알코올의 대사처리가 부진하게 되어 각종 알코올성 질환의 위험이 커진다. 또한 수용성 비타민 중에서 비타민B군 중 thiamin과 foliate, 그리고 비타민C가 알코올 중독과 관련이 있다. 이들 모두는 알코올에 의하여 흡수가 감소하거나, 배설이 촉진되어 체내에 부족한 상태를 유발하고 이것이 지속되면 이차적인 질병으로 연결된다. 해당 영양소를 추가로 공급하면 질병이 완화 내지는 치료되지만 술을 끊어야만 치료되는 경우도 있다.

(2) 간 질환과의 관련성

알코올성 간 질환은 주로 영양결핍과 같은 간접적인 영향에 의하여 이차적으로 발병하는 경우로 이해되어 왔으나 최근의 연구에서는 알코올이 직접적으로 간세포에 손상을 주어 발생한다는 것이 밝혀졌다. 특히 여성은 위 점막에서 알코올 성분을 분해하는 알코올 탈수소효소가 남성에 비해서 적기 때문에 간 기능의 저하가 쉽게 나타나며 음주량과 기간이 짧아도 간경화 발생률이 매우 높다. 알코올성 간경화은 일부 영양결핍에 의하여 이차적으로 발병한 경우도 있으나 더 중요한 원인은 알코올 자체의 직접적인 간세포 손상이라는 것이 밝혀지고 있다.

반면에 알코올성 간염은 영양결핍에 의한 이차적 발현이기 때문에 영양주사와 같은 영양요법의 치료효과는 매우 좋다. 알코올성 지방간은 알코올의 대사과정의 산물로 일어나는 질환으로 생각하고 있다. 따라서 이 경우에는 술을 끊는 것이 치료법이 된다.

(3) 신경계 질환과의 관련성

영양결핍 특히 thiamin결핍과 신경계와의 관련이 밀접하다. thiamin 결핍 시 "각기병(beriberi)"을 유발하는 것으로 알려져 있고 thiamin을 공급하면 치료가 된다. 눈동자의 움직임이 둔해지고, 걸음걸이가 이상해지며, 자꾸 혼돈하는 증세를 보이는 "Wernicke's encephalopathy"신경증을 함께 가지는 증후군이 그 대표적이다.

알코올이 대뇌에 직접 작용하여 신경계 증상을 일으키는 것으로 알코올성 치매가 있는데 CT검사 상 대뇌의 크기가 작아져 있음을 볼 수 있으며 젊은 중독자의 경우 술을 끊으면 위축된 뇌가 다시 회복된다. 비타민B복합체의 복용과 금주로서 증세가 호전된다.

(4) 순환기계 및 심장질환과의 관련성

지금까지의 각종 연구 결과들은 음주가 순환기계 및 심장질환에 나쁜 영향과 좋은 영향을 주는 양면성이 있음을 보고하고 있는데, 좋은 영향은 물론 중정도의 음주자에 한정된다.

알코올은 심장근육에 직접적으로 손상을 주는데 심하면 세동화(fibrillation)하여 심장박동의 힘을 떨어뜨리게 된다. 알코올이 말초혈관을 확장시킴으로 인하여 심장으로 돌아오는 혈류는 감소하고 동시에 알코올은 심장근육에 손상을 주게 됨으로 이러한 상태가 오랫동안 지속되면 부정맥이나 심부전으로 진행될 수 있다.

(5) 암 질환과의 관련성

알코올 자체는 발암 물질이 아니라는 것은 거의 확실하다. 그러나 알코올이 체내에서 다른 발암물질의 흡수를 도와주는 역할을 하여 발암보조물질(cocarcinogen)으로 인정되고 있다. 술을 마실 때 담배를 더 자주 피워서 발암물질의 체내 흡수를 더욱 촉진하게 되어 암 발병을 촉진하는 결과로 이어진다. 음주자가 비음주자에 비하여 현저하게 많이 발생하는 암은 구강암을 포함하는 두경부암이다. 구강암의 경우 특히 도수가 높은 술이 더욱 위험하다. 흡연과 음주의 상승작용이 주원인이 되어 발생하는 암으로는 후두암과 식도암이 있다.

(6) 골다공증과의 관련성

과음은 골다공증의 위험요인이다. 음주량이 많은 여성에서 엉덩뼈의 골절이 증가하였으며 남성 알코올 중독자에서도 골밀도의 저하 등이 관찰되었다.

(7) 성기능 장애

알코올은 직접 생식기능을 공격하여 남성을 발기부전상태로 만든다. 알코올은 음경의 말초신경을 자극하여 고환에서 남성 호르몬을 만드는 라이디히세포의 파괴를 가져와 남성 불임의 원인을 초래하고, 음경으로 돌아오는 동맥의 혈류를 막고 정맥의 혈류를 막지 못하여 고무풍선처럼 음경이 수축되어 성생활에 지장을 준다.

(8) 태아알코올증후군(Fetal alcohol syndrome)

임신 중 만성적으로 알코올을 섭취하는 경우 태아에게 신체적 기형과 정신적 장애가 나타나는 선천성 증후군으로 신경계 기형, 성장 및 정신 지체, 안면 기형 등이 발생한다. 신체적 기형으로는 뇌 기형(소뇌증), 심장 기형, 척추 기형, 두개안면 기형 등이 나타나고, 정신적 장애로는 주의집중 이상, 행동장애, 과잉 행동성, 충동성, 지각 이상 등이 나타난다. 아래와 같은 특징적 신체적 외모를 볼 수 있다.

- 눈이 작고 미간이 짧다.
- 코가 낮고 짧으며, 들창코이다.
- 인중이 거의 없다.
- 윗입술이 아랫입술에 비해 현저하게 가늘다.
- 얼굴이 납작하다.
- 턱이 작고 덜 형성되어 있다.

또한 뇌기능 저하로 IQ 70 정도이며, 암기 및 사고력의 저하 등으로 일생 동안 학습장애를 겪고, 주의가 산만하고, 성격도 원만하지 못한 것으로 알려져 있다.

2) 음주 사정

(1) 알코올중독 사정

우리나라에서는 1991년 국립정신병원 연구진에 의하여 알코올 중독을 선별하는 12개 문항의 문진표〈표 5-23〉가 개발되었다. 12개 문항 중 4개 이상에서 '예'인 경우 알코올 중독일 가능성이 높다고 판정한다.

표 5-23. 알코올중독 측정도구

평가문항	예	아니오
1. 자기 연민에 잘 빠지며, 이를 술로 해결하려 한다.		
2. 혼자 술 마시는 것을 좋아한다.		
3. 술 마신 다음날 해장술을 마신다.		
4. 취기가 오르면 술을 계속 마시고 싶은 생각이 지배적이다.		
5. 술을 마시고 싶은 충동이 일어나면 거의 참을 수 없다.		
6. 최근에 취중의 일을 기억하지 못한 경우가 있었다(2회/6개월)		
7. 대인관계나 사회생활에서 술이 장애가 되었다고 느낀다.		
8. 술로 인해 직장생활의 업무에 상당한 손실이 있다.		
9. 술로 인해 배우자(또는 보호자)가 떠났거나 떠나겠다고 위협한다.		
10. 술이 깨면 진땀, 손 떨림, 불안이나 좌절 혹은 불면을 경험한다.		
11. 술이 깨면서 공포, 섬망, 몸이 심하게 떨림, 환각이나 환청을 들은 경험이 있다.		
12. 술로 인해 생긴 문제로 치료받은 적이 있다.		

위의 문항 중 4개 이상 해당되는 경우 알코올중독의 가능성이 높다. 반드시 전문가와 상의하여 적절한 검사와 치료를 받아야 한다.

3) 금주방법

(1) 건강음주 교육

알코올중독은 그가 속한 사회가 인정하는 수준을 넘는 술을 마시고, 그 때문에 건강과 대인관계에 장애가 있는 만성행동장애로 볼 수 있다. 알코올중독은 중독자가 치료를 원치 않으면 도움을 줄 수 없다. 그러한 경우 같은 경험을 가진 사람들의 모임인 금주단체에 가입해서 실제적인 도움을 받을 수 있다. 평소에 건전한 음주를 하여 스스로 편안하고 안정된 마음을 갖게 함으로써 건전하고 밝은 사회생활을 하도록 하는 것이 알코올중독을 예방할 수 있게 한다.

술을 마실 때 다음의 지침을 꼭 지키는 것이 좋다.

첫째, 자기주량에 알맞게 마신다.

둘째, 알코올을 분해, 해독하는 필수영양소인 단백질이 풍부한 음식을 안주로 한다.

셋째, 즐겁고 기쁜 마음으로 마신다.

넷째, 같은 양이라도 서서히 오랜 시간 동안 마신다.

다섯째, 마시는 횟수를 최소한 줄인다.

여섯째, 단숨에 마시지 않고 음미하면서 마신다.

일곱째, 불행한 일을 당하거나 실의에 빠졌을 때 술로써 달래며 망각하려고 하지 않는다.

여덟째, 술을 마신 후에는 본인은 정상이라고 생각하더라도 절대로 운전을 해서는 안 된다.

(2) 문제음주 대상자 중재

알코올 의존환자는 상담 및 정신치료, 알코올 남용에 대한 교육 및 재활치료 프로그램, 약물치료 등을 포괄하는 치료를 받아야 하며, 병력 상 금단증상이 예상될 때는 입원 치료하도록 한다.

사회적 연결망에 의해 지지를 받는 알코올 의존환자는 치료가 되기 쉽다. 환자와 가깝게 지내는 주변사람들을 치료체계에 합류시켰을 때 훨씬 회복이 잘 된다. 알코올중독자모임이나 알코올중독자 가족모임에 참여시킨다.

8. 약물남용 관리

약물남용이라고 하면 흔히 마약류나 법으로 금지된 것들을 함부로 사용하는 것으로 생각하지만 술, 담배, 카페인 등이 가장 흔한 약물남용의 원인이 되는 것들이다. 이런 물질들은 법적으로 미성년자에게 제한되어 있으나 실생활에서 흔히 유통될 뿐만 아니라 구입이 용이하기 때문에 미성년자들이 부담 없이 남용하여 비행의 원인이 되고 있다.

1) 약물남용 관련 용어 정의

WHO에서 약물과 관련하여 자주 사용하는 용어 정의를 살펴보면,

① 약물남용: 의료행위의 규정에 맞지 않게 약물을 지속적 혹은 산발적으로 과용하는 것을 말한다.

② 약물의존: 약물사용의 중지로 불쾌감을 피하고, 정신적인 약물효과를 얻기 위해 약물을 지속적 혹은 주기적으로 상용하며 이를 위해 어떤 수단방법을 다 동원해서 약을 얻고자 하는 강박성이 부수되는 정신적 및 신체적 중독 상태를 말한다.

③ 정신적 의존: 쾌감을 얻고 불쾌감을 없애기 위해 지속적 혹은 주기적 약물 사용으로 정신적 만족감을 얻는 상태를 말한다.

④ 신체적 의존: 약물사용을 금했을 때 신체적 증상 즉, 금단증상이 나타나는 것을 말한다.

⑤ 약물에 대한 내성: 자신이 약물을 초기에 사용할 때 느꼈었던 좋은 느낌들을 되풀이 경험하기 위해서는 처음에 사용한 양보다 약물의 사용량이 급격히 늘어나게 되는 것을 말한다.

⑥ 금단증상: 약물의 공급이 중단될 경우 생기는 눈물, 콧물, 불안, 초조, 진땀, 불면, 경련, 설사, 복통 등의 여러 불쾌한 증상을 의미한다.

2) 약물남용의 위험요인

(1) 유전적 및 가족 요인

알코올 중독이 유전적이거나 환경적인 또는 복합적인 영향의 결과로 받아들여지고 있다. 특히 약물남용 아버지가 있는 경우, 쌍둥이의 경우 유전적 경향을 보이고 있다. 부모가 부모역할에 능숙하지 못하면 자녀가 알코올이나 약물을 남용할 위험이 크다.

① 부모나 형제가 알코올이나 다른 약물의 남용(4~6배)
② 직업, 결혼, 건강, 경제적 어려움 때문에 가족의 갈등이나 스트레스
③ 약물사용에 대해 긍정적인 태도
④ 부모—자녀 관계가 불량한 경우, 즉 관계가 긴밀하지 못하고, 자녀의 활동에 부모가 참여하지 못하고, 부모의 훈육에 일관성이 없으며 자녀의 교육적 성취를 깎아 내리는 경우
⑤ 부모 중 한쪽이 너무 많이 자녀에게 관여하거나 엄격한데, 다른 쪽은 소원하거나 허용적인 경우
⑥ 반사회적 행동을 보이는 가족구성원이 있을 때

(2) 학교 및 또래 요인

학교생활을 따라가지 못하는 학생은 그 이유가 무엇이든(예를 들어 학교가 지루해서, 능력이 부족해서) 약물을 더 일찍 시작하고, 정기적으로 사용하게 되는 경향이 있다. 청소년에게서 약물남용을 잘 예측할 수 있는 것은 가장 친한 친구가 약물남용을 하고 있는지를 보는 것이다. 청소년이 약물을 시작하는 것은 낯선 사람이 아니고 잘 아는 사람을 통해서라는 근거가 있다. 동료들이 약물을 사용하고 있다는 인식, 사회적 허용이 약물남용에 대한 감수성을 강화시킨다.

(3) 심리적 요인

개인의 성격 특성, 태도, 신념이 여러 가지로 약물남용과 관계있다. 기본적인 사회적 가치관에서 소외되거나 종교가 없는 사람, 자존심이 낮은 사람은 약물남용과 더 관련이 있다. 반항적인 성격적 특성과 전통적 가치관에 순응하지 않는 사람이 일찍

약물남용의 경향을 보인다. 일탈, 전통적 권위에 대한 저항, 독립하려는 강한 요구 등도 약물남용과 관계있다.

반사회적 행동이 다양할수록, 빈번할수록, 심각할수록 성인기까지 지속될 가능성이 있다. 다른 사람의 감정에 공감이 부족하고 자주 거짓말을 하고, 즉각적인 만족을 좋아하며 처벌에 무감각한 특성이 약물남용과 관계있다.

3) 약물 종류

(1) 중추신경 흥분제(CNS Stimulants)

① 각성제: 커피, 콜라, 홍차 등

카페인 섭취 30분 후 약효가 제일 잘 나타나며 효과가 3~4시간 지속된다. 하루에 5~6잔 정도 마시면 카페인에 습관이 생기게 되어 커피를 마시지 않으면 정신집중이 안 되고, 졸리며, 맥이 빠지며, 복잡한 것들을 암기하는 능력이 떨어지게 된다.

- 커피: 카페인은 커피의 주성분으로 널리 사용되고 있는 흥분제이다. 초콜릿을 만들어내는 코코아나무와 차의 잎사귀에도 카페인이 함유되어 있다는 것이 발견되었다.
- 콜라: 카페인이 다량 함유되어 있다. 콜라를 마시지 못하면 커피중독과 마찬가지로 집중이 되지 않고 졸리며 산만해지게 된다.
- 기타 홍차, 녹차, 코코아, 청량음료수: 카페인이 상당량 들어 있다.

② 싼틴(Xznthine)

초콜릿에는 싼틴으로 분류되는 중추신경 흥분물질이 들어 있어, 초콜릿을 먹으면 기분이 약간 좋아지는데, 초콜릿도 자주 먹다보면 습관성이 생길 우려가 있다.

③ 코카인(Cocaine)

주로 남미의 고지대에서 자라는 코카나무의 잎으로부터 얻어지는 약물로서, 독성이 매우 강하기 때문에 발작을 일으키거나 호흡마비와 간혹 혼수상태를 유발하기도 하고 심장마비를 일으켜 사망하게 되는 경우도 있다. 코카인의 강력한 효과 때문에 희석해서 사용되었는데, 이의 대표적인 예가 코카콜라이다. 장기간 사용 시 신경질적인 행동이 나타나며 식욕상실, 갈증, 불면증, 코 조직 파괴, 성불구를 일으킬 우려가 있다.

④ 필로폰: 암페타민류

우리가 보통 부르는 히로뽕이란 필로폰의 일본식 발음으로, 우리나라에서는 흔히 학생들에게 정신집중약, 가정주부에게는 살 빼는 약, 운전기사에게는 피로회복제, 농어촌에서는 허리 통증 치료약 등으로 은밀히 선전되며 처음에는 약의 효과를 선전하기 위하여 무료로 사용토록 하다가 점차 이것에 중독되게 하는 것이다.

장기간 사용 시 잠을 못 이루고 걱정, 긴장, 우울증이 동반하는 경계심(의심이 많아짐), 과도한 자신감, 식욕억제에 의한 영양결핍을 나타낸다.

(2) 중추신경 억제제(CNS Depressants)

① 아편계열(Opioid): 마약

아편은 Papaver somniferum으로 알려진 양귀비(poppy plant)의 설익은 껍질의 침출액으로부터 얻어지는 물질이다.

- 종류: 설사약으로 쓰이는 paregoric, 진통제인 morphine, 기침약으로 쓰이는 codein, 아편중독자의 대치 약물로 사용되는 methadon, 합성 진통제인 meperidine, 기타 heroin, hydromorphine, oxymorphone 등이 있다.
- 지나친 양을 사용할 때: 혼수상태까지 야기하는 깊은 수면에 빠지고 혈압이 떨어지며 느리고 불규칙적인 심방박동, 혈중산소 부족 등의 현상이 나타난다. 경련, 호흡중단 등으로 사망할 수도 있다.

② 알코올

③ 수면제나 신경안정제(Hypnotics, anxiolytics)

중추신경계의 작용을 약화시킨다. 이 약물들은 소량을 사용했을 때에는 진정효과를 나타내어 정신적인 면에서는 불안감으로 감소시키나 사용량을 증가시킴에 따라 추리능력의 감소, 시간감각, 공간감각의 감소와 기억상실증을 가져오며 결국에는 사망하게 된다.

- 종류: barbital, barbiturate, 신경안정제 등

중추신경계에 작용하여 뇌에서의 신경전달 기능을 억제하고 에너지 효소과정에 영향을 미친다. 따라서 뇌의 기능을 억제하고 다량을 복용하였을 때에는 호흡리듬을 유지하는 연수의 작용을 억제하여 사망에 이르게 된다.

고통이나 정신적 긴장으로부터 도피하기 위해 또는 일시적인 환각적 행복감으로 맛보기 위해서 barbiturate류를 사용하게 된다. 특히 습관성과 중독성이 매우 강하며 금단증상도 심하게 나타난다.

④ 본드나 가스등 흡입제(Inhalants)

졸음, 환각 등의 현상이 나타나며 판단력과 자아 통제력이 상실된다. 또한 불규칙적으로 심장박동이 증가하고 호흡억제, 오심, 구토, 가슴통증, 피로감, 수면장애 등이 나타난다. 계속적인 갈증과 식욕이 상실되며 암과 정신질환이 발생하며 심리적, 육체적 의존이 심해진다. 즉 마취작용과 병적인 행복감을 유발시키고 가벼운 의식장애와 운동불안이 따른다.

(3) 환각제

① 대마초(마리화나)

대마의 줄기는 강한 섬유질로 되어 있기 때문에 로프나 직물을 만들기 위해 오래전부터 사용해왔다. 장기간 사용 시 내성과 심리적 의존이 심해지며 지나친 양을 상용할 때는 편집증, 정신질환과 같은 상태를 야기시킨다.

② LSD(Lysergic Acid Diethylamide)

LSD를 단기간 사용할 때는 생생한 환각과 공간과 시간의 왜곡 등 감각의 왜곡이 나타나며 무감각, 근육약화, 조정력이 손상된다. 또한 심장박동, 혈압, 혈당과 불규칙적인 호흡이 증가한다.

③ 프로포폴(propofol)

페놀계 화합물로 흔히 수면마취제라고 불리는 정맥마취제로서 전신마취 유도와 수면내시경을 할 때 사용되어 왔다. 하지만 불면증을 없애고 피로해소, 기분상승, 환각 등을 일으켜서 환각제 대용으로 오·남용되는 사례가 있으며, 정신적 중독증상을 유발시킬 수 있다. 이에 한국식품의약품안전청은 프로포폴을 향정신성의약품(마약류)으로 지정하여 관리하고 있다.

4) 약물 중독증상

(1) 약물의 약리작용 관련 증상

- 눈뜨자마자 사용, 일과 중에 사용, 기억력 끊기기
- 사용량의 급작스러운 증가나 감소, 조절불능
- 약물이 없을 때 대체약물 사용, 고통을 잊기 위해 상용

(2) 심리 및 행동증상

- 곧 죽을 것 같음, 악몽, 몽유병, 아무 때나 여기저기 전화하기
- 사용 후의 수치감 및 죄책감, 자기연민, 자살충동, 분노
- 약 몰래 감추기, 의심, 사용에 집착, 사용습관 숨기기
- 스트레스를 느끼면 약물 찾음, 혼자 사용하기
- 사용량이 늘고 빈도가 빨라짐, 약속을 지키지 못함

5) 약물남용 관리

약물남용을 억제하는 방향은 크게 공급의 측면과 수요의 측면이 있다. 공급측면에서는 약물생산 자체를 억제하거나 생산된 약물이 유통되는 것을 차단하는 방법으로 생산이나 유통과 관련된 사람들을 처벌하여 남용을 억제하는 방법이다. 수요의 측면에서는 청소년 등을 대상으로 하는 예방 프로그램과 이미 약물에 노출된 사람이 만성중독자가 되는 것을 방지하는 치료 프로그램을 통해 억제하는 방법이다. 약물남용 예방대책을 1, 2, 3차로 나누어서 실시할 수 있다〈표 5-24〉.

표 5-24. 청소년 약물남용 예방대책

일차예방	이차예방	삼차예방
- 약물남용 문제가 생기기 전에 예방 교육 - 새로운 약물남용자가 생기지 않도록 함	- 약물남용 청소년을 조기발견하여 조기치료 - 약물남용의 진행과 지속적인 사용을 막음	- 약물남용으로 인한 기능상실 예방 - 원래의 기능으로 돌아가게 하는 재활치료

(1) 약물남용의 예방

정보전달, 정서적 교육 프로그램을 통한 교육 및 상담, 대안제공, 부모나 가족 의사소통 훈련 등이 있어야 한다.

① 정보전달

약물의 사용에 대한 지식을 제공하는 것은 예방 프로그램의 기본적 요소이다. 그러나 약물남용에 대해 극단적으로 부정적인 면만 가르치는 것은 예방 전략으로서 좋은 방법이 아니다. 예방 프로그램에 포함되는 정보나 지식은 청소년들의 인지적 발달수준에 맞게 선택되어야 한다.

청소년은 현재 지향적이므로 약물의 장기적인 부정적 결과보다는 약물과 음주, 흡연의 단기적인 혜택에 더 관심을 갖는다. 정보와 지식의 신뢰성, 지각도 중요한 문제이다. 예를 들면 약물의 잠재적 위험에 대한 사실적 정보는 교사에게 들을 경우에는 무시될 수 있으나 또래에게서 들을 경우에는 진지하게 받아들여질 수 있을 뿐만 아니라 그 정보의 제공방법이 신뢰성을 강화할 수 있다.

약물교육에서는 정보제시를 위해 여러 매개물의 상대적 효과를 알아야 한다. 약물예방 프로그램에는 교사, 토론집단을 이용한 대면적 의사소통방법이 포함되지만 영화, TV, 신문, 잡지, 책, 연예인 홍보 등의 효과는 절대적이라고 할 수 있다.

② 또래를 통한 교육 및 상담

또래인 학생을 의사소통의 출처이자 수신자로 사용하는 것이다. 즉 또래를 통한 교육 및 상담을 제공한다. 또래 교사와 또래 상담자들에게 사전에 필요한 사항을 지도한다.

* 약물남용의 초기증상을 어떻게 구분하는지를 가르쳐 준다.
* 약물남용 친구가 어떤 남용 문제를 가지고 있는지 확인하도록 가르친다.
* 약물남용 친구가 그 문제에 대한 도움을 찾으러 갈 수 있는 곳을 가르친다.

③ 대안 제공 전략

약물남용자에서 일반적으로 나타나는 증상은 낮은 자존감, 자아통제력에 대한 자신감 결여이다. 이런 문제를 해결하기 위해 대상자의 기술을 향상시키고 이성적 생활양식에 대한 사리판단을 할 수 있도록 돕는다. 대상자가 잠재력을 발휘할 수 있다는 자신감을 갖게 되는 것이 매우 중요하다. 이러한 대안을 제공하는 기관으로는 YMCA, YWCA, 걸스카웃, 보이스카웃, 4H클럽, 교회, 학교 등이 있다.

대안적 활동으로는 미술, 공예, 캠핑, 병원 자원봉사, 등산 등 매우 다양하다. 약물남용자에게 일자리를 제공하는 것은 무엇보다 만족을 느끼게 하는 대안이다. 이런 대안전략을 실현하려면 지역사회의 이해가 필요하다.

④ 부모와 가족 의사소통 훈련

가족 의사소통 훈련은 가족이 서로를 고려하고 부모가 자녀의 자아존중감을 상승시키고, 가족이 건전하고 건설적 방법으로 가족생활의 갈등을 해결하도록 해주는 것이다.

(2) 약물 오·남용에 대한 건강증진 전략

① 유통과정 통제

- 청소년이 약물에 접근할 가능성이 큰 지역 즉, 학교주변, 유흥업소, 오락실, 만화가게, 산책로, 공원, 영화관 등에 대한 출입통제 및 청소년을 출입시키는 업소에 대한 행정적 규제를 강화한다.
- 남용위험이 있는 물질의 원료 및 제품생산 제조과정의 엄격한 행정통제와 유통시 관리 강화 및 내용물에 대한 표시의 의무화를 실시한다.
- 공공장소에서의 금연, 주류가격의 인상과 구입의 제한 등과 같은 법적인 제한과 약물남용 억제에 초점을 맞춘 약물예방 정책을 실시한다.

② 수요자 통제

- 약물별 사용 여부를 분류할 수 있는 감별기준과 소변채취의 강제조항 등 법규를 마련한다.
- 약물남용 청소년의 친권자에 대한 책임처벌 여부와 치료에 동반할 의무를 규정하고 이를 강력히 실시한다.

③ 교육 및 훈련

- 학교 교과과정(보건교육) 안에 약물에 관한 교육내용을 포함한다.
- 의사, 약사, 종교인 등 지역사회 지도자 및 조직을 활용하여 훈련 프로그램을 실시한다.
- 다양한 약물 오·남용 예방 시청각 교육교재를 개발하고 보급한다.
- 약물남용 프로그램을 실시할 수 있는 지도자를 양성한다. 특히 전국적으로 실시되고 있는 학교의 상담자원봉사자를 재교육한다.
- 학교에서 상담전담교사를 채용한다.
- 약물 없는 학교를 만들기 위해 각 학교에서 실시할 수 있는 프로그램이 있어야 하고, 약물예방교육 전담 교사를 국가적 차원에서 교육하여야 한다.
- 학교 중심의 부모교육이 활성화 되어야 하며 이는 교육받은 교사를 주축으로 이루어져야 한다. 그래서 약물예방에 대한 가족의 지지를 증진시키고 약물 없는 학교 및 주변 환경을 만들어 나가야 한다.
- 약물을 사용하라는 권유를 뿌리칠 수 있는 저항기술의 습득에 초점을 두고 약물 없는 학교라는 가치관이 자리 잡을 수 있도록 분위기를 쇄신한다.

④ 정보제공 및 홍보

- 자녀의 약물남용을 식별하고 대응할 수 있는 학부모용 책자발간 및 TV 등 언론 매체를 통한 홍보 및 계몽활동을 전국적으로 실시한다.
- 지역사회는 약물예방기구, 기금, 다른 재원 등을 제공하고 다른 기관들과의 합리적이고 유기적인 연계가 잘 이루어질 수 있도록 중간자 역할을 한다.
- 약물남용 예방 CF 방영, 마약류 다큐멘터리 및 토론회 등 방송사를 통한 특집방송 홍보 이벤트를 실시한다.

- 마약퇴치 국민대회, 거리캠페인, TV방송, 포스터 전시회, 세미나 등을 실시하고, 5월 가정의 달, 6월 마약퇴치의 달 홍보를 집중화하고 연계한다.
- 인터넷을 통한 사이버 홍보 등 청소년이 이용하는 매체를 통해 적극적으로 알리고 약물 오·남용 문제를 양성화할 수 있도록 노력한다.
- 전문가 집단의 전문적 자문을 받아서 자원봉사자 및 협력단체 인력을 활용한다.
- 주로 문제가 되는 대상과 지역에 집중적인 감독을 하고 특히 청소년을 대상으로 한 술, 담배의 판매금지, 유흥업소의 단속 등이 이루어져야 한다.

9. 안전 및 재해예방

부산 구포역 열차 전복, 서해 페리호 침몰, 대구 지하철 공사장 폭발, 성수대교 및 삼풍백화점 붕괴, 특히 2003년 2월 18일 발생한 대구 지하철 참사사건 등과 같은 각종대형 사고는 우리의 안전 의식이나 가치관의 부실한 측면을 여실히 보여주고 있다.

대형사고가 잇따라 발생하여 국가 전체적으로 엄청난 손실은 물론 사회 전반적으로 안전 불감증이 문제가 되고 있다. 이러한 안전사고를 예방하기 위해서는 사회 구성원 각자가 자기 직분에 책임의식을 갖고 이를 충실히 실천하도록 하는 안전문화를 우리 사회에 정착시키는 것이 절실히 요구된다.

1) 가정안전

(1) 감전예방

- 어린이의 손이 닿지 않게 설치하고 플러그의 구멍에 젓가락 등을 꽂지 못하게 덮개 설치
- 1개의 콘센트에 여러 개의 전기, 전열기구 사용금지(과열로 인한 화재 위험)
- 각종 전열기구(다리미, 밥솥 등)의 규격제품 사용여부 및 관리
- 비규격품 사용으로 과열로 인한 화재발생 위험
- 코드선의 손상 또는 피복이 벗겨져 있으면 감전위험이 크고 특히 젖은 손으로 만지면 대단히 위험함

(2) 화재예방

- 인화물질을 불씨가 있는 인근장소에 두지 말 것
- 전기, 기계기구 사용 인근장소에 두지 말 것
- 뚜껑 없이 개방해 두지 말 것
- 인화물질 용기는 어린이 손에 닿지 않는 높은 곳에 비치
- 인화물질 용기는 서로 충돌되어 넘어지지 않도록 사용
- 직사광선(태양열)을 받는 곳에 두지 말 것

(3) 가스폭발 예방

- 잠금과 열림장치가 노후하거나 비정상적으로 작동 시 가스밸브 즉시 교체
- 가스용기 설치위치는 직사광선을 피하고 전도위험이 없도록 설치하고 화기가 있는 주변에 설치 금지
- 가스렌지 연결부위의 가스누출 여부를 정기적으로 확인한다. 비눗물로 연결부위를 점검하여 비눗방울이 생기면 가스가 새고 있는 것임
- 가스공급 호스의 파손 및 손상 유무 확인, 육안으로 호스의 이상상태 확인
- 정기적으로(2년마다) 호스 교체

2) 학교안전 분야

안전한 학교 환경을 조성하기 위하여, 학교대표 또는 서무과장, 교사, 학생대표로 구성된 안전보건관리 조직을 구성하여 운영하는 것이 좋다. 안전·보건과 관련된 일체의 안전관리 점검대장 등을 정기적으로 작성하여 일정한 기간 동안 보관하도록 한다. 또한 교내·외 각종 위험장소 등에 잘 보이도록 안전보건표지판, 포스터 및 표어 등을 부착하고, 안전·보건에 대한 내용을 교내 방송으로 내보내거나 학교 홈페이지에 올리며, 보건교사의 교육시간에 편성하여 주기적으로 안전 불감증의 심각성 등을 교육하도록 한다.

(1) 교실

① 책, 걸상의 안전도 및 못 등의 손질 여부 점검

② 전기콘센트 등의 안전조치 점검

- 전기 규정 용량 초과 사용 금지, 한 개의 콘센트에 다선 사용금지
- 교실바닥 등의 전선은 매몰형 또는 피복부에 덮개 실시

③ 유리창 교체 및 청소여부

- 깨진 유리 교체 및 청소 시는 가능한 한 학생이 접근하지 않도록 함
- 추락방지 안전난간, 안전대, 안전망 설치

- 깨진 유리조각, 파편 청소 시 안전장갑 사용

④ 정리정돈 및 청결유지 상태

⑤ 실내의 환기 및 조명 상태

- 실험, 과학실 등에 배기팬 부착 등 환기 철저
- 형광등 등 조명설비의 정기적 청소 및 적정 조명 유지(최소 300Lux 이상 유지)
- 칠판 위 조명설비(1,000Lux 이상 유지)
- 직사광선 유입으로 인한 시력저하 방지(블라인드, 커튼 설치 등)

⑥ 교실 내 적정 소음수준도 유지 등 쾌적한 학습 분위기 조성

- 주 소음 발생요인(도로교통 소음, 확성기 등 생활소음, 항공기 소음)차단을 위해 방음벽 설치로 교실 내 소음발생 수준도 50dB(A) 이하 유지
- 복도 통행 시 소음 등 주 소음 발생요인 차단을 위한 이중창 설치로 쾌적한 학습 분위기 조성

⑦ 학교 내 컴퓨터실에 대한 보건조치 유무

- 실내는 명암의 대조가 심하지 아니하도록 하고 직사광선이 유입되지 않는 구조로 할 것
- 컴퓨터 단말기 등에서 발생되는 유해광선 또는 전자파로 인한 건강장해를 방지하기 위하여 유해광선 차단장치를 설치할 것
- 컴퓨터 단말기 및 키보드를 설치하는 책상 및 의자는 체형에 따라 그 높낮이를 조절할 수 있는 구조로 할 것

(2) 운동장 등 놀이시설

① 철봉대, 씨름장 등 각종 체육시설의 안전성

- 철봉대 평행봉 등의 적정 크기, 규격 등 구분설치 및 용접부위 결합유무 확인
- 철봉대, 평행봉 주변(15cm 이상)과 씨름장(20cm 이상)은 미세 모래사장으로 하고 정기적으로 교체하며 모래 턱은 고형물질(나무, 철 등) 사용금지

- 뜀틀, 승마 놀이 시 주변에 매트리스 등을 필히 구비하여 충격 완화
- 축구, 핸드볼 골대 그물 등은 색상이 있는 그물 설치로 전도 방지하고 충격완화용 고무, 스펀지 등으로 안전보호대 설치

② 운동장의 청소 및 관리

③ 기타 놀이시설 안전 확인

④ 담장 크랙 발생(5mm 이상) 및 기울기 확인 조치

(3) 복도 및 계단

① 복도 및 계단의 파손, 돌출부 유무 등 확인

② 교실, 복도 등 소화설비 설치유무 등: 교실 및 복도 등 화재발생 위험장소 등에 소화설비 설치

③ 교실, 복도 등 전기로 인한 위험방치 유무: 학생 통행 등으로 인하여 개폐기 분전함, 전로 등의 충전부분에 접촉 또는 접근함으로써 감전의 위험이 있는 충전부분에 대하여 감전을 방지하기 위해 안전조치

3) 교통안전 분야

선진국의 교통사고를 유형별로 보면 차량끼리의 충돌사고가 대부분이며 보행자와의 사고는 10~30%에 불과하다. 하지만 우리나라에서는 보행자 사고가 전체 사고의 40%로 상당히 많은 편이다. 보행사고의 사상자를 보면 어린이가 29.8%로 가장 많았고, 61세 이상에서도 13.0%나 되었다. 전체 사망자의 37.2%가 18시에서 자정 사이에 발생하였는데 보행 중 사망자는 동일 시간대에 46.1%가 발생하였다.

또한 우리나라는 음주운전 사고율이 또한 상당히 높은 편인데, 음주운전 사고가 가장 많은 요일은 토요일과 일요일이었다. 시간대별로는 22~24시간대가 가장 많았고, 차종별로는 승용차와 이륜차가 상대적으로 많았는데 특히 이륜차의 사고가 10.1%에 해당한다. 20대 30대의 젊은 층이 음주사고의 3/4을 차지하였다.

고속도로 사고의 주요원인은 과속으로 본다. 사고의 특성을 보면 주말에 특히 많으며, 시간대별로는 자정부터 오전 8시대까지가 고속도로 사망사고의 43.7%를 차지하고 있다. 법규 위반 내용별로는 안전운행 불이행, 안전거리 미확보, 중앙선 침범이 가장 많아 이 세 가지가 고속도로 사고의 90% 이상을 차지하고 있다.

(1) 교통사고 예방

안전운전을 위해 운전자의 의학적 장애 여부를 확인해야 한다. 시력검사, 순간적으로 의식소실이 올 수 있는 경우, 예를 들면 간질, 부정맥, 저혈당, 혹은 고혈당 등이 있는 사람은 운전 시 주의해야 한다. 최근에 의식을 잃은 적이 있는 사람은 운전을 금지시킨다. 또한 근력저하, 감각소실, 골격계이상의 환자가 운전을 할 수 있을지 의사의 진단이 필요하다.

차내 안전보장구로 안전벨트를 철저하게 착용하도록 한다. 안전벨트 착용이 장수를 하는 데 있어서 가장 효과적인 전략임을 교육한다. 안전벨트 착용에 대한 대대적인 캠페인과 집중적인 단속지도를 지속적으로 해야 한다. 한편 차내에 에어백을 장착하게 한다. 에어백은 충돌 시에 뇌, 안면, 경추를 보호하여 안전벨트의 역할을 보완해 주고 치명적인 손상을 줄이는 데 효과가 있다. 에어백은 생명의 치명적인 손상을 줄여 주는데, 팽창 시 안구좌상, 화학성 각막염, 안구외상 등이 생길 위험이 있다.

또한 환경 차원에서는 도로조건을 향상시키는 것이 좋다. 위험한 곳에 과속방지턱이나 육교 건설, 충돌방지방벽 설치 등을 위해 관련기관에 협조를 요청할 수 있다. 그리고 이륜차 운전자들로 하여금 헬멧 착용을 철저히 이행하게 하고, 중점 단속을 해야 한다.

(2) 사고유형별 대책

① 보행자 사고의 대책

차량 간의 사고 시는 차체에 의해 어느 정도 보호를 받지만 보행자 사고 시에는 사망 또는 중상과 같은 큰 피해를 입게 되므로 특히 사고예방이 중요하다. 야간의 보행자 사고를 방지하기 위해 횡단보도 주변과 사람의 통행이 잦은 도로변에 반드시 충분한 밝기의 조명시설을 설치하여야 한다. 도로와 차도가 불명확하게 구분된 도로에서는 길가장자리 구역을 구분해 주는 연석(緣石) 등으로 분리하거나 최소한의 경계선이라도 설치해야 한다.

운전자는 보행자보호 규칙을 준수해야 하며 피해가겠지 하는 추측운전은 삼가고 어린이와 같은 보행자의 갑작스런 행동이나 야간의 시계제한으로 인한 사고를 방지하기 위해 과속을 하지 말아야 한다. 어린이는 등하교시나 놀이시간대에 대부분 사고를 당하므로 학교나 유치원, 가정에서 교통안전교육을 더욱 강화해야 하고, 교통질서 준수를 생활화해야 한다. 고령자의 경우 자신의 신체적 능력을 감안하여 안전에 만전을 기해야 한다.

② 음주운전 사고의 대책

음주사고의 방지대책은 운전자가 음주운전을 절대로 하지 않고 경찰은 음주운전 단속을 철저히 효과적으로 실시하여 무거운 처벌을 받게 하는 것이라 하겠으나 현실적으로는 잘 지켜지지 않는다. 음주운전 방지를 위한 방송매체와 직장단위의 홍보와 교육이 필요하고 주변사람들도 음주운전을 방관하기보다는 방지하는 적극적인 자세가 필요하다. 음주운전을 방관하는 동승자나 주변사람도 같이 처벌하는 방안을 강구해야 한다.

③ 고속도로사고 대책

충분한 안전거리를 확보하고, 과속과 갑작스런 차선변경을 금지하며 제한속도의 준수와 과속의 단속이 철저히 이루어져야 한다. 순찰단속이나 무인속도 측정기 등의 과학적인 장비를 이용하여 과속으로 인한 사고의 예방에 노력해야 한다. 정면충돌 사고와 차량의 단독사고를 예방하기 위해서는 중앙분리대와 도로이탈 방지용의 도로변 방책(가드레일)을 강화한다. 급커브 지역은 도로의 선형을 개선하거나 야간 반사선 시선유도봉 등 안전시설을 설치해야 한다.

4) 산업안전 분야

우선 안전보건관리 조직을 구성하여 운영하도록 한다. 안전보건점검 책임자, 담당자 등을 지정하고 안전점검 체계를 확립하며, 안전보건 관리규정을 준수하도록 지도한다.

(1) 작업장 환경

- 작업장 정리, 정돈, 청소 상태 · 공구, 기구의 정리, 정돈
- 통로, 도로의 청소, 불용품, 폐품 등의 처리 상태
- 제품, 반제품 원료 등의 적재 및 보관방법
- 보호구 착용
- 작업복은 규정대로 입고 있는가(더러움이나 떨어진 것)
- 불안전한 신발을 신고 있지 않은가
- 기계의 청소나 정비 상태는 좋은가
- 안전장치를 제거하지 않았는가
- 표지는 정확하게 제시하고 있는가
- 전기용접용 배선설비의 상태는 좋은가
- 스위치함의 상태는 좋은가
- 전기배선 상태는 좋은가
- 조명, 채광의 상태는 좋은가
- 벽과 천정에 불용물이나 파손은 없는가
- 안전과 작업능률을 위해 작업장 기후를 관리한다. 무더운 계절에는 매우 불쾌감을 느끼고 작업능률은 저하된다. 심한 열에 노출되는 경우는 이로 인한 악영향을 줄이기 위한 조치로 냉각기를 설치한다.

(2) 난청

산업장 소음이 건강상에 미치는 영향은 잘 알려져 있으며 그 중 제일 문제가 되고 있는 것은 소음성 난청이다. 난청이 전체 직업병 질환자 중 56%를 차지하여 가장 심각한 문제로 대두되고 있다.

- 소음 측정
- 공학적 관리
- 청력보호구 착용
- 청력검사 및 의학적 판정
- 근로자에 대한 보건교육 및 훈련

- 기록보존
- 사업주의 관심과 행정적 지원

(3) 화학물질의 유해성

흡입, 흡수(피부접촉), 섭취(삼킴)함으로써 화학물질이 인체에 영향을 끼친다. 급성 영향을 나타내는 전형적인 화학물질은 유기용제이다. 오랜 기간 동안 체내에 흡수되고 저장된 유기용제는 마취제와 똑같은 작용을 하는 것으로 알려져 있다. 약이나 화학물질을 우발적으로 복용하여 사망하는 경우는 대개 1~4세에서 많다. 약에는 흔하게 아스피린이나 다른 해열제, 항히스타민제, 락스, 청결제 등이 있다.

- 표식: 화학약품의 라벨을 명확하게 부쳐서 눈에 띄게 한다. 저장방법과 용도를 확인한다.
- 사용지침 및 안전지침: 물질을 사용할 때, 물질 취급 시 발생 가능한 유해성, 안전 예방수단, 적절한 보호구(보호앞치마, 장갑, 호흡마스크, 보안면, 보안경, 안전화), 사고발생 시 취해야 할 행동, 구급품, 화재 또는 유출경고 등 즉시 세척 세안할 수 있는 장소를 작업장 내에 설치, 화학물질의 저장 및 운반에 관한 것 등을 교육시키고 지침을 만들어 배부한다.
- 가정에 상비약으로 이페칵 시럽 등의 최토제를 구비한다.
- 중독이 일어났을 때 조언을 받을 수 있는 중독센터의 전화번호나 병원의 응급실 전화번호를 눈에 잘 띄는 곳에 적어 놓는다. 그래서 중독이 일어난 경우 우선적으로 병원 응급실 등에 전화를 걸어 전문가의 지시를 따라 적절한 응급조치를 취해야 한다.
- 무조건 처음부터 토하게 하지 말고 흡입한 물질이 무엇인지에 따라 의사나 전문가의 지시를 받고 선택적으로 최토제를 사용하여 토하게 해야 한다.
- 모든 독성물질은 아이들이 닿지 않는 안전한 선반 위에 놓아야 하고 보관 서랍은 반드시 잠금장치를 해야 한다.

10. 암 예방과 검진

1) 암 발생

(1) 암의 유발요인

암의 유발요인은 크게 숙주(사람)요인과 환경요인으로 분류할 수 있다. 전체 암의 발생을 고려할 때 숙주요인은 20%, 환경요인은 80%로 추정된다.

① 숙주요인

암의 원인이 되는 숙주요인은 크게 유전적 요인, 면역적 요인, 호르몬 요인으로 분류한다.

- 유전적 요인

어떤 사람은 암에 대한 유전적 감수성이 있다. 즉 암을 발생시키는 소인이 유전된다는 것이다. 예를 들어 색소성 건피증(xeroderma pigmentosum)을 가진 사람은 자외선 조사의 노출에 따라 DNA의 재생이 방해를 받는 결함을 가진다. 그래서 이런 사람들은 태양광선에 노출되면 피부암이 발생하는 경향이 있다.

유방암은 가족적 소인을 가진 암으로서 잘 알려져 있다. 즉 유방암의 약 13%가 가족적 소인을 가지고 있다. 연구결과에 의하면 유방암 환자의 가까운 친척들은 유방암 발생 위험률이 평균보다 2~3배 더 높다. 가족적으로 유전이 되는 종양은 다른 신체 부위의 암 발생에도 영향을 미친다. 예를 들어 유방암에 걸리기 쉬운 가족들은 난소, 전립선, 결장암이 발생될 확률이 높다.

- 면역적 요인

면역계(immune system)는 암 발생에 있어 중요한 역할을 한다. 예를 들어 1차 면역결핍장애를 가진 어린이는 일반 어린이보다 특히 림프종(lymphoma), 백혈병과 같은 암에 걸릴 확률이 더 높다. 그러므로 오랫동안 면역계의 억압을 받은 사람은 암 발생에 있어서 더 많은 위험이 있다. 이런 사람들은 암의 잠복기(암이 발생하여 증상이 나타날 때까지의 기간)가 더 짧다(예: 흉선결여, AIDS).

- 호르몬 요인

호르몬이 인간의 암을 유발시킨다는 증거는 합성 호르몬을 체외에서 투여했을 때 생긴다는 것이 일차적인 관심이었으나, 동물실험에서 비정상적인 내인성(endogenous) 호르몬 생성이 또한 발암현상에 관련될 수 있음이 지적되었다. 즉 동물체내에서 스스로 비정상적 호르몬이 생성되어 암을 일으킬 수 있다는 것이다.

최근 뇌하수체 프로락틴 호르몬이 유방암을 유발시키거나 촉진시킨다는 사실에 관심을 갖게 되었다. 동물연구에서, 감소된 혈청 프로락틴은 종양 퇴행현상을 일으키며 에스트로겐–자극 프로락틴 생성은 종양의 성장을 촉진시킨다. 그러나 인간에 있어 프로락틴과 유방암 사이에 직접적인 인과관계는 명확하지 않다.

② 환경적 요인

암의 80% 이상이 환경적 원인과 관련되어 있다. 이것은 개인의 생활방식과 일반적인 환경 모두를 포함한다.

ⓐ 식이 요인

식이는 암 발생과 관련이 있다. 암의 발생에 있어 식이의 정확한 기능이 완전히 이해되지 않고 있으나 다음의 식이적 특성이 암과 관련이 있는 것으로 알려져 있다.

- 과다한 칼로리, 지나친 영양

과다한 칼로리, 지나친 영양은 신체의 호르몬 그리고 신진대사 균형에 영향을 미치며 암 소인이 될 수 있다. 예를 들어 고지방식이와 관련된 고혈장 프로락틴 대 에스트로겐비는 유방암의 발생과 관련이 있다. 비만은 유방암, 자궁내막암, 대장암, 신장암 등의 유병률과 관련이 있다. 국민건강보험공단 자료를 통한 연구결과에서도 비만도가 높아질수록 대장암, 직장암, 간암, 담도암, 전립선암, 신장암, 갑상선암, 폐의 소세포암, 임파선암, 흑색종(피부암) 등의 발생위험이 높아진다는 사실이 발견되었다. 비만은 당뇨병, 고지혈증, 심혈관계 질환의 주요 원인이며, 다양한 암 발생(대장/직장암, 유방암(폐경 후), 췌장암 등)의 위험을 높이기도 한다.

- 영양소의 불균형

고지방식이가 담즙 생산을 증가시키고, 장의 미세한 유기물에 의한 담즙산 변성의 대사 파생물은 직접 발암물질이 되기도 하고, 결장암의 촉진제로 작용한다.

- 음식에서 자연적으로 발생되는 발암물질

고사리의 활동성 발암물질의 대부분은 사람들이 먹기 위해 준비하는 동안 제거된다. 그러나 고사리를 젖소가 먹는 경우 방광암을 발생시키고, 일부 발암물질이 우유에 존재하므로 염려가 된다.

- 제조, 가공 식품과 음료수 속에 포함된 발암물질

훈제식품은 위암과 관련이 있다. 훈제식품에 benjo(A) pyrene이라는 발암물질이 위암을 발생시킨다고 보고되었다.

- 광물질 또는 비타민의 부족

비타민A가 상피조직에 존재하기 때문에 비타민A와 상피암의 발생 간의 관계 연구에 비타민A의 수치가 낮을 때 쥐에 어떤 특정한 발암물질의 활동이 증가한다는 결과가 나타난다. 또한 비타민A를 복용한 사람들에게는 폐암의 발생이 감소되었고, 비타민C를 복용한 사람들에게서 유방암, 자궁암의 발생이 유의하게 낮게 보고되었다.

- 식습관

위암은 탄 음식, 염장식품, 뜨거운 음식을 좋아하는 식습관과 관련이 있다고 알려져 있다. 냉장고가 보급된 이래로 세계적으로 위암은 감소 추세에 있다.

ⓑ 방사선

방사선은 파장의 형태로 방사되는 에너지이다. 이것은 DNA와 같은 세포요소에 침투하여 세포를 손상시킨다. 암의 3% 정도는 이온화 방사선의 영향을 받는 것으로 추정된다. 방사선 노출 결과로 백혈병, 갑상선암, 유방암과 폐암이 초래될 수 있다.

ⓒ 바이러스

바이러스는 숙주세포 염색체의 DNA 또는 RNA와 결합하여 활동함으로써 세포 속에서 하나의 영구적인 유전자가 된다. 세포가 분열될 때, 바이러스 영향을 받은 유전자도 또한 분열되고 다음 세대에 전달된다. 동물에 있어서 바이러스의 발암현상이 명백하게 증명되었다. 그러나 사람에 있어서는 명백하게 입증되지 않고 있다. 바이러스에 감염된 사람 중 소수만이 실제로 암으로 진전되기 때문에 숙주의 유전자형, 환경적 발암물질의 노출, 생활방식과 같은 다른 요인들이 신생물 성장에 관여하는 것으로 보인다.

암의 발생원인과 가장 밀접한 관계가 있는 바이러스와 암의 예이다.

- Epstein-Barr Virus: 버키드 임파종(Burkitt's Lymphoma), 비인두암, 호치킨스병
- B형 간염 바이러스: 간세포암
- HPV 바이러스: 자궁경부암

ⓓ 담배

담배의 발암성은 잘 알려져 있다. 흡연은 폐암의 원인일 뿐만 아니라 구강, 후두, 식도, 방광, 신장, 췌장암과 관련이 있다. 남성의 암 사망률의 25~35%, 여성의 암 사망률의 5~10%가 흡연 때문인 것으로 추정된다.

ⓔ 알코올

알코올은 구강, 후두, 식도, 간암의 위험요인이다. 그러나 알코올의 발암적 효과는 담배의 영향과 결합될 때 가장 문제가 된다. 과다한 흡연과 음주의 상승효과는 흡연을 하지 않거나 또는 술을 마시지 않는 사람들보다 15배의 위험을 가진다.

ⓕ 직업성 발암물질

최근에 모든 암의 5%가 직업적 노출과 관계된다고 추정된다. 직업으로 인해 초래된 암의 특성은 다음과 같은 것으로 알 수 있다.

- 한 직장 내에서 특수한 장기의 암 발생
- 작업인 소집단내에서 암의 발생(예: 선반공)
- 희귀암

⑧ 약물

약물 유발성 암의 역학적 과정은 복잡하며 아직 잘 알려지지 않았다. 이들 약품이 그 자체로 발암성인지 아니면 이미 존재하는 암세포의 촉진제로 작용을 하는지는 명백하지 않다. 단지 몇 개의 제한된 약품만이 인간에게 발암성인 것이 증명되었고, 많은 다른 약품은 동물에서 발암물질로 작용하는 것이 증명되었기 때문에 의심하고 있다. 인간에게 암을 일으키는 것으로 알려진 약물로는 유산방지제인 diethylstilbesterol(DES), estrogen 호르몬, 면역제제 등이 있다.

2) 암 예방법

(1) 암 위험 사정(Cancer Risk Appraisal)

암의 대표적인 증상으로 알려진 7가지 암의 위험신호는 다음과 같다.

① 배뇨, 배변 습관의 변화
② 잘 아물지 않는 상처
③ 전에 없었던 출혈이나 분비물
④ 유방이나 다른 부위의 혹
⑤ 소화불량이나 음식 삼키는 데 어려움
⑥ 피부에 사마귀나 점의 뚜렷한 변화
⑦ 계속되는 기침 또는 목 쉰 소리

위의 7가지 암 위험증상이 2주 이상 지속될 때는 반드시 검진을 받도록 하여야 한다. 암의 종류에 따른 위험요인과 조기증상은 <표 5-25>와 같다.

표 5-25. 암의 종류에 따른 위험요인과 조기증상

암 종류	위험요인	조기 증상
위암	가까운 친척 중 위암 병력 훈제식품, 염장식품, 탄 음식을 많이 먹었을 때	소화불량 복부 불편감
간암	B형간염, 간경화증 병력 비소 등 중금속 노출	피로, 황달
대장 직장암	직장폴립, 궤양성 대장염 병력 직장폴립, 궤양성 대장염 가족력	대변에 피가 섞임(잠혈) 배변습관 변화
폐암	과도흡연, 15세 이전 흡연 시작 석면 관련 업무 종사자	지속적 기침 (헛기침, 마른기침)
자궁경부암	10대부터 성관계 시작 성 상대가 많은 사람 사회경제적 지위 낮음 HPV 감염	비정상 질출혈 질 분비물 과다
유방암	유방암 병력 혹은 가족력 있는 경우 35~50세 불임여성 초산 연령이 30세 이상 여성 고지혈증	유방촉진 시 덩어리 만져짐 유두 분비물
피부암	태양 과다 노출 코올타르, 역청 등을 다루는 직업	피부병변의 변화 잘 낫지 않는 상처
구강암	지나친 흡연과 음주 구강 위생상태 나쁜 경우	구강 궤양
난소암	난소암 가족력 50세 이상 출산경험 없는 경우	월경변화 복부 이상감
전립선암	60세 이상	소변보기 어려움

암의 위험요인을 근거로 하여 암 위험사정도구가 개발되어 암 위험군을 확인하는데 사용되고 있다. 암 위험 사정도구는 역학연구에서 밝혀진 암 위험요인과 위험 정도를 근거로 개발된 것으로 개인이 가지고 있는 암 위험요인에 따라 해당되는 암 위험점수를 계산하며 그 점수를 근거로 암 위험 정도를 사정한다.

구체적인 폐암, 결장직장암, 자궁암, 유방암을 위한 암 위험 사정도구를 소개하면 다음과 같다〈표 5-26~표 5-29〉. 암 위험사정도구를 이용하여 암 위험 정도를 측정한 후, 고위험 상태로 사정이 된 사람들에게 필히 건강검진을 하도록 권유하고, 그들을 대상으로 중점적인 암 예방교육을 할 수 있다.

표 5-26. 폐암 위험 정도 사정도구

① 성별	a. 남성(2) b. 여성(1)
② 연령	a. 39세 이하(1) b. 40~49세(2) c. 50~59세(5) d. 60세 이상(7)
③ 흡연	a. 흡연자(8) b. 비흡연자(1)
④ 흡연방법	a. 항상 cigarette를 사용하고 cigar 사용하지 않음(10) b. pipe 또는 cigar 사용. cigarette 사용하지 않음(3) c. cigarette 사용하지 않는 흡연자(2) d. 비흡연자(1)
⑤ 하루 흡연량	a. 0(1) b. 반갑 이하(5) c. 반갑~1갑(20) d. 1~2갑(15)
⑥ 담배의 형태	a. 높은 tar, nicotine(10) b. 중정도의 tar, nicotine(9) c. 낮은 tar, nicotine(7) d. 비흡연자(1) 높은 T/N: tar 20mg 이상, nicotine 1.3mg 이상 중정도의 T/N: tar 16~19mg, nicotine 1.1~1.2mg 낮은 T/N: tar 15mg 이하, nicotine 1.0mg 이하
⑦ 흡연기간	a. 전혀 흡연하지 않음(1) b. 흡연하지 않음(3) c. 15년(5) d. 12~20년(10) e. 25년 이상(20)
⑧ 직업 환경	a. 광산(3) b. 석면취급 환경(7) c. 우라늄, 방사선 물질(5)

※ 점수의 의미
- 24점 이하: 위험성이 낮다.
- 25~49점: 폐암, 상기도의 암에 대한 위험이 증가된 상태 지금 금연한다면 위험은 감소될 것이다.
- 75점 이상: 심한 흡연자이며 폐암, 상기도 암의 위험이 매우 증가된 상태이다.
  최선책은 금연하는 것이며 계속되는 기침, 쉰 목소리, 동통, 입이나 목의 염증이 있다면 의사를 방문해야 한다.

표 5-27. 결장암, 직장암의 위험 정도 사정도구

① 연령	a. 39세 이하(10) b. 40~59세(20) c. 60세 이상(50)
② 가족력	a. 결장암(100) b. 결장의 polyp(40) c. 궤양성 대장염(20) d. 유방암 또는 자궁암(10) e. 없음(1)
③ 직장출혈	a. 있음(75) b. 없음(1)

※ 점수의 의미
- 29점 이하: 낮은 위험상태
- 30~69점: 중정도의 위험상태. 의사의 검진이 필요하다.
- 70점 이상: 높은 위험상태 직장검사, 직장경 검사, 혈변검사(guaiac slide test)가 필요하다.

표 5-28. 자궁경부암 위험 정도 사정도구

① 연령	a. 25세 이하(10) b. 25~39세(20) c. 40~54세(30) d. 55세 이상(30)
② 인종	a. 동양인(10) b. 흑인(20) c. 백인(10) d. 멕시코계 미국인(20)
③ 임신횟수	a. 0(10) b. 1~3회(20) c. 4회 이상(30)
④ 바이러스성 감염유무	a. Herpes, 질의 궤양 또는 바이러스 감염(10) b. 없음(1)
⑤ 첫 성교 연령	a. 15세 이전(40) b. 15~19세(30) c. 20~24세(20) d. 25세 이상(10) e. 없음(5)
⑥ 성교 후 또는 비월경 시기의 출혈	a. 있음(40) b. 없음(1)

※ 점수의 의미
- 40~69점: 낮은 위험상태이나 pap 검사가 필요하다.
- 70~99점: 중정도 위험상태이며 자주 pap 검사가 필요하다.
- 100점 이상: 고위험 집단, pap 검사, 자궁검사(pelvic exam)가 필요하다.

표 5-29. 유방암 위험 정도 사정도구

① 연령	a. 20~34세(10) b. 35~49세(40) c. 50세 이상(90)
② 인종	a. 동양인(5) b. 흑인(20) c. 백인(25) d. 멕시코계 미국인(10)
③ 가족력	a. 어머니, 자매, 이모, 할머니의 유방암(30) b. 없음(10)
④ 과거력	a. 유방의 낭종, 덩어리(25) b. 유방질환이 없음(10) c. 과거 유방암력(100)
⑤ 부인과력	a. 25세 이전의 첫 임신(10) b. 25세 이후의 첫 임신(15) c. 임신하지 않음(20)

※ 점수의 의미
- 100점 이하: 낮은 위험 상태이나 월 1회의 유방 자가검진이 필요하다.
- 100~199점: 중정도의 위험 상태, 암과 관련된 검사가 필요하고 주기적인 유방 X-선 촬영이 필요하다.
- 200점 이상: 고위험 상태이며 계속적인 의사방문에 따른 유방 검진, X-ray 촬영이 필요하다.

3) 암의 조기발견 및 검진법

암으로 인한 사망률의 감소는 암의 증상이 아직 나타나지 않은 시기에 암을 조기발견하여 조기치료 함으로써 생존율을 높이는 활동으로 달성될 수 있다. 암은 일정한 조직에 발생되어 그곳에 한정되어 있을 때 치료하기 쉽다. 암의 조기발견이란 암이 조절될 수 있는 상태에 암을 발견하는 것을 의미한다.

(1) 암 검진법

① 유방 자가검진

자신의 머리위로 팔을 올리고 유방을 관찰하고, 엉덩이를 손으로 누른 후 유방을 관찰한다〈그림 5-4〉. 이때 관찰할 내용은 다음과 같다.

- 크기와 대칭성: 한쪽 유방이 다른 쪽보다 지나치게 큰가?
- 외형: 유방이 들어가거나 납작해 진 곳이 있는가?
- 생김새: 유방의 색깔이 다르거나 부종이 있는가?
- 유두의 크기와 모양: 유두의 크기가 같은지, 같은 방향을 가리키고 있는가?
- 유두의 분비물
- 유두의 발진 또는 궤양

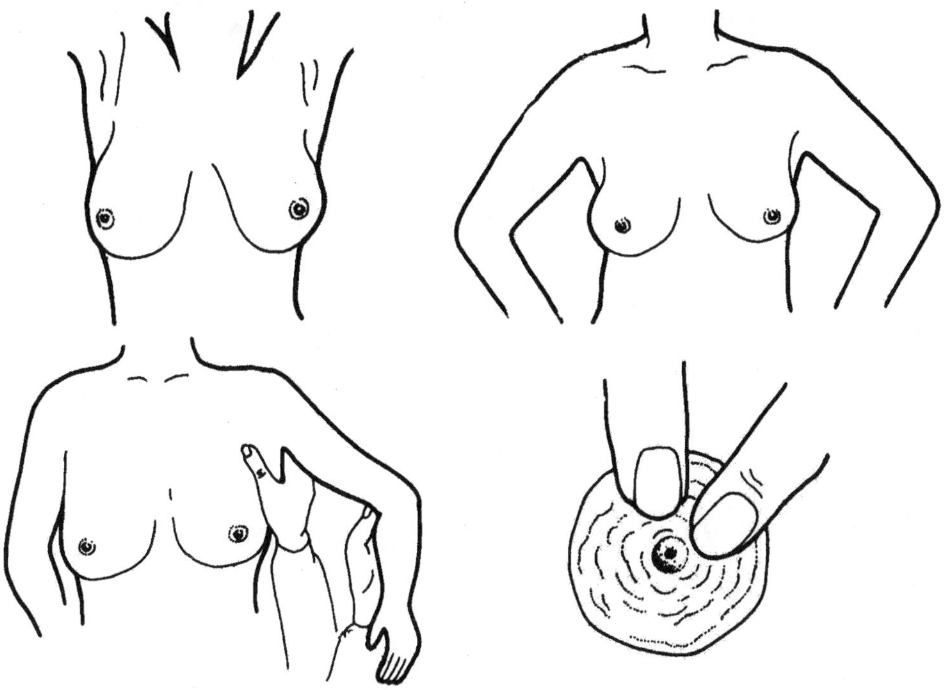

그림 5-4. 유방 자가검진방법

다음으로 유방을 부드럽게 촉진하여 멍울이 있는지 살펴본다. 촉진하는 순서를 〈그림 5-5〉와 같이 다양하게 할 수 있다.

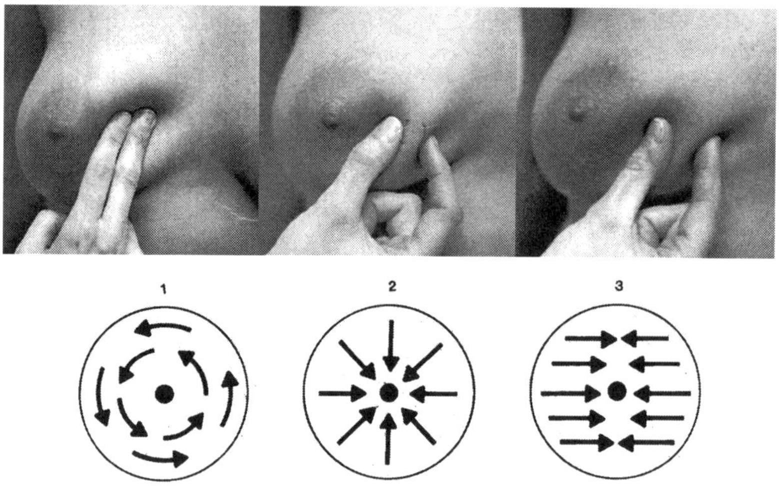

그림 5-5. 유방 촉진방법

② 세포학적 방법(Cytologic methods)

세포학적 방법으로 암을 조기발견하는 방법으로는 탈락세포검사(exfoliative cytology)가 있다. 이것은 조직 또는 종양으로부터 떨어진 세포를 현미경으로 검사하는 방법이다. 이 방법으로 세포가 정상인지 악성인지 또는 비정상 상태에 있는지를 검사한다. 세포는 질 분비물, 객담, 위 세척물, 소변 등으로부터 얻을 수 있다. 탈락세포검사를 가장 많이 사용하는 것은 자궁경부암 조기검진방법인 pap 검사이다.

세포학적 방법을 위한 검사물은 여러 내시경검사 과정 동안 얻어질 수도 있다. 내시경검사는 신체의 내부를 검사하기 위해 섬유광학적 기구(Fiberopic instrument)를 사용하는 검사인데, 직장경 검사, 기관지경 검사, 방광경 검사, 후두경 검사, 위장내시경검사 등이 있다.

③ 생물학적 방법(Bilological methods)

암의 조기발견 방법인 생물학적 방법은 종양표지자(tumor markder) 검사로서, 체액이나 혈액을 검사하여 암의 유무를 확인하는 방법이다.

a. Acid phosphatase: 전립선암이 있을 때 상승

b. HCG(Human Chorionic Gonadotrphin): 고환암이 있을 때 상승

c. CEA(Carcinoembryonic antigen): 직장암이 있을 때 상승
d. AFP(Alpha Feto Protein): 간암 등 소화기계 암
e. PSA(Prostate Specific Antigen): 전립선암

이 생물학적 방법은 또한 암의 진행 혹은 퇴행을 확인하거나 암의 전이를 발견하는 데는 효과적으로 사용되고 있다.

(2) 한국 보건복지부 5대 암 검진 프로그램

보건복지부에서는 국가 암관리대책을 본격적으로 추진하여 국민 건강수명의 연장에 기여하고자 하는 노력을 기울이고 있다. 이를 위해 암에 대한 표준 검진권고안을 개발·보급하여 국민들의 암검진에 대한 인식을 높이는 한편, 2002년부터 저소득층(하위 20%)을 대상으로 위암과 유방암에 대한 무료 암검진사업을 수행하고 있다. '5대 암검진 프로그램'은 국가 암검진사업을 수행하기 위해 마련된 우리나라 주요 5대 암에 대한 암검진 프로그램이다〈표 5-30〉.

표 5-30. 한국 5대 암 검진 프로그램

종류	검진대상	검진주기	검진방법
위암	40세 이상(남녀 공통)	2년	위내시경검사 또는 위장조영술
간암	남자 30세, 여자 40세 이상으로 B형 또는 C형 간염바이러스에 의한 만성 간질환 환자 또는 기타 간경변 등 간암 발생 고위험군인 경우	6개월	복부초음파검사 및 혈청알파태아단백
대장암	50세 이상(남녀 공통)	5~10년	대장내시경검사 또는 이중조영바륨검사 + 에스결장경검사
유방암	30세 이상 여성	매월	유방자가검진
	35세 이상 여성	2년	의사에 의한 임상진찰
	40세 이상 여성	1~2년	의사에 의한 임상진찰 및 유방촬영술
자궁경부암	30세 이상 여성	2년	자궁질경부세포검사

* 가족력 등 암 발생의 위험이 높다고 판단되는 경우 본 프로그램을 조정하여 검진을 권고할 수 있음

① 위암

조기위암은 증상이 없으며, 내시경치료 및 수술로 절제하는 경우에 완치율이 매우 높기 때문에 검진을 통하여 빨리 발견하는 것이 중요하다. 위암의 검진권고안에서는 위암 발생률이 높아지는 40세 이상의 성인은 증상이 없어도 2년에 한 번씩 검진을 하도록 추천하고 있다. 특히 가족 중에 위암 환자를 가진 사람이나 위암의 선행 병변으로 간주되는 위축성 위염이 있으면 권고안대로 꼭 주기적인 검사를 받아야 한다.

② 폐암

폐암을 조기발견할 수 있는 인정된 검진방법은 아직 결정되지는 않았다. 정기적인 신체검사에서 이상이 없었어도 흡연자나 흡연경력이 있는 사람은 의심할 만한 증세가 있으면 즉시 정밀검사를 실시해야 한다. 폐암은 몇 년 동안 자라오고 있어도 발견되지 않는 경우가 많고, 별다른 통증 없이 상당히 진행될 수 있다. 또 다른 암종에 비해 예후가 매우 나쁘고 완치할 수 있는 다른 병에서도 가끔 같은 모양의 소견을 보일 수 있기 때문에, 흉부X-선 촬영이나 흉부 CT촬영으로 어느 정도 진단을 할 수는 있지만 반드시 조직검사를 통해 진단을 내려야 한다〈표 5-31〉.

표 5-31. 폐암 검진권고안(국립암센터 권고안)

- ○ 시작연령: 40세 이상(남녀 공통, 특히 흡연자라면 이른 나이에 검사 시작)
- ○ 상한연령: 제한 없음
- ○ 검진방법: 저선량 CT촬영검사, 객담, 암세포진 검사, 흉부X-선 촬영
- ○ 검진주기: 흡연자라면 매년 1회 정도(정해진 횟수가 아님)

③ 간암

과거에는 간암에 대한 효과적 치료법이 수술적 절제술에 국한되어 있었으나 최근 여러 치료법이 개발되고 활용됨에 따라 간암의 위험도가 높은 B형 및 C형 간염과 간경변증 환자들은 간암 검진 프로그램을 통해 확실히 도움을 받을 수 있다. 간암은 발생 초기에는 진행속도가 매우 느리므로 검진을 통해 조기발견되면 완치시킬 수 있는 확률이 매우 높다. 따라서 정기적인 검진은 조기진단을 통하여 암의 진행을 막기 위해서는 필수적이다〈표 5-32〉.

한 연구결과를 보면 간암의 크기가 두 배로 커지는 데는 4개월 정도가 걸린다고 한다. 간암의 조기진단에 사용되는 초음파검사는 1cm 정도의 간암도 발견할 수 있다.

표 5-32. 간암의 검진권고안(국립암센터, 대한간학회)

ㅇ 검진연령: 남자 30세, 여자 40세 이상으로 아래의 위험인자를 가지고 있는 대상자에게 간암 검진을 권고
  ① B형 또는 C형 간염바이러스에 의한 만성 간질환 환자
  ② B형 간염바이러스 표면항원과 C형 간염바이러스 항체가 모두 음성인 간경변 및 기타 간암 발생 고위험군
ㅇ 검진주기: 6개월
ㅇ 검진방법: 복부 초음파검사와 혈청알파태아단백 측정
ㅇ 고려사항
 - 상기 검진대상에 기재된 이외에도 간암 발생의 위험이 높다고 판단되는 경우, 나이에 제한 없이 검진을 권고할 수 있으며 연령, 건강상태를 고려하여 검진이 불필요하다고 판단되는 경우 검진대상에서 제외할 수 있음
 - 대상자의 나이, 성별, 간경변의 진행 정도, 음주 습관, 가족력, 기왕의 검진결과 등을 고려하여 위험도가 높다고 판단될 때는 검진간격을 단축하거나 복부 전산화단층촬영을 검진방법에 추가할 수 있음

---

④ 대장암

대장암의 조기발견을 위해서는 다음과 같은 검진사항을 권고한다〈표 5-33〉.

표 5-33. 대장암 검진권고안(국립암센터, 대한대장항문학회)

ㅇ 검진연령: 50세 이상 남녀
ㅇ 검진주기: 5~10년
ㅇ 검진방법: 대장내시경검사
  (대장내시경검사를 시행하지 못할 경우에는 이중조영 바륨관장검사 + 에스결장경검사로서 대신할 수 있음)
ㅇ 단 고위험군에 대해서는 전문가와 상의
  [대장암 발생 고위험군의 검진권고안]
주 1) 유전성암인 경우에는 검진 시작 시 유전자검사 고려
주 2) 유전성비용종증의 가족력이 있는 경우는 최연소 가족 내 암환자의 발병연령보다 10년 일찍부터 검진 시작

---

⑤ 유방암

미국 암학회에서는 40세 이상의 여성들에게 1년에 한 번씩의 유방촬영술〈그림 5-6〉을 권고하고 있으나, 우리나라의 경우는 서구에 비해 다른 연령대에서 유방암이 호발하고 유방의 밀도가 조밀한 편이어서 우리나라 여성의 경우 〈표 5-30〉과 같은 유방암 검진사항을 권고한다.

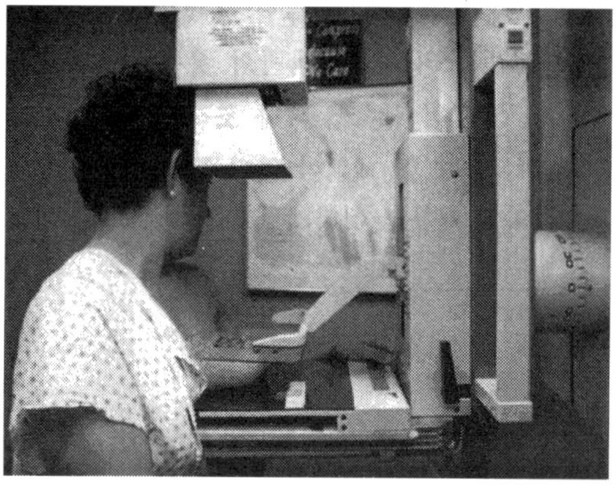

그림 5-6. 유방촬영술

⑥ 자궁경부암

자궁경부암의 전구질환인 자궁경부 상피이형성증을 발견하기 위한 방법으로 현재까지 가장 널리 쓰이고 있는 검사는 자궁경부 질세포검사이다. 보통 세포검사(Pap Smear)라고 불리는 이 검사는 질경을 넣어 자궁경부를 보이게 한 다음 세포 채취용 솔로 자궁경부세포를 채취하여 유리 슬라이드에 도말하여 현미경으로 검사하는 방법이다〈표 5-34〉. 세포검사의 단점은 위음성률, 즉 병변이 있는 경우에도 정상으로 판정되는 경우가 30~50%에 달한다는 점이다. 최근 인유두종바이러스(HPV) 감염의 확인, 자궁경부 촬영사진(Cervicography) 등이 보조적으로 쓰이면서 그 효용성이 연구되고 있다.

자궁경부암은 인유두종바이러스(HPV)에 의하여 발생하는 것으로 알려져 있으며, 자궁경부 질세포검사가 위음성률이 높다는 단점이 있어 이를 보완하기 위하여 인유두종바이러스 검사를 통해 HPV 감염의 유무를 확인하는 분자유전학적 검사를 보조적으로 시행하는 경우도 있다.

표 5-34. 자궁경부암 검진권고안(대한산부인과학회, 국립암센터)

국가적으로는 다음과 같이 무료 자궁경부암 검진사업을 시행하고 있다.

- 검진연령: 의료급여수급자의 경우 - 30세 이상의 모든 여성
건강보험가입자의 경우 - 연령제한 없이 건강검진 대상자 중 희망자
- 검진주기: 2년 간격
- 검진방법: 자궁경부 질세포검사(Pap Smear)
- 검진주체: 산부인과 전문의 혹은 검진기관의 의사가 함
- 판독: 베데스다 체계(The Bethesda System)로 해부병리전문의가 보고하는 것을 원칙으로 함

제6장 한국적 건강증진

1. 한방 건강증진

1) 한방 건강증진의 필요성

장순양과 박정숙(2006)은 기존 건강증진 서비스에 한국인들이 역사적으로 사용해온 다양한 한의학 혹은 민간요법을 통합하는데 관심을 가지고 연구를 수행하였다. 한의서를 포함한 고전들을 보면 건강을 유지, 증진시키기 위해서는 일상생활이 자연과 조화되고 중용을 지켜야 함을 강조하였다. 이러한 한국의 전통적 건강증진 방법에는 자연환경에 순응, 기거생활, 식생활, 성생활에 있어서 절도 있는 생활, 욕심, 격한 감정, 지나친 근심을 없애는 심리적 조절의 세 범주를 들 수 있다. 우리나라의 경우 전통적으로 중국의 중의학에서 계승, 발전된 우리 민족 고유한 한의학으로 건강관리를 해왔으나, 19세기 급성전염병이 만연하던 시기에 서양의학이 도입되어 기존의 한의학 중심의 의료체계에서 서양의학 중심의 의료체계로 바뀌게 되었다. 하지만 세월이 지나면서 질병 양상이 변화되어 급성 감염성 질환은 급격히 감소되고 만성 퇴행성 질환이 증가함으로서 질병의 치료보다는 조절, 유지가 필요한 상황으로 전환되었고, 또한 중장년층에서 특별히 아픈 데는 없지만 늘 피곤하고 무기력한 이른바 반건강인이 늘고 있는 상황이다. 이러한 상태에서 서양의학 일변도의 건강관리가 한계성을 드러내어 한의학에 대한 관심이 높아지고, 한편으로는 한의학과 서양의학 즉 한방과 양방의 협진 또는 통합에 대한 관심이 일고 있다.

치료중심적인 서양의학이 현대인의 평소의 건강문제 관리나 건강증진 측면에서 기여를 제대로 못했기 때문에 한방 건강증진에 대한 관심이 크게 대두되었다. 한의학계가 중심이 되어 한방 건강증진 프로그램을 개발하고, 일부 이를 실제에 적용하고 있다. 서양의학의 중심지인 영국, 미국 등에서도 서양의학에서 해결하지 못한 문제를 해결하기 위하여 중국의학, 인도의학을 비롯한 대체의학을 활용하고 있는 실정이다. 한의학은 치료의학뿐만 아니라 예방과 건강증진을 담당하는 우리나라의 전통적인 의료라고 볼 수 있다.

간호계의 경우 서양의 간호교육이 도입된 후 한국의 간호교육은 서양간호를 비판적인 사고 없이 그대로 수용하였으며, 한국인의 일상생활 속에서 이루어지고 있던 관습이나 경험에 의한 민간요법이나 한방을 비과학적이라고 생각하여 경시하는 경향이 있었다. 또한 한방간호에 대한 체계적인 연구와 간호 실무에서의 활용이 이루어지지 못하고 있는 상황이다.

그러므로 한의학 혹은 우리나라 전통적인 건강관리법들이 건강증진 개념 속으로 녹아들어 한국인의 건강을 향상시키는 데 기여할 수 있는지에 대한 광범위한 연구와 정책 개발이 필요하다고 볼 수 있다.

2) 한방 건강증진 간호의 우선순위와 중요도

장순양과 박정숙(2006)이 한방 건강증진 서비스와 한방 건강증진 간호에 대한 전문가의 합의된 견해를 파악하기 위해 델파이방법으로 연구를 실시하였다. 연구대상은 한방 관련분야에서 적어도 3년 이상 종사한 사람으로 한의사 9인, 한방 건강증진 관련 연구 혹은 강의 경험이 있는 간호대학 교수 8인, 한방 간호사 6인, 한방 관련 정책가 5인으로 구성된 28명으로 델파이 패널을 구성하였다. 1, 2, 3차 델파이 조사지를 개발하여 자료수집을 하였다.

(1) 2차 델파이 조사결과

델파이 패널에게 실시한 2차 설문 조사 결과로서, 2인 이상의 전문가가 한방 건강증진 간호라고 선택한 서비스 내용 40가지를 순위대로 나열한 것이다.

- 1~10위: 양생법, 경락/경혈 마사지, 뜸, 향기요법(아로마테라피), 지압, 기공치료/기공수련/ 기공/ 기공체조, 중풍예방사업/중풍예방법 강의, 참선/명상/한방정신 명상요법, 부항, 체질(사상체질)에 따른 식이요법

- 11~20위: 수치(水治)요법(목욕요법), 발마사지, 단전호흡, 한약복용(오·남용)에 대한 바른 이해, 약차, 한방식이용법, 한방구급법 교육(사혈법, 우황청심환 등), 수지침, 훈증요법/좌훈요법(쑥좌훈), 테이핑요법

- 21~30위: 사상체질 건강교육(영양, 운동지도), 한약처방/보약/보익(補益)제, 생활관리(충분한 수면, 적절한 휴식 등), 추나/경근추나, 한의학적 진단 프로그램(홍채진단/맥진/자가진단–혀, 안색, 소변, 대변 등/체질진단), 한방음악요법, 계절별 일상생활 관리법, 금연침, 한방약선(藥膳)요리, 침요법

- 31~40위: 풍욕법, 찜질요법(왜된장, 미소된장, 숯, 토란 등 이용), 안마, 소식 및 단식요법, 풍속양생/예술치료(음악, 미술), 광선요법, 항장요법/관장요법, 요가, 한방색채(오행)요법, 조리법(요리법)

(2) 최종 연구결과

① 전문가들이 합의한 한방 건강증진 서비스 중 빈도가 가장 높은 것은 기공요법으로 23회(8.4%)로 나타났으며, 다음으로 지압 16회(5.8%), 양생법 14회(5.1%), 뜸, 향기, 침 요법이 각 13회(4.7%), 경락/경혈 마사지 11회(4.0%), 목욕 요법을 포함한 수치(水治)요법, 부항, 한약처방 및 보익(補益)제를 포함한 보약이 각 10회(3.6%)의 순으로 나타났다.

② 한방 건강증진 서비스 중에서 간호사가 실시할 수 있는 한방 건강증진 간호에 포함된다고 전문가들이 합의한 내용으로는 양생법 23회(100.0%)로 가장 높게 나타났으며, 다음으로 경락/경혈 마사지 22회(95.7%), 뜸과 향기요법 각 19회(82.6%), 지압과 기공이 각 18회(78.3%), 중풍예방사업/중풍예방법 강의, 한방정신명상요법, 부항, 체질(사상체질)에 따른 식이요법이 각 17회(73.9%)의 순으로 나타났다.

③ 전문가의 합의된 한방 건강증진 간호의 중요도를 살펴보면, 한방 건강증진 간호에 대한 중요도 점수는 6점 만점에 4.13점이었고, 중요도가 가장 높은 것은 양생법(5.54점)으로 나타났다. 다음으로 중풍예방사업/중풍예방법 강의(5.33점), 한

약복용(오 · 남용)에 대한 바른 이해(5.00점), 생활관리(5.00점) 순으로 나타났다.

본 연구에서 한방 관련 전문가들의 한방 건강증진 서비스 및 한방 건강증진 간호에 대한 합의된 의견을 바탕으로 한방 건강증진에 대한 이해를 높이고, 향후 우리 문화와 의식구조에 적합한 한국적 간호중재방법 개발에 힘써야 할 것이다.

2. 양생

1) 양생의 개념

양생은 인간의 생명을 보양한다는 의미로, 질병을 예방하고 체력을 증강시켜 조쇠(早衰)와 조로(早老)를 방지하고 정력을 충실하게 하여 일을 원만히 수행할 수 있도록 하여 인간이 수명을 다하도록 하는 것이다. 건강을 유지하고 장수하기 위한 각종 활동양식을 '양생(養生)'이라고 하였다.

양생은 인체를 보호하여 생명활동을 건강하게 섭양보존함으로써 건강, 무병, 장생할 수 있게 하는 것으로, 몸을 건강히 하고 노쇠를 방지하며 질병을 예방하고 건강을 지키며, 생명력을 기르는 것을 의미한다. 양생은 몸을 튼튼하게 하고 병이 생기지 않게 해서 오래 살기 위해 알맞은 음식, 운동, 정서, 성생활 등의 생활준칙을 규칙적으로 하는 것으로, 현대적 의미에서는 건강과 생명을 지키고 보다 나은 삶을 추구하는 것으로 건강증진과 맥을 같이 하는 것이다.

2) 양생의 측정도구

일상생활 중에 양생을 어느 정도하고 있는지를 측정할 수 있는 도구가 개발되었다. 이를 사용하여 자신이 한방 건강증진법이라고 할 수 있는 양생을 얼마나 실천하고 있는지를 확인할 수 있다〈표 6-1〉.

표 6-1. 양생 측정 도구

※ 다음은 귀하가 현재까지 대체로 어떻게 생활하였는지에 관한 사항입니다. 당신에게 가장 적당한 응답 내용을 해당 칸에 'v'를 해주세요.

문 항	항상 그렇다 (5점)	대체로 (자주) 그렇다 (4점)	보통 이다 (3점)	별로 그렇지 않다 (2점)	전혀 그렇지 않다 (1점)
1. 늘 바르게 살고자 한다.					
2. 마음을 공평하고 공정하게 갖는다.					
3. 매사에 긍정적으로 임한다.					
4. 남의 일을 잘 도와주고 베푼다.					
5. 마음을 항상 즐겁고 기쁘게 갖도록 노력한다.					
6. 근심 · 걱정을 적게 한다.					
7. 매사에 낙관적이고 태연하게 대처한다.					
8. 한 가지 생각에 얽매이지 않는다.					
9. 마음을 담담하게 비운다.					
10. 곡식 · 과일 · 육류 · 채소를 골고루 섭취한다.					
11. 나이나 체질에 알맞은 음식을 먹는다.					
12. 소식한다.					
13. 음식을 일정한 시간에 일정한 양을 먹는다.					
14. 신맛, 쓴맛, 단맛, 매운맛, 짠맛의 다섯 가지 맛을 조화롭게 섭취한다.					
15. 모든 활동은 가능한 낮에 하고 밤에는 쉰다.					
16. 일하고 쉬는 것을 조화롭게 한다.					
17. 평소에 과로를 하지 않는다.					
18. 여가에 충분한 휴식을 취한다.					
19. 겨울철에도 종종 옥외 운동을 한다.					
20. 여름철에는 적당히 땀 흘리며 운동한다.					
21. 적당한 운동(또는 체조나 산책)을 규칙적으로 한다.					
22. 잠을 깊게 충분히 잔다.					
23. 수면환경은 깨끗하고 안정되어 있다.					
24. 수면 전에 근심과 걱정과 성내는 것을 피한다.					
25. 취침시간과 기상시간이 규칙적이다.					
26. 봄 · 여름에는 늦게 자고 일찍 일어난다.					
27. 가을에는 일찍 자고 일찍 일어난다.					
28. 겨울에는 일찍 자고 늦게 일어난다.					
29. 성생활을 절제하고 조화롭게 한다.					
30. 항상 좋은 정신 상태에서 성생활을 한다.					
31. 술 취한 후나 식사 후에 바로 성생활을 하지 않는다.					

1~5: 도덕수양, 6~9: 마음조양, 10~14: 음식양생, 15~18: 활동과 휴식양생,
19~21: 운동양생, 22~25: 수면양생, 26~28: 계절양생, 29~31: 성생활양생

* 성생활에 해당 없을 경우, 무응답 처리하며, 통계 분석

3) 양생의 방법

(1) 호흡법

① 태식법(胎息法)

눈을 감고 조용히 앉은 다음 배 안의 묵은 공기를 두세 번 의식적으로 배출시킨 다음 숨을 멈추고 곧 코 안으로 맑은 공기를 두 번 미미하게 흡인한다. 이때 혀로 입천장을 받치고 잠시 동안 숨을 보존하면 타액이 흘러 나와서 입안에 가득히 찬다. 다시 서서히 타액을 삼켜 위로 내려가게 하면 오장에서 흡수된다.

② 좌선법

- 자세: 결과부좌나 반가부좌 자세를 취한다.
- 수행방법
  - 중신을 취하는 법: 좌우의 균정(均整)

    ㉠ 결가부좌 또는 반가부좌를 하고 앉은 채 상체를 좌우로 크게 왔다갔다 한다.

    ㉡ 그것을 차츰차츰 작게 하며 천천히 한다.

    ㉢ 흔드는 것이 점점 작게 되다가 자연히 정지한다.

    ㉣ 이때 귀와 어깨가 일직선, 코와 배꼽이 일직선이 된다.

    ㉤ 허리를 꼿꼿이 세워서 아랫배에 힘을 준다.

    ㉥ 명치뼈 위 가슴은 위축하는 기분으로 힘을 주어서는 안 된다. 아랫배는 언제든지 힘을 주어 힘이 꺼지지 않도록 한다.

    ㉦ 눈은 반쯤 뜨거나 살짝 감아도 좋은데 무릎으로부터 1m 정도의 전면을 주시하라.

  - 호흡법: 숨을 토하는 법

    ㉠ 입술을 조그맣고 둥글게 열고 탁기를 토하면서 상체를 천천히 크게 앞으로 굽힌다.

    ㉡ 토하는 숨이 자연히 끊길 때 상체를 일으킨다.

    ㉢ 다음에 입술을 가볍게 물고, 코로 고요히 맑은 공기를 들이키며, 천천히 상체를 일으킨다.

    ㉣ 이것을 두서너 번 계속하여 아랫배의 탁기를 완전히 뽑아낸다.

ⓜ 아랫배에는 어떠한 경우라도 힘을 죽여서는 안 되지만 이때만 특히 힘을 주지 않는다.

ⓗ 어깨에 힘을 주지 않는다.

ⓢ 아랫배에만 힘을 주고, 그 외 어떤 곳에도 힘을 주지 않는다.

• 입술과 이를 다루는 법

㉠ 아래위의 입술을 가볍게 다문다.

㉡ 아랫니를 윗니 안에다 받친다.

㉢ 혀는 가볍게 입천장에 넓적하게 댄다.

• 반안

㉠ 눈을 반쯤 뜬다. 눈을 감으면 도리어 산란해질 수 있다.

㉡ 시선은 앞 1m 정도의 거리에 둔다. 이때 앞을 뚫어지게 보아서는 안 된다.

• 수식법(數息法): 자세가 정돈되고 호흡이 고르게 되면, 정신을 통일하는 방법으로서 삼키고 내뱉는 호흡을 센다.

㉠ 호흡은 하나로부터 열까지 한정하고 센다.

㉡ 호흡하는데, 즉 하나, 둘, 셋 이렇게 세되 정신을 집중한다.

㉢ 뱉는 호흡을 하나, 삼키는 호흡을 둘, 이렇게 한 호흡을 둘로 세어도 좋고, 내보내고 삼키는 호흡을 하나로 해도 좋다.

㉣ 자세가 정돈되고 보통 심호흡으로 아랫배를 정제한 다음 시작한다. 삼킬 때는 세지 말고, 단전(배꼽 아래 3촌 부위)에 담뿍 숨을 삭힌 후 그 힘을 끄지 말고 가늘고 길게 내 뿜는다. 콧구멍의 가는 털이 흔들리지 않을 정도로 조심성 있게 가늘고 길게 뿜을 때 '하나' 또는 숨을 담뿍 삼키고 뿜으면서 '둘' 하고, 이렇게 '셋' 한다.

• 수식관(隨息觀)

㉠ 삼키고 내뿜는 숨에 몸과 마음을 맡겨 버리는 것을 뜻한다. 즉 호흡하는 가운데 나라는 자체를 잊어버린다.

㉡ 즉 수식관으로 수를 세는 노력을 버리고 센다는 것까지 버리는 것이다. 수식관에서 하나, 둘, 셋 이렇게 세어 오던 것을 버린다. 다시 말하면 익숙해지

면 셀 필요를 느끼지 않기 때문이다.

㉢ 이래서 '아—', '우—'를 계속하는 것도 잡념을 없애고 정신을 집중하는 좋은 방법의 하나다.

㉣ 이때 소리를 내서는 안 된다. 뱉는 숨, 마시는 숨, 모두 무의식적으로 몸과 마음이 일치되게 한다.

(2) 단련법

① 안마법

- 손바닥을 서로 마찰하여 열이 나게 한 다음 두 눈을 다리미질 하듯 비비기를 여러 번 실시한다.
- 이마를 자주 문지르고 비빈다.
- 중지로 코 양쪽 부위를 20~30회씩 문질러서 피부의 겉과 속을 뜨겁게 한다.
- 손으로 두 귀의 이륜(귓바퀴)을 계속 비빈다.
- 앉아서 두 손으로 위 부위의 오른쪽과 왼쪽을 누르고 어깨를 10회 올렸다 내렸다 한다.

② 도인법(導引法)

- 몸을 단정히 도사리고 앉아서 엄지손가락을 먼저 꼽고, 네 손가락을 그 위에 덮어서 주먹을 쥐어 무릎 위에 놓고 눈을 감고 아무 생각 없이 마음과 정신을 고요히 한다.
- 이를 서로 가볍게 마주치기를 여러 번 한다.
- 두 손으로 깍지를 껴서 뒤통수를 누르고 귀에 들리지 않을 정도로 9번 숨을 쉰다.
- 두 손으로 두 귀를 가리고 둘째손가락으로 가운데 손가락을 누르면서 뒤통수를 24번 친다.
- 주먹을 꼭 쥐고 머리를 가볍게 흔들어 어깨를 돌아보며 머리를 좌우로 24회 흔든다.
- 혓바닥으로 양 볼과 입천장을 휘저어 침이 생기면 양치질 하듯 우물우물 36회 하여 침이 입안에 가득 차도록 한다. 이때에 침이 목구멍에 넘어가는 소리가 들리도록 세 번에 나누어 삼킨다.

- 코로 많은 공기를 들이마셔 잠깐 동안 내뿜지 말고 손을 비벼서 뜨겁게 되거든 코로 천천히 숨을 내보낸다.
- 허리 뒤에 있는 외신(外腎)에 손바닥을 대고 36회 문지른 뒤, 주먹을 꽉 쥔 다음 숨을 들이마시고 한참 동안 숨을 그치고 안정하여 심화(心火)가 아래로 내려가 하단전에 뜨거운 기운이 나게 한다.
- 한쪽 주먹을 쥐고 가볍게 허리 뒤의 외신(外腎) 부위와 척추 사이의 근육을 주먹의 등으로 눌러 비비는 것을 36회씩 교대로 좌우로 실시한다.
- 두 주먹을 쥐고 가볍게 양쪽 척추와 외신부 사이의 근육 부위를 두 주먹의 등으로 눌러 비비면서 허리를 앞으로 내미는 운동을 36번 한다.
- 머리를 숙이고 양손으로 주먹을 쥐고 반대편의 어깨를 36회씩 두드린다.
- 양쪽 다리를 곧게 펴고 양손으로 서로 깍지를 껴 머리 위로 허공을 향해 치켜들면서 천천히 심호흡을 하고 손을 내리면서 발끝을 향하여 발끝 부분에 닿으면 다시 반복하여 3~9번 한다.
- 머리를 숙이고 양쪽 발끝을 곧게 뻗고 다시 양손을 서로 깍지를 껴잡고 양끝을 안쪽 또는 바깥쪽으로 12회 반복하여 구부렸다 폈다 한다.

(3) 정신양생

정신양생이란 심신을 조양하고 인체의 평형을 유지하고 신체건강을 보증하는 것이다. 정신적인 안정과 평안·활동과 휴식을 적절히 안배해야만 건강을 유지하고 질병을 예방할 수 있다.

'양생은 그 본질이 마음의 안정에 있다는 것으로 아는 것이 중요하며, 이 근본을 이해하면 병이 들어올 여지가 없다'고 하였고, 〈동의보감〉에서, '마음을 고요하고 맑게 하면 진기가 따르고, 정과 신이 안을 지키니 병이 어디서 오겠는가'라고 하여 '질병을 치료하려면 먼저 그 마음을 다스려야 한다'고 하여 병을 치료하기에 앞서 마음을 다스림이 중요함을 강조하였다.

몸과 마음을 편안하게 해서 자기의 생활방식이 자연의 이치에 부합되게 해야 하며, 뜻을 한가히 하고 욕심이 적게 하면 기가 순일해지고 혈이 충만하게 되어 양생을 성취하게 된다는 것으로, 질병을 예방하고 치료함에 있어 정상적인 정지활동과 마음의 다스림을 중요하게 생각하였다. 동양적 건강의 관점에서는 마음과 정서의 상태가 건강에 영향을 미치고 비정상적인 정지 활동은 질병의 발생요인이 되므로, 담담하고 욕심 없는 편안한 마음가짐과 절제 있는 정지활동을 유지하는 것이 건강을 지키고 질병을 예방하는 데 있어 중요하다고 할 수 있다.

(4) 음식양생

음식양생이란 음식의 섭취 규율을 조정하고 음식의 금기사항에 대한 주의와 몸에 적합한 음식을 합리적으로 섭취함으로써 건강증진과 장수를 위한 방법을 말한다. 음식섭취에서의 절도와 절제, 소식과 담백한 음식의 섭취가 중요한데, 정시에 정량을 먹어야 하며, 지나치게 배고프거나 배부르게 먹는 것과 갑자기 먹거나 마시는 것도 좋지 않다. 절제는 식사의 양과 시간을 적절하게 조절한다는 의미로, 음식섭취는 고정적이고 규칙적인 규율이 있어야 소화흡수 기능이 원활히 이루어져 영양공급이 차질이 없게 되며, 정해진 시간에 식사를 해야 비위의 활동과 휴지가 규칙적으로 제 기능을 발휘할 수 있으므로 음식양생에서 식사량과 식사시각은 중요하다.

너무 굶거나 지나치게 먹으면 비위를 손상시킬 수 있다. 사계절 기후가 교대로 나타나듯이, 사람들은 자연변화에 따라야 한다. 봄과 여름에는 양기가 왕성하고 만물에 생기가 난다. 그래서 열기 나는 음식, 불안, 초조하게 하는 음식은 피한다. 가을 기후는 습기가 없기 때문에 목이 마르고 갈증이 나며 코피가 나기 쉽다. 이때는 매운 음식, 더운 음식을 적게 먹어야 되고 수분 함유량이 많은 음식, 특히 과일을 많이 먹으면 좋다. 겨울에는 춥기 때문에 단 음식, 냉한 음식, 위를 상하게 하는 음식을 먹지 말고, 온성, 열성이 있는 음식을 먹어야 한다. 인체는 각종 영양을 필요로 하기 때문에 편식을 하면 기혈과 음양의 평형을 잃게 되므로 주식과 부식의 조화로운 배합이 중요하다. 즉 곡식, 고기, 과일, 채소와 다섯 가지 맛(신맛, 쓴맛, 단맛, 매운맛, 짠맛)의 조화로운 섭취가 중요하다.

양진향(2001)은 한국여성의 음식양생에 관한 체험연구에서 한국 여성의 음식양생 체험의 본질적 주제는 제대로 자라고 제 모양 그대로인 것을 선호했고, 제대로 뜬 것(발효)을 고집하며, 제철에 제 땅에서 난 것을 골라, 제 색, 제 향, 제 맛을 살리고, 제 성질들 간에 궁합이 맞도록 만들어, 제 양을 제때에 먹는 것, 제 몸에 맞게 먹는 것, 제 마음이 편안하게 먹는 것, 제 가족을 우선하는 것, 제 기운을 되찾는 것이라고 하였다.

(5) 생활기거양생

기거(起居)라 함은 일상생활을 말하며, 기거양생이란 일상생활을 양생법에 맞게 하는 것, 일상생활 중에 건강을 유지하고자 일상생활 활동에 일정한 규칙을 두어 자연환경에 적합하게 생활하는 것이다. 기거양생에서는 일상생활 전부가 다 포함되며, 구체적으로는 규칙적인 생활, 적절한 일과 휴식 정도, 올바른 수면 방법, 몸에 맞는 옷차림, 청결한 위생, 알맞은 거처 등이 포함된다.

하루 생활도 자연의 음양 변화의 규율에 따라 모든 활동은 낮에 양기가 성할 때 하고, 밤에 양기가 쇠하면 하지 말아야 한다. 항상 적당한 움직임과 쉼이 필요하며 움직임 속에서도 동정이 있고 쉼 속에서도 동정이 있어야 한다. 따라서 건강을 유지하기 위해서는 자연 변화 규율에 맞추어 규칙적이고 절도 있는 생활을 하여야 한다.

(6) 활동과 휴식양생

생활규율이란 노동과 휴식을 적절하게 조절하는 것이다. 과도한 노동으로 인하여 과로가 쌓이면 인체 생리기능에 저해요인으로 작용됨은 물론이지만 지나치게 안일하거나 게으른 생활을 하는 것도 생활을 하는 것도 무기력해지며 생리기능이 저하되고 병적 상태에 이를 수 있다. 따라서 적당한 노동과 왕성한 정력, 유쾌한 정서 등이 조화를 이루어야만 체질을 증강시키고 질병을 예방한다.

활동양생은 바로 인체구성 물질 중 가장 중요한 정 · 기 · 신 삼보를 단련하고 조절하는 것으로 운동을 통하여 의식과 호흡, 체내기혈을 조절함으로써 건강을 보증하고자 하는 것이다. 움직이는 것은 건강유지에 중요하며 활동양생으로 질병을 예방할 수 있다.

산보는 전통적인 건강증진 방법 중의 하나이다. 역대의 양생가들은 그 가치를 인정하여 '백 번 단련하는 것이 한 번 산보하는 것만 못하다'고 하였고 연령이나 성별 · 건강 · 상황 · 장소 · 설비조건의 제한을 받지 않고 어디서나 할 수 있는 방법으로 새벽 혹은 식후 혹은 잠자기 3시간 전에 산보를 하는 것이 좋다. 산보는 피로를 풀어줄 뿐만 아니라, 마음을 상쾌하게 하고 정신을 진작하키며, 병을 제거하고 노화를 방지한다고 알려져 있다.

(7) 수면양생

밤은 낮에 소모하는 기를 충전하는 기간이므로 수면을 일정한 원칙에 따라 하여야만 건강을 제대로 유지할 수 있다. 수면양생은 음양변화 규율에 근거하여 합리적인 수면 방법을 선택하여, 적당한 수면시간을 취하여 신체의 피로를 회복하고 충분한 체력과 활력을 유지시키며, 나아가 질병을 예방하여 인체를 튼튼히 하고 장수하는 것이다.

(8) 성생활 양생

'지나친 성생활은 정(精)을 말리므로 도를 배우는데 있어서 가장 큰 금기'라고 하여, 절제 있는 성생활을 강조하였다. 정(精)이란 인류를 번영케 하는 생명의 근원이며, 인체 생명 활동에서 가장 중요한 물질적 기초가 된다. 정(精)을 잘 보존하는 것이 양생의 기본이 되며, 성생활을 절제하여 정을 견고히 할 것을 강조하였다.

성생활에는 절도가 있어야 한다. '절도'라는 것은 적당히 한다는 것으로 옛 성인들은 '성생활은 사람을 살릴 수도 있고 죽일 수도 있으므로 그 쓸모를 아는 사람은 양생할 것이고, 그것을 사용할 줄 모르는 무절제한 사람은 곧 죽은 몸과 같다'고 하여 무절제한 성생활을 엄중히 경계하였다. 음주 후와 감정 기복이 심할 때에는 금욕해야 하며, 병중이나 병의 회복기에는 금욕하여 정을 보존하며, 이상기후일 때도 성생활을 금해야 한다. 와병 중이거나 병후 회복기에는 인체의 정기가 약해져 있는 상태인데, 성생활을 하게 되면 정기를 더욱 손상시켜 병을 악화시키며, 이때 임신이 되면 허약한 정기를 받은 태아가 태어나 건강치 못하므로 와병중이거나 회복기에는 금욕해야 한다.

3. 경락 마사지

1) 경락의 개념

기원전 200년에 쓴 중국의 황제내경 기록을 보면, 경락은 인간이 살아나가는 데 필수적인 강줄기라고 비유하면서 경락이 인체에 있어서 매우 중요하다고 강조하였다. 경락은 인간의 몸에 흐르고 있는 기혈이 운행, 수통, 상하 내외가 연락되는 곳의 순행하는 도로이고 각 기의 정거장인 경혈 등을 연계하여 이어놓은 계통적, 체계적, 기능적 통로를 의미한다. 경락은 생명활동의 기초적인 기혈이 운행되는 통로이며 생명활동을 유지시키는 것으로, 전신에 산재되어 인체의 각 부분과 유기적으로 관련되어 있으며 장부를 조절해준다. 경락의 경(經)은 세로로 흐르는 경맥을 의미하고, 락(絡)은 가로로 흐르는 낙맥을 의미하기 때문에 머리끝부터 발끝까지 온몸에 에너지의 흐름이 있는 것을 나타낸다.

경락의 작용으로는 정상 생리적 피부 보호작용과 전신에 영양을 공급하는 청수작용(淸水作用)이 있다. 질병 발생 시 병을 전달하기도 하고 방어하기도 하며, 노화현상에 영향을 미치고, 병 외적 진단 기능 작용으로 경락의 기능이 부실해져 인체에 병이 발생되면 피부표면에 이상반응으로 나타나기도 한다.

경락의 종류는 육장육부의 12내장 기능에 관련되어 대응하고 있고 내장의 수와 같은 12경락 즉 폐경(肺經), 대장경(大腸經), 위경(胃經), 비경(脾經), 심경(心經), 소장경(小腸經), 방광경(膀胱經), 신경(腎經), 심포경(心包經), 삼초경(三焦驚), 담경(膽經), 간경(肝經)이 있다. 이들 경락은 폐경에서 시작하여 차례대로 각각의 내장을 지난 후에 마지막으로 간장을 순환한 후 다시 폐로 되돌아와 전체의 흐름이 하나로 연결된다. 또 육장의 경락을 음(陰), 육부의 경락을 양(陽)으로 구분하고 있다. 서양의학의 해부학적으로는 표현하기 어려우며, 내장질환이 발병하였을 때 그 장기에 해당되는 일정한 부위의 피부에 통각 예민대가 생긴다.

2) 경락계통의 구성

(1) 경맥과 낙맥

경맥에는 정경, 기경, 경별 세 종류가 있다. 정경(正經)은 수족삼음경과 수족삼양경의 12경맥으로 구성되어 있다. 이는 기혈의 주요 순행통로이며, 시작부위와 끝나는 부위가 있고, 체내 장부와 직접 연결되고 있다. 12경맥은 주로 통솔, 연락 및 조절하는 작용이 있다.

기경(寄經)은 기경 8맥의 줄임말로서 특이한 경락이라는 뜻을 가지고 있다. 이는 대부분 종횡 혹은 좌우대칭으로 순행하며 대개 12경맥에서 상행하고 12경맥에 기혈이 넘치면 기경으로 흘러들어 간다. 오장육부와 직접 연결되지 않았으므로(독맥은 제외) 체내나 체외가 서로 짝을 이루지 않는다. 그 종류로는 임맥, 독맥, 음교맥, 양교맥, 음유맥, 양유맥, 충맥, 대맥 등이 있다. 임맥과 독맥은 신체의 전면과 후면의 중앙을 지난다. 그리고 나머지 6맥은 12경맥 내에 경혈점이 동시에 소속된다. 예를 들면 족소음신경에 충맥이 속하는 것이다.

경별(經別)은 12경별을 의미한다. 12경맥에서 떨어져 나온 가지로 사지에서 시작하여 체내 장부와 심부를 순환한다. 경별은 12경맥 중 표리(表裏)를 이루는 두 경의 연결을 강화하여 정경이 흐르지 않는 기관과 부위를 순환하며 정경의 기능을 보완한다.

낙맥(洛脈)은 경맥에서 나온 가지로, 경맥보다 얕은 부위에 흐르며, 일정한 순환 노선이 있다. 낙맥은 경맥 사이를 연결하며, 경맥의 부족한 부분을 보충하는 작용을 한다.

(2) 경락의 분포

경락은 인체의 표면뿐 아니라 각 장기 내부 심층까지 분포되어 전신의 조직이나 기관을 연결한다. 12경맥은 직접 자신의 장부와 연결된다. 수삼음경은 흉부에 이어지며 안으로 肺, 心, 包, 心에 속한다. 족삼음경은 복부에 이어진다. 족삼양경은 위, 담, 방광에 속한다. 수삼양경은 대장, 삼초, 소장에 속한다.

12경맥 중 양경은 부(腑)에 속하고 장에 絡한다. 음경은 장에 속하고 부에 絡한다. 예를 들면, 수태음폐경은 肺에 속하고 대장에 絡하며, 수양명대장경은 대장에 속하고 肺에 絡하는 등이다. 12경맥의 음, 양경은 각기 상응하는 장부에 락속하여 경맥과 장부의 표리를 서로 이루는 관계를 구성한다.

경락은 체내뿐 아니라 신체의 외부표면에도 분포한다. 이를 외연(外連)이라 하는데, 경락과 체표조직 간에 상호 연결시킨다. 여기에는 십이경근(十二經筋)(근육과 관절)과 12피부(十二皮部)가 있다.

12경맥의 소개는 〈표 6-2〉와 같다.

표 6-2. 12경락 소개

12경락	설명	경로
① 폐경락 (수태음폐경)	• 가슴과 폐, 기침, 가래, 숨 가쁨, 피가래, 인후, 기관지 등에 문제가 있을 때, 자극하면 효과 있음 • 시작: 쇄골밑 중부, 팔, 손바닥 거침 • 끝: 엄지손톱 안쪽 소상 • 11개 혈, 좌우 22개 혈	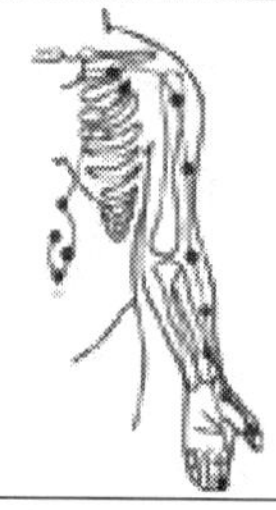
② 대장경락 (수양명대장경)	• 코, 귀, 인후, 치아, 머리, 목 등에 문제가 있을 때 자극하면 효과 있음 • 시작: 둘째손가락 끝 상양 • 끝: 코 옆 영향 • 20개 혈, 좌우 40개 혈	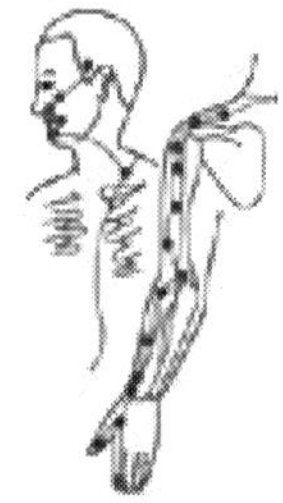
③ 위경락 (족양명위경)	• 얼굴과 피부에 윤기가 없고 색이 밝지 못할 때 자극하면 효과 있음, 소화불량, 위장병, 하치통, 구토, 배 아픈 증상 등에도 효과 있음 • 시작: 눈 밑의 승읍 • 끝: 둘째 발가락 끝 여태 • 45개 혈, 좌우 90개 혈	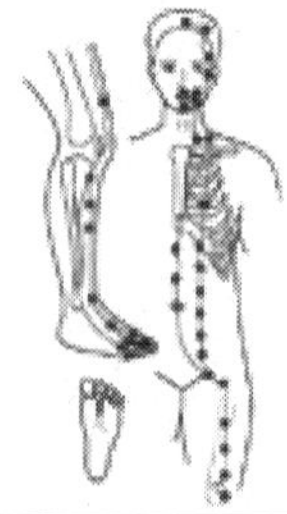
④ 비경락 (족태음비경)	• 위경맥의 연락을 받아 비장을 중심으로 엮어져 있는 경맥, 아랫배나 명치끝 통증, 위장병에 자극하면 효과 있음 • 시작: 발의 은백에서 시작해서 안쪽 허벅지와 배를 지나 가슴으로 올라감 • 끝: 늑골 옆 대포 • 21개 혈, 좌우 42개 혈	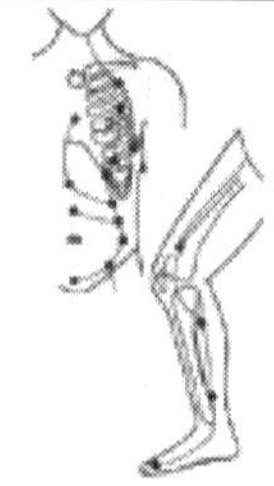

⑤ 심장경락 (수소음심경)	• 심장의 기능 담당, 족태음비경의 연락을 받음. 심장, 가슴, 신경계통 질환에 자극하면 효과 있음 • 시작: 겨드랑이 극천 • 끝: 새끼손가락 안쪽 소충 • 9개 혈, 좌우 18개 혈	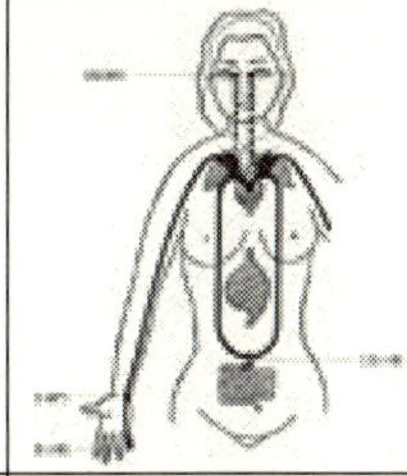
⑥ 소장경락 (수태양소장경)	• 목구멍 통증, 뒷목 및 어깨 아플 때, 이명 등, 소장기능과 조혈작용에 이상이 있을 때 자극하면 효과 있음 • 시작: 새끼손가락 바깥 소택 • 끝: 귀 앞 청궁 • 19개 혈, 좌우 38개 혈	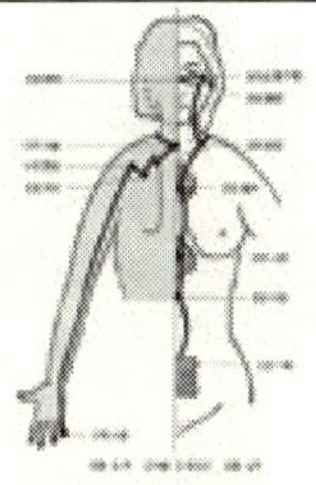
⑦ 방광경락 (족태양방광경)	• 두통, 정신병, 위장, 비뇨기 질환 시 자극하면 효과 있음 • 시작: 눈 안쪽 청명 • 끝: 새끼발가락 바깥쪽 지음 • 67개 혈, 좌우 134개 혈	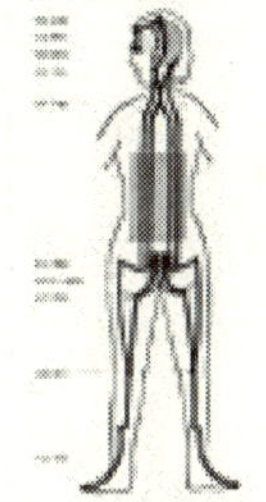
⑧ 신장경락 (족소음신경)	• 뼈 관련 질환(요통 등), 정력, 생리 부조화(생리통, 불순 등), 분변, 배설, 내분비 등에 문제가 있을 때 자극하면 효과 있음 • 시작: 발바닥 용천 • 끝: 젖꼭지 위 쇄골 아래 유부 • 27개 혈, 좌우 54개 혈	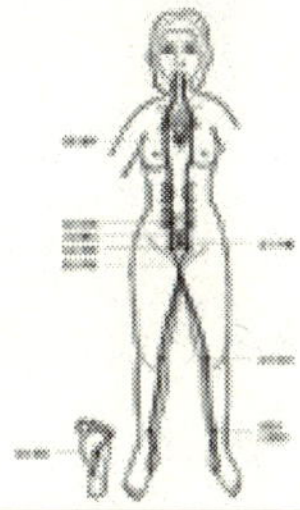
⑨ 심포경락 (수궐음심포경)	• 심장의 사기 침입을 보호하는 효과, 위장, 가슴신경 계통질환에도 효과 있음 • 시작: 젖꼭지 바깥쪽 위 천지 • 끝: 가운데 손가락 안 중충 • 9개 혈, 좌우 18개 혈	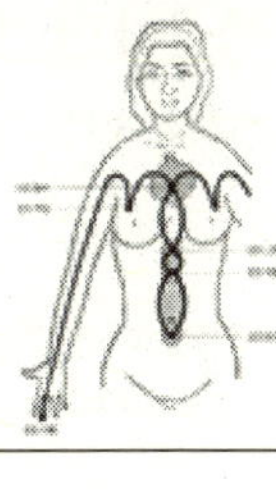

⑩ 삼초경락 (수소양삼초경)	• 상초, 중초, 하초의 세 가지로 분류되어 삼초경이라 함. 상초는 횡격막 위로 심장 · 머리 · 상하지를 지배하고 호흡기와 순환기 관장, 중초는 배꼽 윗부분 소화선에 관여하며 소화기와 호흡기 관장, 하초는 신장 · 방광 · 하지에 관여하고 생식 및 배설기능 관장 • 시작: 약지(4지)끝 관충 • 끝: 눈썹 옆 사죽공 • 23개 혈, 좌우 46개 혈	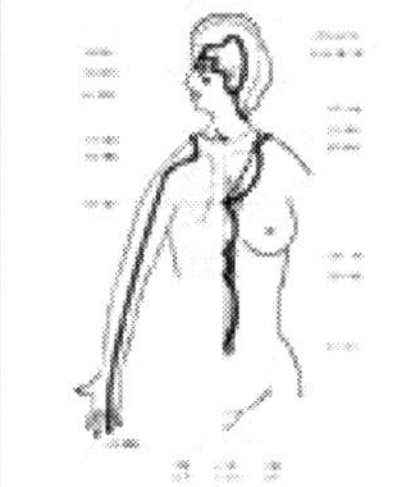
⑪ 담경락 (족소양담경)	• 쓸개, 근육, 구토, 흉통, 두통(특히 편두통) 시 자극하면 효과 있음, 지방대사 촉진 • 시작: 눈 옆 동자료 • 끝: 넷째 발가락 끝 규음 • 44개 혈, 좌우 88개 혈	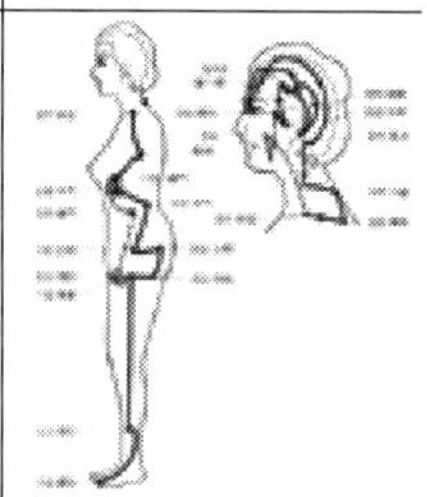
⑫ 간경락 (족궐음간경)	• 간을 관장하며 근육통, 두통, 스트레스, 구토, 황달, 수면장애(불면, 다몽), 월경이상, 생리통 등이 있을 때 자극하면 효과 있음 • 시작: 엄지발가락 바깥쪽 대돈 • 끝: 젖꼭지 아래 갈비뼈 사이 기문 • 14개 혈, 좌우 28개 혈	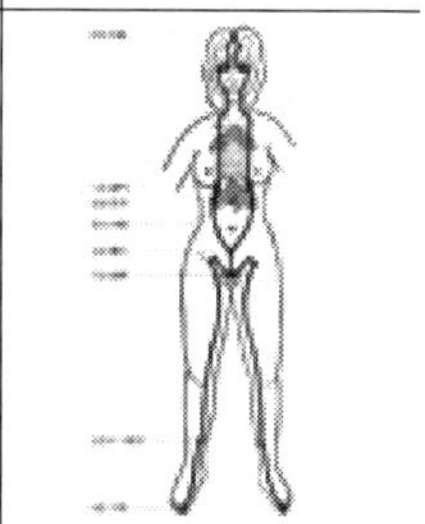

(3) 경혈

경혈은 기혈(氣血)이 정체하기 쉬운 부위의 부조화를 조정하기 위해서 침, 뜸, 부항, 마사지 시에 사용하는 자극점이다. 경혈(經穴)은 14경맥 상에 정규적으로 위치가 확보되어 있는 혈점을 말하고, 경외기혈(經外奇穴) 또는 기혈(奇穴)은 경혈 이외의 혈점을 나타낸다. 아시혈(阿是血)은 인체 표면의 압통점이나 과민점을 지칭한다. 경락 마사지에서 많이 사용하는 경혈은 〈그림 6-1〉과 같다.

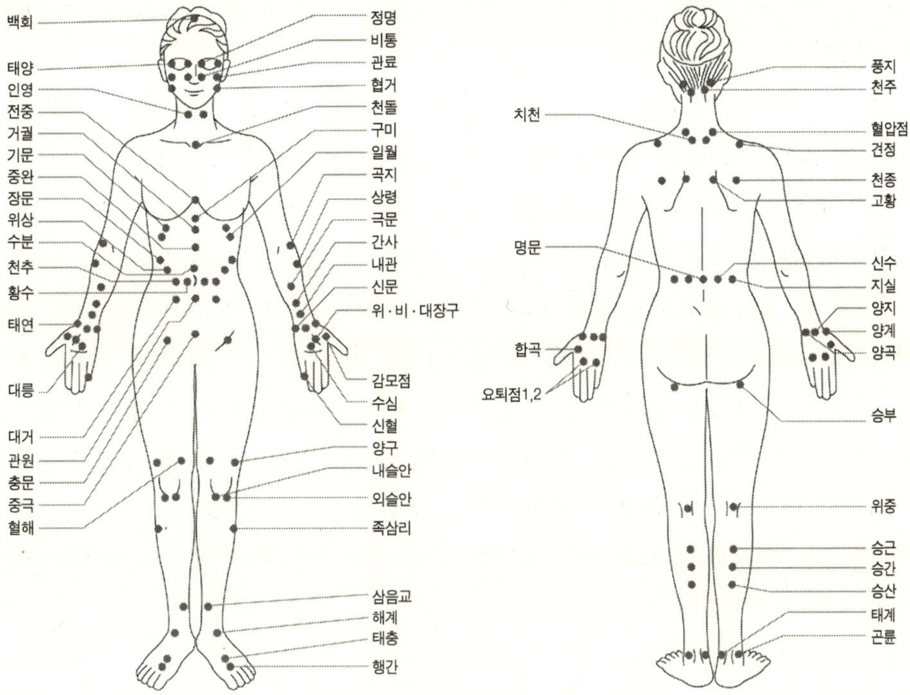

그림 6-1. 경혈점

3) 경락/경혈 마사지의 간호학 연구결과

경락 마사지를 간호중재 방법으로 처음 시도한 연구로서 채정숙(1999)의 본태성 고혈압 환자의 혈압하강을 위한 경락 마사지의 효과 연구결과에서 6개의 경혈점에 매일 10분간 경락 마사지를 적용함으로써 혈압하강과 두통을 비롯한 견비통 등의 안위 증진에 효과적인 것으로 나타났다. 복부비만 대상자에게 등관리와 복부관리에 경락 마사지 10회를 실시한 후 효과를 검증한 연구에서 마사지 실시 전보다 실시 후에 복부둘레의 사이즈가 유의하게 감소했다는 결과가 있고(김봉인, 홍승정, 2002), 성기홍 등(2001)은 경락 마사지와 규칙적 신체활동이 신체 조성 및 혈중 지질농도에 미치는 효과에서 대상자들에게 8주간 1회 90분간 실시한 결과 체중, 체지방율, WHR(waist-hip ratio), BMI, 총 콜레스테롤에 있어 유의한 감소를 나타내었다고 한다. 또한 안면경락 마사지 간호중재가 뇌졸중 환자의 안면마비 회복에 미치는 영향(이향련, 김병은, 2001)에서 안면경락 마사지 간호중재를 받은 실험군이 대조군보다 안면마비 상태회복 점수와 높고 양쪽 안면 길이의 차이가 더 짧아졌으며, 안면부위 불편감 정도가 낮다는 결과가 나왔다.

이상은과 이향련(2003)은 경락 마사지가 편마비 환자의 손 부종 및 기능과 상지기능 회복에 효과가 있음을 제시하였고, 성경숙(2003)의 연구에서는 경락 마사지가 통증증후군의 통증과 자각증상 감소에 미치는 효과를 알기 위한 실험연구에서 2주간 6회의 경락 마사지를 실시한 결과 통증 정도와 빈도가 감소했고 혈압이 감소했음을 알 수 있었으며, 김윤경(2002), 정순양(2003)은 복부경락 마사지가 변비완화에도 효과를 미치는 것으로 보고하였다. 김정순, 조영자, 황선경(2005)의 연구에서는 직장 여성에게 복부 경락 마사지를 실시한 결과 실험군에서 유의하게 생리통 및 월경곤란증이 감소했음을 제시하였고, 조결자, 이명희, 지은선(2007)은 경락 마사지가 영아의 키, 체중과 수면 및 어머니의 민감성과 역할 수행 자신감에 효과 있음을 알 수 있었으며, 양경희, 박금숙, 이정란(2008)의 연구에서는 경락 마사지가 중년 여성의 폐경증상에 효과가 있음을 제시하였다.

4. 뜸

1) 뜸의 정의

뜸은 경락부위에 약물을 태우거나, 태운 김을 쏘여 온열 자극을 줌으로써 질병을 치료하는 방법으로 구요법(灸療法)이라고도 한다. 대표적 약물은 쑥이다. 태우지 않더라도 온열 자극을 줄 수 있는 것은 뜸의 범주에 속한다고 할 수 있다. 구요법의 기본 원리는 침술과 같으나 자극을 주는 방법이 다르다. 침술은 침으로 경혈점을 찌르는 것이나 뜸(구)요법은 쑥(애엽: 艾葉)으로 만든 애융(艾絨)과 다른 물질로 온열적 자극을 주는 것이다. 침은 침습적인 방법으로 한의사의 의료 영역이나 뜸은 민간요법으로 가정에서 자가치료에 많이 활용되고 있다.

뜸요법의 효과는 침의 작용과 마찬가지로 억제작용, 항분작용(亢奮作用), 유도작용, 반사작용이 있으며, 이외에도 뜸요법 특유 두 가지 작용, 면역작용과 증혈작용(增血作用)이 더해진다. 뜸을 뜨면 특수 물질이 발생하여 이종 단백체에 의해 항체를 생산하여 면역반응을 일으키며 백혈구의 식균작용을 항진시킨다. 또한 뜸은 침보다 적혈구, 혈색소치를 더 많이 증가시켜서 증혈작용을 하는 것으로 알려져 있다.

2) 뜸의 종류

뜸은 주로 어린 쑥(애주:艾炷)를 말려서 원뿔모양으로 만들어서 사용한다. 우리나라의 강화 쑥이 뜸쑥으로 유명하다. 직접구는 애주를 피부에 직접 닿게 하는 뜸으로, 애주의 크기가 보리쌀만한 소주구(小炷灸), 애주의 크기가 대추씨만한 중주구(中炷灸), 애주의 크기가 마늘만한 대주구(大炷灸)가 있다.

뜸 뜨는 방법에 따른 분류를 살펴보면, 직접뜸과 간접뜸이 있다.

① 직접뜸

뜸을 쌀알 정도로 말아 직접 피부 위에 올려놓고 향불로 불을 붙인다. 효과는 좋으나 뜨겁고 흉터가 남을 우려가 있다. 그래서 건강증진용으로는 일반적으로 사용하지 않는다.

② 간접뜸

생강, 마늘, 소금 등을 동전처럼 얇게 썰어 그 위에 올리거나 간접구통에 끼워서 사용하는 것으로, 효과는 직접뜸에 비해 떨어지나 너무 뜨겁지 않고 화상의 우려가 적다. 간접구는 애주와 피부 사이에 약재 등을 깔아서 뜸을 뜨므로 따뜻한 기운만 통과한다.

③ 애조구: 담배뜸

쑥을 담배모양으로 만들어서 시술자가 손으로 잡고 뜨는 뜸, 궐련 담배처럼 쑥을 종이로 말아서 지지듯이 뜨는 뜸, 쑥에 여러 약재를 혼합한 후 뽕나무 껍질로 말은 뜸이 있다.

④ 온통구

금속으로 된 통속에 쑥을 넣고 불을 붙여서 사용하는 것이다〈그림 6-2〉.

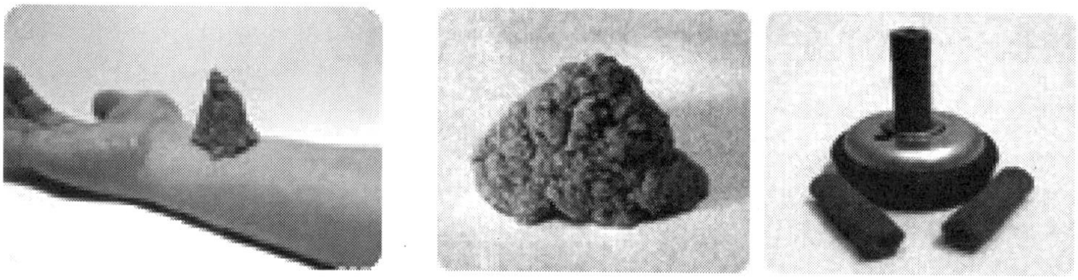

A: 직접뜸 B: 간접뜸

그림 6-2. 직접뜸과 간접뜸

3) 뜸요법 시 주의사항

① 한낮(정오가 지난 시간)에 뜨는 것이 좋다. 한낮의 시간은 양의 기운이 성하고 뜸 기둥에 불이 잘 붙기 때문이다.

② 체력이 약할 때는 하루에 3장 정도 뜨는 것이 좋다.

③ 체력 회복 시에는 5장, 7장으로 올릴 수 있다.

④ 효과가 나타나는 시기가 짧게는 2주, 길게는 6주가 소요되므로 꾸준히 해야 한다.

⑤ 뜸요법 후에 물집이 생기기도 하는데, 가벼운 물집은 그 위에 뜸을 떠도 무방하다. 하지만 큰 물집이 생기면 수포를 터트려 소독한 뒤 수일 후에 다시 뜨는 것이 좋다.

⑥ 뜸요법을 피하는 경우
- 목욕 1시간 전후
- 생리나 임신 때
- 식사 직후나 허기질 때
- 피부 알레르기 질환자, 음주자
- 열이 많을 때
- 고혈압(160/90mmHg 이상)일 때

⑦ 여러 경혈을 같이 뜰 경우 윗부분의 혈을 먼저 뜨는 것이 좋다.

⑧ 병이 있으면 병이 나을 때까지 시술한다.

⑨ 특별한 병이 없는 경우 봄, 가을에 한 달 정도씩 원기를 가지기 위해 뜸을 뜬다.

⑩ 오랜 기간의 뜸 치료로 지칠 경우에는 며칠 쉬거나 몸에 좋은 음식을 먹어서 체력을 보강해야 한다.

5. 지압

1) 지압의 정의

지압은 약물이나 기구를 쓰지 않고 맨손으로 일정 부위에 압력을 주어 자율신경을 조정하고 내분비를 촉진하여 내장에 활력을 주고 바르지 못한 자세나 근육의 상태를 복구시키고 올바른 신체기능을 유지시켜 주는 것이다. 지압은 약 60~70년 전 이래 경혈을 자극하는 동양의학 전래의 안마법에 서양의 마사지 및 카이로프랙틱 이론이 가미되어 일본에서 많이 사용되었다. 손가락과 손바닥 그리고 팔꿈치 등을 이용하여 앞에서 배운 경락/경혈상의 요혈을 자극함으로써 경락의 정체를 소통시키고자 하는데 주목적이 있다.

지압의 효과로는 피로회복, 혈액순환 촉진, 생체조절기능 향상, 근육조직 이완, 스트레스 예방 및 치료, 내장기능 활성화, 신진대사 활성화, 활력증진, 관절염 개선, 지능 및 정서 안정, 긴장성 완화로 인한 점차적 체질 개선, 저항력을 길러 병을 예방하기 등이 있다. 지압은 손의 누르는 힘으로 치료하는 것이 아니라 경락에 일정한 자극을 주어 경락의 흐름을 원활하게 한다.

2) 지압자극의 3원칙

(1) 수직압(내려 누르기)의 원칙

해당 경혈을 수직으로 내려 누르는 것으로 압력이 수직으로 가해질 때 몸 안의 체액이 골고루 퍼진다. 인체는 여러 가지 복잡한 곡선과 곡면체를 이루고 있어 가장 효과적인 자극을 주기위하여 항상 체 표면에 수직으로 압력을 가하면 힘의 낭비가 적고 인체조직에도 무리가 없어 효과적인 압력 자극을 줄 수 있다.

(2) 지속압(오래 누르기)의 원칙

압력을 깊숙이 전달하기 위해 지그시 오래도록 누르는 동작을 반복하는 것이다. 압력 자극 시 일정한 강도로 누르면서 일정한 시간동안 이 자극을 지속한다. 보통 3~5초 동안 지속하는 것이 원칙이나 특정한 효과를 위하여 7초 정도의 지속압을 가하는 경우도 있다.

(3) 집중압(공들여 누르기)의 원칙

시술자와 대상자의 정신적인 관계를 포함하고 있다. 즉 시술자는 대상자에게 정신을 집중하여 반드시 병을 치료할 것이라는 마음가짐을 갖고, 대상자는 시술자를 믿고 신체를 맡겨 좋은 결과가 나올 것이라는 마음을 가져 양자 간의 정신적인 일치 곧 합기(合氣)가 되어야 한다.

3) 손 사용법

(1) 모지압

수기에는 원칙적으로 엄지손가락을 많이 이용하는데 이는 엄지가 가장 안정되게 누르고 쉬우며 감각도 예민하기 때문이다.

(2) 장압

손바닥으로 지그시 눌러주는 기법으로 지압을 처음 받는 사람이나 몹시 아프다고 말하는 환자에게 장압으로 신경을 안정시킨 다음 본격적으로 누르는 것이 좋다. 장압은 환자가 편하게 받을 수 있으며 시술하는 사람도 힘이 들지 않아 편리하며 엄지손가락이나 새끼손가락 부분과 손목 가까운 부분에 힘을 주고 누르면 센 압력을 줄 수 있다.

(3) 쌍수압

좀 더 강하게 누를 때 사용하는 방법으로 양쪽 엄지손가락을 포개서 겹쳐 누르는 것으로 두 손바닥을 겹쳐 누르는 경우는 쌍장압이라 한다. 두 손을 겹쳐 누르면 오래 누르기가 수월하다.

(4) 중지압

엄지손가락과 새끼손가락을 제외한 세 손가락으로 누르는 방법으로 가운데 손가락에 더 힘을 준다. 주로 배 부위를 누르는데 많이 사용한다.

(5) 권압

등이나 둔부같이 근육이 단단하고 두터운 부위에 주먹을 쥐고 마디 부위를 세워 지그시 눌러주는 것으로 시술받는 사람도 훨씬 센 압력을 받기 때문에 시원하게 느낀다. 이 외에 팔꿈치로 누르는 방법이 있는데, 이는 숙달된 사람이 아니면 환자에게 괴로움을 줄 수 있으니 유의한다.

(6) 파악압

손으로 주무르듯이 꽉 잡았다가 놓는 동작을 반복하는 방법으로 어깨 죽지나 허벅다리를 누를 때 사용한다.

4) 지압 시 주의사항

- 손을 청결히 한다.
- 손톱을 깎는다.
- 얼굴이나 머리는 수건을 대고서 그 위에 지압한다.
- 지압 중에는 필요 없는 말을 하지 않는다.
- 힘에만 의지하지 않는다(특히 야윈 사람은 주의한다).
- 질병으로부터 먼 곳에서 가까운 곳으로 지압한다.
- 부종이 있는 부위는 지압하지 않는다(가벼운 지압은 괜찮다).
- 뼈 위는 머리, 선골을 제외하고는 직접 누르지 않도록 한다(등뼈, 늑골을 직접 누르지 말 것).
- 식후 1시간 이내에는 지압을 하지 않는다.
- 목욕 직후, 음주 직후는 피하고 적어도 30분 정도 지난 후에 하도록 한다.
- 결핵환자와 같이 장기적으로 약을 먹어야 하거나 임신부 등에게는 지압하지 않는다.
- 급성 질환자에게는 시술하지 않는다.

6. 부항

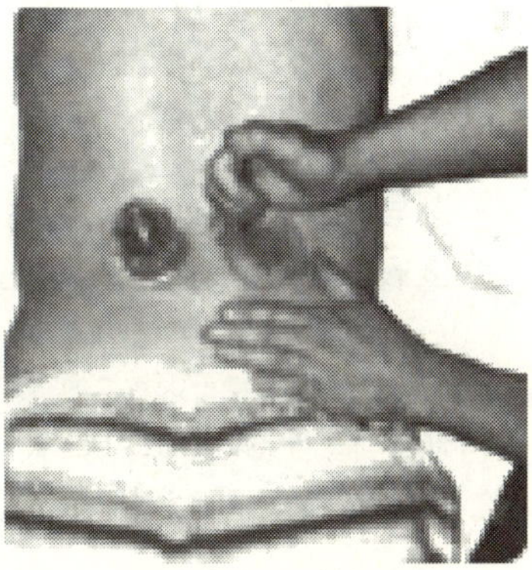

그림 6-3. 부항요법

부항이란 각종 통이나 항아리를 이용하여 통과 항아리 속의 공기를 배출하여 압력을 형성시킴으로써 신체 표면부위 또는 경혈에 흡착하여 충혈, 어혈 등을 만드는 요법이다〈그림 6-3〉. 기구로는 도자기나 유리로 만든 부항단지 등이 있지만 최근에는 음압장치를 한 부항단지와 음압펌프를 이용한다. 부항요법에는 일반적으로 습부항법과 건부항법으로 나뉜다. 습부항법은 먼저 압침 또는 상릉침으로 해당 부위를 찌른 다음 부항을 붙여 피를 약간 뽑는 것이고, 건부항법은 침을 찌르지 않고 부항을 붙이는 것이다. 부항 붙일 자리에 먼저 약물을 주사한 다음에 붙이는 약침부항법도 사용되고 있다.

부항의 기전은 부항 내에 형성한 음압으로 국부 모세혈관의 충혈과 심한 경우 혈관 파열과 적혈구의 파괴로 표피에 자가 용혈현상이 나타나 조직에 대사산물을 만들어 낼 수 있어 체액의 전신순환을 통해 각 기관을 자극하여 그 기능을 증가시키고 인체의 저항력을 높일 수 있다. 또한 부항요법의 물리적 자극은 피부 및 혈관 수용기의 반사 경로를 통해 중추신경계에도 전달하여 흥분과 억제를 평형하게 조절하여 신체 각 부위의 조절 및 통제 기능을 증가시키고 환부 피부에 상응되는 조직의 대사와 탐식작용을 증강하여 인체의 기능회복을 촉진시켜 질병을 빨리 치유하게 한다고 알려져 있다.

부항요법의 효과로는 병 부위를 따뜻하게 하여 차가운 기운을 흩어지게 하고 혈액 순환을 활발하게 함으로써 부기를 가라앉혀 통증을 그치게 하는 작용이 있다. 두통, 감기, 몸살, 천식, 염좌, 울혈, 좌상, 허리근육의 손상, 상복부의 팽만, 복통, 설사, 구안와사 등의 증상에 사용한다.

1) 부항의 종류

플라스틱 단지, 유리단지, 사기단지, 구리나 철 등의 금속단지, 대나무로 된 죽관 등이 있다. 단지를 운용하는 방법에 따라, 한 개로 하는 단관법, 피부에 붙이자마자 떼는 섬과(閃罐)법, 단지를 피부에 붙인 후 얼마 동안 기다린 후(2~3분) 떼는 유관법, 단지를 붙인 상태에서 자리를 이동하는 추관법 등이 있다.

2) 부항 시술 순서

- 시술용 로션을 시술부위의 피부 위에 넓게 바른다.
- 세트 안에 있는 부항기의 내벽에 스포이드로 메타놀이 흘러내리지 않을 정도로 흠뻑 적셔 부항기를 고무판 같은 평면 위에 엎어놓아 소독을 한다. 부항기 흡구를 마른 수건으로 한 번 닦아 낸다.
- 세트 안에 있는 알코올램프에 불을 붙인다.
- 준비된 부항기를 엎어진 상태로 들고 알코올램프 위를 지나치면 불이 붙는다.
- 불이 붙은 부항기를 엎어진 채 수평으로 들고 붙일 자리에 붙인다.
- 부항기를 뗄 때 손가락으로 부항기가 붙어 있는 부분의 피부를 누르면 공기가 들어가 쉽게 떨어진다.
- 부항기를 붙일 때는 반드시 흡구를 아래로 하고 위에서 아래로 내리 붙이는 요령으로 한다.
- 사용한 부항기는 잘 마르게 뒤집어 놓는다.

3) 부항 시술 시 주의사항

- 하루 한 번씩 하는 것이 원칙이다.
- 시술 시간은 병세의 필요에 따라 정한다.
- 부항 시술 부위에 근육이 많으면 시술 시간이 길어지고, 시술부위에 근육이 적으면 시술시간이 짧아야 한다.
- 체질이 약하고 허약한 사람은 항아리의 흡인력과 부착 시간이 짧아야 하고, 항아리 개수도 적어야 한다.
- 체질이 건강한 사람은 항아리의 흡인력도 커야 하고 시간도 길어야 하며 항아리 수도 많아야 한다.
- 처음 부항요법을 시술 받는 환자는 시간이 짧아야 하며 시술을 자주 받고 오래된 사람은 흡인하는 시간을 길게 유지해도 된다.
- 날씨가 추울 때는 부항 시술 시간을 적당히 연장시키며 날씨가 더울 때는 상대적

으로 단축시키도록 한다.

- 화관면이 평평하고 매끄러운지, 손상이 있는지 없는지의 여부를 조사한다. 화관 입구에 바셀린을 조금 발라서 관 입구가 거칠어지는 것을 방지하여 피부와 손상을 예방할 수 있다.
- 부항시간은 매회 5~15분 정도로 하며 국소부위에 진통을 느끼거나 너무 긴장하는 환자는 일찍 끝낸다.
- 끝낼 때는 오른손은 관을 잡고 왼손의 가운데와 둘째손가락으로는 관 입구의 환부를 누르는데, 공기가 관내에 진입하면 피부는 원상태로 회복된다.
- 부항 시술 시 실내를 따뜻하게 한다.
- 앞서 부항 시술한 부위의 사반 덩어리가 사라지지 않았을 경우 그 지점에 다시 부항 시술을 금한다.
- 식사 직전, 직후 및 운동 직후에는 가급적 시술을 피하도록 한다.

4) 부항요법 금기증

- 신경질적이거나 불안해하는 사람
- 출혈 경향, 정맥류 증상이 있는 환자
- 중증 정도의 심장병 환자
- 전신에 부종이 심한 환자
- 과도한 피부 민감성, 알레르기가 있거나 시술할 부위의 피부 손상이 있는 경우, 외상, 골절상, 암, 피부탄력이 없는 사람
- 몹시 여윈 사람
- 대혈관이 분포된 부위와 흉터지점
- 항문, 생식기 부위, 심장박동 부위
- 임산부, 여성 월경기간
- 술이 취했거나 허기진 상태, 배가 너무 부르거나 심한 갈증, 과도하게 지친 사람

7. 수지침

수지침은 1971~1975년 유태우에 의해 개발된 것으로 손이라는 한정된 부위에 작은 침이나, 쑥 뜸, 그 밖의 기구를 이용하여 인체에 나타나는 병적 증상을 고치는 치료법을 말한다. 손이 인체라는 원리를 이용하여 손 안에 있는 인체부위, 즉 상응부위나 치료혈로 정해진 345개의 정혈과 장부의 기능을 조절하는 14기맥을 이용하여 인체가 정상적 기능을 유지하도록 하고, 질병의 예방과 관리 · 치료 · 회복을 목적으로 하는 치료법이다.

1) 수지침의 원리

수지침은 손을 몸의 축소판으로 생각하여 만든 상음침이다. 가운데 손가락의 끝은 머리에 해당하고 둘째와 넷째 손가락은 팔에 해당하며, 첫째와 다섯째 손가락은 다리에 해당하는 상응침이다. 그러나 수지침은 결코 체침이 될 수 없으며 어떤 것도 하나로서 완벽할 수 없으므로 수지침의 단점은 체침의 장점으로 보충되어야 하고 수지침의 장점은 체침의 장점을 보완할 수 있어야 한다.

수지침의 기본원리를 보면,

- 손은 인체의 축소판이다.
- 손 안에 14기맥과 345개의 정혈이 있어 장부의 기능을 조절하여 질병의 근본을 치료한다.
- 다섯 손가락 각각에는 오장이 배당되어 있다.

2) 수지침의 14기맥

① 임기맥(A): 인체의 앞면 정중앙에 해당하는 선으로 손의 앞면 중지를 중심으로 정중앙

② 독기맥(B): 인체의 뒷면 척추의 중앙선이며 손등에서 중지를 중심으로 정중앙

③ 폐기맥(C): 폐기능을 조절하는 선으로 둘째와 넷째 손가락의 앞면 내측 능선

④ 대장기맥(D): 대장기능을 조절하는 선으로 둘째와 넷째손가락의 뒷면 외축 능선

⑤ 위기맥(E): 위장기능을 조절하는 선으로 첫째와 다섯째손가락의 앞면 외축 능선
⑥ 비기맥(F): 비장과 췌장 기능을 조절하는 선으로 첫째와 다섯째손가락의 앞면 정중앙
⑦ 심기맥(G): 심장기능을 조절하는 선으로 둘째와 넷째손가락의 앞면 외축 능선
⑧ 소장기맥(H): 소장기능을 조절하는 선으로 둘째와 넷째손가락의 뒷면 정중앙
⑨ 방광기맥(I): 방광기능을 조절하는 선으로 첫째와 다섯째손가락의 뒷면 정중앙
⑩ 신기맥(J): 신기능을 조절하는 선으로 첫째와 다섯째손가락의 뒷면 외축 능선
⑪ 심포기맥(K): 심포의 기능을 조절하는 선으로 둘째와 넷째손가락의 앞면 중앙
⑫ 삼초기맥(L): 삼초의 기능을 조절하는 선으로 둘째와 넷째손가락의 뒷면 정중앙
⑬ 담기맥(M): 담기능을 조절하는 선으로 첫째와 다섯째손가락의 뒷면 내측 능선
⑭ 간기맥(N): 간기능을 조절하는 선으로 첫째와 다섯째손가락의 앞면 내측 능선

3) 수지요법 기구

① 수지침

체침은 길이가 길고 깊게 자입되는 반면 수지침은 침의 길이가 1cm 정도로 침관에 넣은 후 침을 놓을 부위에 침관을 고정시키고 침관 윗부분을 살짝 들었다 내리면 아프지 않게 손바닥에 침이 자동으로 들어간다. 침을 놓기 전에는 알코올로 손을 깨끗이 소독해야 하며 손을 잘 주물러 준 후에 침을 놓으면 침이 부드럽게 잘 들어간다. 침을 꽂고 있는 시간 시간은 20~30분 정도가 좋으며 침을 뽑은 후에도 역시 알코올로 소독을 한 후 잘 주물러 주는 것이 좋다.

② 뜸(서암뜸)

서암뜸은 손에 사용하기 쉽게 작게 개발한 제품이다. 손발이 찬 사람이나 몸이 약한 사람, 혈액순환이 잘 안 되는 사람, 만성 질환을 앓고 있는 사람들에게 효과적이다. 수지요법에서 사용하는 뜸은 손안의 일정한 혈처에 뜸을 놓고 따뜻하게 열자극을 해서 기혈을 소통시켜 주기 때문에 초보자도 안심하고 뜸을 할 수 있다.

③ 봉(서암봉)

서암봉은 알루미늄으로 된 작은 알갱이며 돌기의 수에 따라 1호, 2호, 6호가 있으며 색에 따라 금색과 은색이 있다. 봉을 손의 혈처에 붙일 때는 손에 땀이나 물기가 없어야 되므로 손을 깨끗이 씻은 후 붙이도록 하고 하루 4시간 정도 붙이는 것이 좋다.

④ 사혈침

뇌혈관의 압력을 내리는 방법은 피를 빼는 것이 가장 좋다. 피가 제일 잘 나오는 곳은 손끝이다. 사혈침을 약 1~2mm 정도 찔러서 피를 빼준다. 피가 잘 안 나올수록 상태가 매우 심하다고 본다. 모든 급박한 질병일수록 뇌부(腦部)의 혈압이 높다. 이때는 손끝에서 사혈을 해 주는 것이 좋다. 이렇게 치료하면 각종 인사불성을 속히 회복시킬 수 있다.

⑤ 기타

근래에 대한수지침학회(2013)는 대한서금요법학회로 명칭 변경을 하면서 수지침을 침술의 한 분야라기보다는 유태우가 이론과 실무를 다 개발한 독창적인 건강증진 방법으로 개발시켜 나가고 있다. 서금요법 기구들로 순금침봉, 순은침봉, 압진봉, 특침봉, 금침봉, 금봉, 부항추봉, 서암추봉 등을 개발하였고, 이외에 서암뜸, 아큐빔요법과 특수금속으로 만든 서암이온반지, 침봉반지, 서암팔찌, 음양석을 이용한 팔찌 등을 개발하여 건강증진에 이용하고 있다.

4) 상응치료법

수지침술에서는 내장체벽반사(內臟体壁反射)가 인체에서만 나타나는 것이 아니라 손에서도 그대로 나타나게 된다고 보며 이것을 곧 상응반응점(相應反應点)이라고 본다. 이 반사점은 하나의 진단점으로서도 가치가 있다. 상응점의 발현은 병이 있으면 어느 때든지 나타난다. 그러나 병이 가벼울 때에는 잘 나타나지 않는다. 이때는 병이 있는 부위를 두드리거나 압박하는 등의 물리적인 자극을 준 다음에 찾으면 잘 나타난다.

반응점의 형태는 여러 가지이다. 압통점을 찾는 기구로서는 손끝으로 꼭꼭 누르는 방법이 있다. 손등이나 손바닥의 상응부에 손끝으로 힘을 주어서 누르면 압통점이 나타난다. 또는 뾰족한 기구를 만들어서 사용하면 좋다. 끝이 둥근 것을 갖고 상응점을 차근히 눌러 가면 압통점이 나타난다. 만약에 압통점이 나타나지 않을 경우는 2~3회를 다시 눌러본다. 그래도 나타나지 않으면 실제의 아픈 부위를 두드리거나, 움직이거나, 자극을 주어 더욱 아프게 한다면 나타날 수 있다.

5) 수지침 시술방법

수지침술에서 침을 찌를 때의 깊이는 1mm를 원칙으로 한다. 수지침 침체의 길이가 약 1cm 가량 되지만 깊이 넣는 것이 아니다. 침이 작기 때문이 손으로 다루기가 불편해서 수지침관을 이용하여야 편리하게 찌를 수 있다. 수지침은 짧고 가볍고 가늘다.

먼저 수지침을 잘 선정하고 소독을 한다. 그리고 지압봉을 가지고 손 운동을 약 5~10분간을 하여 손을 충분히 유연하게 한다. 그런 다음 깨끗이 소독을 하고 습기를 완전히 제거한 다음에 수지침을 삽입한다. 수지침을 찌르는 순서와 방법은 다음과 같다.

① 수지침을 수지침관의 끝쪽에 넣는 데 있어 수지침의 자루부터 집어넣어 수지침이 완전하게 들어가게 한다.

② 피부 위에 직각으로 세우고, 침관 전체를 약간 누르면서 침관 위에 있는 밀대의 고무를 약 5mm 정도 들어 올렸다가 살짝 놓는다. 밀대를 2~3번 정도 올렸다가 놓는다. 이때 너무 높이 올리면 침이 너무 깊이 들어가고, 너무 여러 번 들어다 놨다 하여도 깊이 들어가므로 조심한다.

③ 그런 다음에 침관을 살짝 들어 올리면 수지침이 피부에 꽂히게 된다〈그림 6-4〉. 침을 자입한 후 약 20분 정도 그대로 둔다. 뺄 때는 피부를 약간 눌러 주면서 살짝 뺀다. 이때 피부가 약한 사람은 침이 쓰러지는데 그대로 두어도 된다. 피부에 걸치기만 하여도 효과가 있다. 침을 뺀 다음에는 이온지압봉으로 손 지압 마사지를 한다.

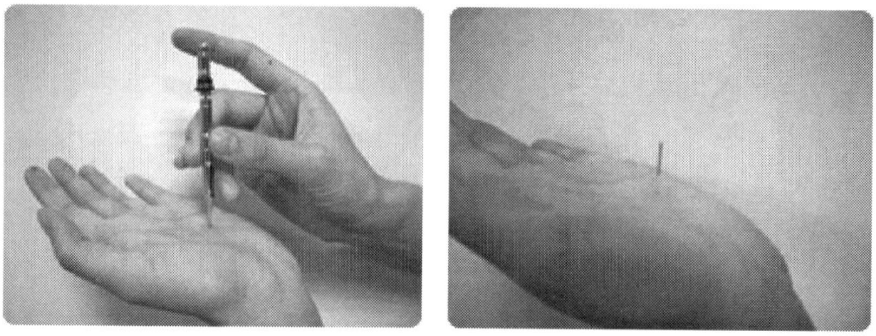

그림 6-4. 수지침 삽입방법

6) 수지침 금기 및 수지침 후 주의사항

- 수지침 금기사항: 전염병, 외과적 수술을 필요로 하는 질환, 노인성 말기 질환으로 중풍, 당뇨병, 심장 질환 등, 중증 피부질환, 류마티즘, 알레르기와 음양맥진에서 나타나는 불치 질환

- 수지침 후 주의사항
    - 이온지압봉을 이용하여 비벼주고 꾹꾹 주물러 준다.
    - 찬 물이나 오물에 닿지 않도록 한다.
    - 찬 곳에 있지 않도록 한다.
    - 간단한 손 운동을 하고 안정을 취한 후 움직이도록 한다.
    - 과로하거나 너무 신경 쓰지 않도록 한다.

8. 기공요법 · 단전호흡

1) 기공요법

고대인들은 기(氣)를 자연계 형성의 기초물질 및 우주의 근본으로, 한의학에서는 인체구성의 기본물질로 보아 기의 운동과 변화에 의해 생명활동이 발현하는 것으로 보았다. 기공은 기를 다스리는 방법으로 자세 조절, 체조법, 호흡조절법, 정신집중법, 심신이완, 자기안마, 자기지압 등을 포함하는 것이다. 기공체조의 기본요소는 바른 자세와 바르게 움직이는 것을 의미하는 조신(調信), 호흡조절을 의미하는 조식(調息), 정신집중법을 의미하는 조심(調心)의 세 가지를 동시에 진행한다. 기공은 단련을 통하여 인체 각 기관의 기능을 조절하고 강화하여 잠재력을 유도하고 개발하며 질병을 예방하고 치료하여 건강하고 장수하게 하는 작용을 한다.

기를 단련하는데, 자신의 심신수련이 주목적이면 내공(內功), 수련된 기를 이용하여 다른 사람의 질병을 치료하는데 사용하면 외공(外功)이 된다. 또한 수행공법에 따라 정공(靜功)과 동공(動功)으로 구분되는데, 정공은 신체를 움직이지 않는 수행방법으로 앉아서 하는 기공인 좌공(座功)과 누워서 하는 기공인 와공(臥功) 등을 말하며, 동공은 신체를 움직여 여러 가지 동작을 연출하는 기공을 의미한다.

(1) 기공요법의 원리

기공은 조신, 조식, 조심을 단련하여 경락을 소통시키고 기혈을 조화시켜 생명의 기본물질인 정(精), 기(氣), 신(神)을 개선 강화하여 체질을 보강하고 저항력을 높이는 방법이다.

① 정(精) · 기(氣) · 신(神)

정(精)이란 후천적으로 생성된 물질로서 인체활동의 물질적인 기초가 된다. 기(氣)란 정기(精氣)와 흡수된 대기(大氣)가 합하여 생성된 물질로서 유기체의 모든 생리작용을 낳는다. 또한 신(神)은 인체의 정상적인 모든 생리활동을 총괄하는 것이다.

② 조신(調身), 조심(調心), 조식(調息)

몸을 가다듬는 것을 조신이라 하는데 내공이든 외공이든 그 첫 단계에 속하는 것이 자세이다. 조신은 몸을 일정한 형태의 자세로 가다듬은 후에 마음을 가라앉게 하여 평정된 심리상태를 만들어야 함을 의미한다. 마음을 편안하게 하는 심리상태를 조심이라 한다. 그리고 조심이 이루어진 후에야 호흡을 고르게 할 수 있는데 호흡을 고르게 하는 것을 조식이라 한다.

(2) 기공체조의 종류

① 오금희(五禽戲)

오금이란 호랑이, 곰, 사슴, 원숭이, 새의 다섯 종류의 짐승을 말하며 희란 유희를 의미한다. 오금희는 다섯 동물의 모양이나 자세를 본떠 호흡과 운동을 통해 건강을 증진시키는 도인법으로 모두 25가지 기본동작(한 동물마다 5개의 기본동작이 있음)이 있다. 기공체조의 순서는 곰, 학, 사슴, 호랑이, 원숭이 순서로 하여야 한다. 동작이 작은 것부터 훈련해야 하며 이는 기를 축적하기 쉽고 기혈순환을 촉진시킬 수 있기 때문이다.

② 팔단금(八緞錦)

팔단금은 8개의 동작으로 구성된 몸을 건강하게 하는 기술로서, 피로를 제거하는 것은 물론 신체를 튼튼하게 하고 내장을 강화한다는 특징이 있다. 이 기공체조 중에서 몸이 불편한 사람도 쉽게 할 수 있는 개량된 간단한 방법(8~10분 정도 소요)을 소개한다.

〈일단금: 양수탁천리삼초(兩手托天理三焦)〉

- 자연스럽게 서서 양발을 어깨 넓이로 벌리고 양손을 가볍게 배 앞으로 옮겨 깍지를 낀다. 숨을 들이 쉬면서 양손을 어깨높이가 되도록 하며 손바닥을 아래로 향하게 돌린다. 손을 하복부로 내리면서 숨을 내쉰다.
- 다시 숨을 들이쉬면서 머리 뒤로 올리고 숨을 내쉬면서 팔을 옆으로 벌려 내린다.

- 양손으로 하늘을 받쳐서 삼초를 다스린다는 뜻으로 상·중·하초의 기능을 강화하고 위장의 기능을 높여주고 복식호흡에 의하여 복부를 강화한다.

③ 태극권(太極拳)

중국에서 발달된 태극권(Tai chi)은 전통 건신권술 중의 하나로서, 관절을 풀어주며 기혈을 잘 유통시키고 장부를 조화롭게 한다. 일예로 전신 관절 돌리기를 소개한다.

〈전신 관절 돌리기〉

전신 관절 돌리기는 한 동작을 통해 전신의 9개 관절(손목, 팔목, 어깨, 목, 척추, 허리, 고관절, 무릎, 발목)을 동시에 움직여주는 종합기공체조이다.

- 무릎을 약간 구부리고 발은 어깨 넓이로 벌려 선다.
- 손가락부터 감아 양손이 단전 앞으로 올 때 무릎을 모아 준다.
- 이때 배는 들어가고 척추는 만곡된다.
- 손을 돌려서 뒤로 빼고 무릎을 벌려 준다. 이때 척추는 안으로 만곡된다.
- 다시 손을 단전 앞으로 당기면서 ②의 자세가 된다.
- 손을 벌리면 무릎도 벌리고, 손을 모으면 무릎도 모으면서, 손과 다리를 원을 그리듯이 계속 돌린다.
- 척추를 끊임없이 앞뒤로 움직여 준다.
- 무릎을 벌리고 오므릴 때 무릎의 높이를 일정하게 유지시켜야 한다.

(3) 기공체조 수행 시 고려사항

- 동작의 속도는 호흡의 장단으로 결정한다. 즉, 동작이 느리면 호흡도 느려야 한다.
- 기마자세로 손을 모으면 무릎도 모으고, 손을 벌리면 무릎도 벌린다.
- 처음에 시작할 때는 10~30분 정도에서 체력에 따라 시행한다.
- 흥분 등 정서가 불안할 때, 과식 후, 과로 후에는 금한다.
- 정신적으로 예민한 사람은 환상이나 환각에 빠질 수 있으므로 명상보다는 운동위주로 선택한다.
- 연습 전 장과 방광을 비우고 옷을 느슨하게 입는다.

- 가능한 한 아침시간이 좋다.
- 수행 장소는 공기가 맑은 곳이 좋다.
- 땀을 많이 흘려서는 안 된다.
- 무리하게 호흡을 참지 않도록 한다.
- 기공 방법을 숙지하여 정확하게 실시한다.
- 안정된 환경에서 실시한다.
- 무리한 집중을 피하도록 한다.

(4) 기공요법의 간호학 연구결과

기공체조와 관련된 연구를 살펴보면, 기공체조 프로그램이 고혈압 환자의 생리, 심리적 지수에 미치는 영향(이명숙, 최의순, 1998)에서 40세 이상 65세 이하의 경증 본태성 고혈압(수축기압 140~180mmHg, 이완기압 90~105mmHg)이 있으며 관련 합병증이 없는 자 20명을 대상으로 6주간의 기공체조를 한 결과, 혈압이 유의하게 감소하였고, 혈중 에피네피린과 노에피네피린과 코티졸이 모두 유의한 감소를 나타내었으며, 자기효능감 및 생활만족도를 증진시킨다는 결과가 나왔다. 또한 기공체조가 진통작용 및 암세포의 살상능력(유아사, 1992), 고혈압 환자의 혈압하강과 삶의 질 향상(허일웅, 1992), 자율신경계 안정(이명수 외, 1998), 뇌파조절(류훈 외, 1997), 면역기능(남상천, 1997)등 많은 연구에서 기공이 신체적, 정신적으로 효과적이라고 입증되고 있다.

또한 정순웅(1996)의 연구에서 요통이 있는 대상자에게 운동요법과 기공요법의 효과를 비교한 결과 기공요법이 요통치료에 더 효과적이라는 결과가 나왔고, Mayer (1999)는 20년 이상의 기공과 고혈압에 관한 연구를 통해 기공실천 집단과 대조군 간의 체중감소, 혈압강하, 전체 사망률 감소 등이 통계적으로 유의한 차이가 있다고 하였는데, 강영미(2000)의 연구에서도 기공체조가 경계형 고혈압 노인들의 혈압강하에 미치는 영향에서, 기공체조를 10주간 주 3회 매회 30분 실시하였던 실험군의 혈압이 감소한 반면, 기공체조를 하지 않은 대조군은 혈압이 오히려 상승했다고 보고된 바가 있다.

2) 단전호흡

기를 모으는 방법인 단전호흡은 폐호흡을 단전까지 도달하도록 깊게 하여 기혈순환을 돕고 대사기능을 촉진시키며 생명력을 활성화시키는 전통적인 양생법이다. 단전호흡은 자세와 동작을 바르게 하는 조신(調身), 호흡을 조절하는 조식(調息), 정신집중하여 마음을 가다듬는 조심(調心)으로 구성되어 있으며, 이 3가지 기본요소는 서로 밀접한 관계를 가지고 있다. 이런 의미에서 단전호흡과 기공체조는 원리는 동일하나 발전시킨 사람들에 따라 방법론을 달리하는 것이라고 볼 수 있다.

단전은 하늘 기운과 땅 기운이 합치는 곳인 하단전을 의미한다. 그 위치가 사람의 체구에 따라 조금씩 다르지만 침술 상으로는 배꼽 세 치 아래에 위치한다. 그러나 호흡을 할 때는 침술 위치보다 약간 낮은 부위, 즉 치골뼈 바로 위의 가장 말랑말랑한 곳에 의식을 집중하고 호흡을 이곳까지 깊이 들이마시는 것이 좋다〈그림 6-5〉. 단전은 기운이 생기고 모여서 생명의 근원적인 힘으로 작용하는 중심자리이다. 그러므로 단전호흡이란 단전에 힘을 주어 가득 채우는 것이 아니라, 기운이 아랫배까지 깊숙이 들어올 수 있도록 비워서 저절로 기운이 들어오도록 해야 한다.

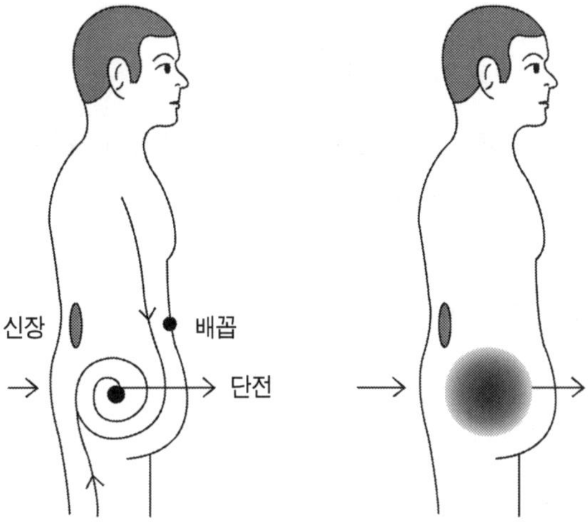

그림 6-5. 단전의 위치

(1) 기초 단전호흡

반듯하게 누워 와공 자세〈그림 6-6〉를 취한다. 처음 단전호흡을 배울 때는 누워서 하는 와공(臥功) 자세에서 배우는 것이 좋다. 와공은 단전을 자리 잡게 하고 기가 잘 모이게 되게 하는 자세이다. 베개는 베지 않는 것이 좋고 약간 딱딱한 곳이 좋다.

① 온 몸이 모두 가볍게 바닥에 닿도록 눕는다.

누운 상태에서 양 엄지발가락을 서로 붙이고 손은 가볍게 단전에 올려놓는다. 온 몸을 이완하되 의식으로 항문을 조여 기가 새나가지 않도록 한다.

② 아랫배 단전만 오르락내리락 하며 단전호흡을 시작한다.

숨을 들이쉬면서 단전 부위를 부풀리고 숨을 내쉬면서 꺼뜨린다. 배 전체에 힘을 주지 말고 풍선을 부풀리듯 단전 부위만 힘을 가하는 것이 요령이다. 단전호흡 초보자는 자꾸 윗배가 함께 움직이게 마련이다. 그러므로 한 손은 단전에 얹고, 다른 한 손은 윗배에 얹어 단전만 부풀어 오르는지 확인한다. 윗배가 움직이는지 주의 깊게 관찰하면서 고쳐나가야 한다.

③ 의식은 항상 단전에 두고 호흡해야 한다.

단전 외의 부분은 다 없고 '오직 단전만 있는데 단전이 중심이다'라고 생각하며 정성스럽게 '숨 쉬는 일'에만 집중한다.

④ 호흡의 비결은 '날숨'에 있다.

몸에 있는 나쁘고 탁한 기운, 잡생각들을 충분히 다 내보내면 비워진 상태에서 반동으로 맑은 기운이 들어온다. 아주 길게 날숨을 한다. 그리고 들이쉴 때는 온 우주를 들이쉰다고 생각하면서 깊이 들이쉰다. 처음 호흡을 할 때에는 몸과 마음을 비워내기 위해 7:3 정도로 날숨을 약간 길게 하되, 차츰 날숨과 들숨의 비율을 고르게 5:5가 되도록 조절한다.

⑤ 주의사항

숨을 내쉬거나 들이쉰 상태에서 숨을 멈추는 것은 기운을 정체시키고 몸에 무리를 주므로 하지 않는 것이 좋다. 호흡의 길이도 자신이 할 수 있는 만큼만 길게 하는 것이 좋으며, 억지로 늘리면 부작용이 생긴다.

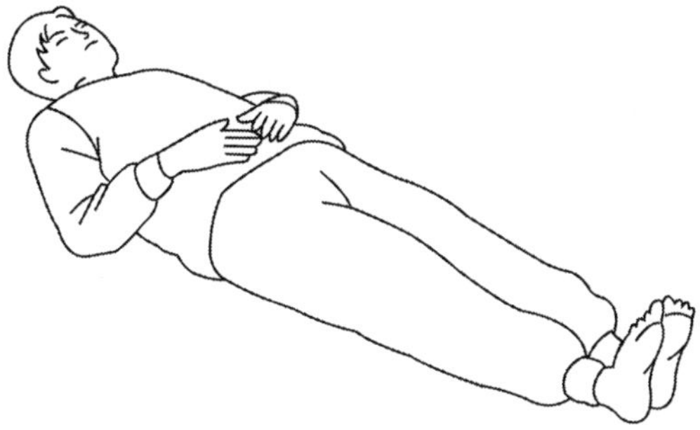

그림 6-6. 와공자세

(2) 단전호흡의 효과

- 몸이 건강해진다.
  - 폐를 통해 산소를 충분히 공급하여 우리 몸의 세포가 활성화된다.
  - 복압의 증가로 혈액순환이 원활해져서 노폐물의 배설이 촉진된다.
  - 자율신경 중추의 자극으로 면역기능이 증가한다.
  - 자율신경과 복압의 강화로 소화와 배설 기능이 원활하고 피를 맑게 한다.
  - 기와 혈이 왕성해져 정이 충만하여 생식기능이 강화된다.

- 호르몬 분비가 조절되고, 몸의 전체적인 기능이 향상되어 건강과 성장발달 상태가 좋아진다.
  - 고혈압, 당뇨, 중풍, 간장 질환 등 성인병이 예방된다.
  - 두통, 우울증, 노이로제, 비만, 스트레스 등 심인성 질환이 해소된다.
  - 노화에 의한 치매가 예방된다.

- 마음이 평화롭고 풍요로워진다.

- 미세한 감각이 회복되어 풍요로운 감성을 갖게 된다.
  - 다른 사람의 느낌이나 감정을 이해하는 능력이 깊어져 대인관계가 개선된다.
  - 기운이 가라앉고 뇌파가 안정되어 성격이 차분해진다.
  - 감정을 조절하는 힘이 향상되고, 사랑이 풍부해져 조화로운 리더십을 갖게 된다.

- 내면에서 우러나오는 아름다움을 가꿀 수 있다.
  - 피부가 맑아지고 고와진다.
  - 몸의 기운이 조화되면서 체형이 좋아진다.

- 영감과 창의력이 발달한다.
  - 뇌에 공급되는 산소량이 증가하여 집중력과 기억력이 향상된다.
  - 호흡을 통해 매사에 집중하는 능력을 기를 수 있다.
  - 알파파장과 연결되어 무한한 창작능력을 발휘할 수 있다.

9. 사상체질

체질은 사람의 본래 가지고 태어난 신체적 특징, 정신적 특징, 기타 여러 가지 특징을 포괄하는 개념이다. 체질은 병에 대한 저항력과 병에 대한 반응을 포함한다. 체질은 아무리 약을 쓴다고 해도 바꾸기 어렵다. 하지만 후천적인 노력으로 체질을 개선시킬 수 있다. 인간의 여러 특징은 유전되는 것이며 그 중 체질도 자손에게까지 전달된다. 사상체질은 태양인, 태음인, 소양인, 소음인으로 구분한다.

사상의학에서의 진단은 질병 자체를 진단하기보다는 먼저 사상형의 진단이 중요하다. 이에 따라 질병의 진단이 자연이 나오고 치료법도 나오게 된다. 사상인에는 성질이 좋은 경우와 나쁜 경우가 있다.

1) 사상체질 감별법

우선 대상자의 사상체질을 알아야 체질에 맞는 생활을 하도록 권고할 수 있으므로 체질진단을 정확하게 하는 것이 필요하다. 사상체질 진단법이 설문지로 개발되어 있기는 하나 일부에게는 체질이 명확하게 들어나고 일부에서는 이 체질에도 속하고 저 체질에도 속하는 경향을 볼 수 있다. 이는 대상자가 그 체질의 분명한 속성을 가지고 있느냐 아니면 두 체질의 경계선에 있느냐와 관련이 있다. 사람의 체형과 기질을 보고 사상체질을 분류할 수 있다.

사상 감별을 정확하게 하려면 약물에 대한 반응이 어떤가도 잘 관찰하여야 한다. 실제로는 소양인과 소음인 또는 소음인과 태음인을 감별하기 어려운 때가 있다. 하지만 음인과 양인에서 다른 상의 약을 주었을 때에는 불과 3~4첩에 즉시 어떤 부작용이 나타나지만 두 가지 음인인 경우 즉 소음인지 태음인지 감별하기 어려운 경우라면 태음인 약이나 소음인 약을 주어 처음에는 별다른 부작용이 없이 접수되지만 한 10여일 경과하는 과정에서 만일 다른 상의 약을 계속 먹을 때에는 축적에 의한 부작용이 점차 나타나기 시작한다. 그러므로 사상형의 감별은 육체적인 면(체격, 용도 등), 생리적인 면(맥상, 피부, 배설물, 기호물, 좋아하는 계절, 혈액형, 수면 등)과 정신적인 면(도덕적 품성과 정서, 재능 및 성격 등) 또는 질병의 증상 등을 종합하여 그 중 어느 편에 포함되는지를 보고 초보적으로 진단한 후 해당한 병에 쓰는 사상 방약을 사용하여 보고 10여 일이 지나도 아무 작용이 나타나지 않으면 사상형을 확정하는 것이 올바른 방법이다.

(1) 태양인

- 오장육부: 폐대간소(肺大肝小), 폐가 크고 실하며 간이 작고 약하다.
- 얼굴형: 머리가 크며 둥근 편이다. 특히 목덜미와 뒷머리가 발달되어 있고 하관이 빨고 눈이 작다
- 체형의 특징: 체구가 단단한 편이나 상체에 비해 하체와 허리가 약해 보인다. 대체로 몸은 마른 편이고 깔끔한 인상에 눈에 광체가 있다.
- 체질적 특성: 폐의 기능이 좋고 간의 기능이 약하다. 오래 앉아 있거나 오래 걷지를 못한다. 소변이 많다. 청각이 특히 발달되어 있다. 여자 중에는 몸이 건강해도 아이를 잘 낳지 못하는 경우가 많다.
- 기질적 특성: 머리가 명석하여 과단성, 진취성, 영웅심, 자존심 등이 특히 강하다. 독창적이다. 의욕 과잉으로 주위와 화합이 잘 안되며 독선적이다. 남을 비난하길 좋아하고 분노를 잘 일으킨다.
  - 천재형, 발명가, 전략가, 혁명가, 음악가 기질
  - 위인이 아니면 오히려 무능력자가 되기 쉽다.

(2) 태음인

- 오장육부: 비대신소(脾大腎小), 비장이 크고 실하며 신장이 작고 약하다.
- 얼굴형: 머리가 앞뒤로 나오거나 둥근 편이며 표정이 밝다. 턱은 뾰족한 편이고 입은 과히 크지 않으며 입술은 얇다.
- 체형의 특징: 상체에 비해 하체가 약하며 특히 다리가 가늘다. 살이 찐 사람이 드물다. 가슴 주위가 발달해 경쾌해 보이나 가벼워 보이는 인상이다. 걸을 때 항상 먼 곳을 보고 걷는다.

- 체질적 특성: 비위의 기능이 좋고 신장의 기능이 약하다. 몸에 열이 많다. 소화력이 왕성하다. 땀이 별로 없다. 시각이 특히 발달되어 있다. 남자는 정력부족인 경우가 많고 여자는 다산하지 못한다.

- 기질적 특성: 외향적이며 명랑하고 재치가 있고 판단이 빠르다. 다정다감하고 봉사와 희생정신이 있으며 이해관계에 따라 마음이 변치 않는다. 강직하고 의분을 참지 못한다. 성질이 급하고 경솔하며 실수가 많다. 화를 잘 낸다. 계획성이 적다. 비판적이며 체념이 빠르다. 대인관계는 원만하나 가정을 소홀히 하는 경향이 있다.
  - 상인, 군인, 봉사자, 중개인, 서비스업 종사자 기질

(3) 소양인

- 오장육부: 폐대간소(肺大肝小), 간이 크고 실하며 폐가 작고 약하다.

- 얼굴형: 원형 또는 타원형이며, 눈 · 코 · 입 · 귀가 크고 입술은 대체로 두툼하다.

- 체형의 특징: 체격이 큰 편이고 근육과 골격이 발달되어 있다. 보통 키가 크며 몸이 비대한 사람이 많다. 특히 손발이 크다 허리가 굵은 편이고 상체보다는 하체가 더 충실하다. 의젓하고 무게가 있어 보인다. 여자는 미인이 적다.

- 체질적 특성: 간의 기능이 좋고 폐 · 심장 · 대장 · 피부기능이 약하다. 땀을 많이 흘린다. 그러나 땀이 많이 나는 것이 좋다. 후각이 특히 발달되어 있다. 여자는 겨울에 손발이 잘 튼다.

- 기질적 특성: 인자하고 마음이 너그럽고 활동적이다. 집념과 끈기가 있고 점잖으며 묵묵히 실천한다. 외골수이며 고집이 세고 음흉하여 속마음을 잘 드러내지 않는다. 욕심과 교만함이 있다. 여자는 애교성이 적다. 게으를 때는 한없이 게으르다.
  - 호걸형, 낙천가 타입, 겁쟁이, 사업가, 정치가 기질

(4) 소음인

- 오장육부: 신대비소(腎大脾小), 신장이 크고 실하며 비장이 작고 약하다.

- 얼굴형: 용모가 오밀조밀 잘 어우러져 있다. 눈 · 코 · 입이 그다지 크지 않고 입술은 얇다. 눈에 정기가 없다.

- 체형의 특징: 상체에 비해서 하체가 발달해있다. 살과 근육이 비교적 적으나 골격은 굵은 편이다. 키와 몸집은 대체로 작은 편이지만 몸매에 균형이 잡힌 사람이 많다. 얌전하고 온화한 인상으로 미남미녀가 많다.

- 체질적 특성: 신장의 기능이 좋고 비위의 기능이 약하다. 허약체질이고 냉성체질이다. 땀이 별로 없으며 땀을 많이 흘리지 않는 것이 좋다. 미각이 특히 발달되어 있다. 피부가 부드럽고 여자는 겨울철에 손발이 잘 트지 않는다. 무의식중에 한숨을 잘 쉰다.

- 기질적 특성: 사색적이고 매사에 치밀하고 착실하다. 판단력도 빠르고 머리도 총명하며 예의 바르다. 세심하고 내성적이며 자기중심적이다. 질투가 심하고 계산적이며 화가 나면 쉽게 마음을 풀지 않는다. 늘 불안정한 마음을 갖고 작은 일에도 속상해 한다. 여자인 경우는 꼼꼼하게 살림을 잘한다.
  - 애국지사형, 꽁생원, 교육자, 종교가, 학자, 사무원 기질

2) 체질별 건강관리법

태양인, 태음인, 소양인, 소음인에 따라 잘 걸리는 병, 약제, 음식, 운동 등 건강관리법이 다르다.

(1) 태양인

- 잘 걸리는 병: 간장질환, 소화불량(신트림), 식도경련, 식도협착, 불임증, 안질

- 적합한 약제: 오가피, 송절, 모과, 붕어, 메밀, 다래 등

- 식성: 대체로 생랭(날 것과 찬 것)한 식품을 좋아하며 특히 담백한 음식을 좋아한다.

- 적합한 식품: 새우, 조개, 굴, 전복, 포도, 감, 다래, 앵두, 모과 등이 좋다. 특히 메밀이 좋고 야채류는 모두 좋다. 더운 것보다 냉하고 담백한 음식이 좋으며 맵거나 열이 많고 지방질이 많은 음식은 좋지 않다.

- 부적합한 식품: 쇠고기, 설탕, 무, 조기, 마늘, 영지버섯, 술, 담 배, 인공조미료, 밀가루, 수수, 율무, 당근, 녹용 등

- 건강 관리법
  - 체질에 맞는 건강법: 술, 담배가 가장 해로운 체질이다. 마시는 물과 목욕물은 냉수가 좋다. 하단전에 기를 모으는 단전호흡 수련이 아주 좋다.
  - 운동: 골프, 테니스, 수영, 등산, 조깅 등 주로 하체단련 중심
  - 등산법: 약간 가파른 곳을 짧게 산행
  - 차: 영지차, 감잎차, 솔잎차, 포도주스, 모과차
  - 체질에 맞지 않는 것: 금으로 된 장신구(팔지, 반지, 시계줄 등), 금니
  - 옷차림: 태양인은 옷차림에 대한 관심이 적은 것이 특징이다. 태양인은 하체의 발달이 미약한 편이므로 너무 꼭 맞는 청바지 차림은 피하고 하의를 두껍게 입는 편이 좋다.

(2) 태음인

- 잘 걸리는 병: 급성폐렴, 기관지염, 천식, 신장병, 고혈압, 중풍, 습진, 종기, 두드러기, 알레르기, 대장암, 치질, 변비, 노이로제, 감기, 맹장염, 장티푸스, 가스중독, 황달 등

- 적합한 약제: 녹용, 웅담, 산약, 사향, 대황, 마황, 우황, 행인 등

- 식성: 식성이 좋아 대식가가 많으며 폭음, 폭식하는 경향이 있다. 음식을 가리지 않고 잘 먹는다.

- 적합한 식품: 쇠고기가 특히 좋고 생선류는 모두 좋다. 단백질이 많은 음식이 적합하다. 미역, 김, 배, 호두, 은행, 복숭아, 무, 토란, 도라지, 밀, 콩, 율무, 찹쌀, 수수, 들깨, 두부 등

- 부적합한 식품: 계란, 닭, 개, 염소, 돼지고기, 배추, 사과 등

- 건강 관리법
  - 체질에 맞는 건강법: 마시는 물과 목욕물은 온수가 좋다. 과식, 과음하는 경향이 있으므로 자제해야 한다.
  - 운동: 수영, 마라톤, 탁구, 산책, 주로 상체단련 운동 중심
  - 등산법: 경사가 완만한 곳을 장시간 땀 흘리면서 등산
  - 차: 영지차, 둥글레차, 치커리차, 칡차, 오룡차
  - 옷차림: 옷을 입을 때에는 땀의 분비를 억제하는 너무 얇은 옷이나 헐렁한 옷은 피하고 약간 두꺼운 검은색 계통의 옷이 무난하다.

(3) 소양인

- 잘 걸리는 병: 신장염, 방광염, 요도염, 조루증(정력부족), 불임증, 요통, 협심증 등

- 적합한 약제: 석고, 지모, 숙지황, 목동, 황련 등

- 식성: 더운 음식보다는 찬 음식을 좋아하며 한 겨울에도 찬 음식을 즐겨 찾는다.

- 적합한 식품: 돼지고기, 계란, 오리고기, 굴, 해삼, 게, 새우, 복어, 우렁이, 수박, 참외, 포도, 사과, 딸기, 토마토, 오이, 배추, 호박, 보리, 파, 녹두, 메밀, 좁쌀 등

- 부적합한 식품: 닭, 소, 개고기, 엿, 꿀, 인삼, 우유, 찹쌀, 마늘, 현미, 감자, 파, 미역, 후추, 겨자, 참기름, 사과, 귤, 오렌지 주스, 인삼 등

- 건강 관리법
  - 체질에 맞는 건강법 :모든 일에 조급함을 갖고 서두르는 태도를 버리고 여유를 가지고 천천히 행동하는 마음이 필요하다. 마시는 물은 찬물, 목욕물은 뜨거운 물이 좋다.
  - 운동: 골프, 테니스, 야구, 등산, 조깅, 주로 하체단련 중심
  - 등산법: 가파른 곳을 비교적 짧게 산행
  - 차: 영지차, 녹차, 구기자차, 결명자차, 신선초 녹즙
  - 체질에 맞지 않는 것: 소화효소제, 항생제(스트렙토마이신), 담배(간접흡연 포

함), 붉은색

(4) 소음인

- 잘 걸리는 병: 소화불량성 위염, 위하수, 위산과다, 요, 급· 만성 위장병, 우울증, 신경질환, 수족냉증, 차멀미, 더위 타는 병, 설사, 추위타는 병 등

- 적합한 약제: 인삼, 파두, 부지, 약쑥, 청피, 후박

- 식성: 더운 음식을 좋아하며 맛있는 것을 골라 먹는 경향이 있다. 음식은 대체로 늦게 먹는 편이다.

- 적합한 식품: 닭, 개, 양, 염소, 토끼, 꿩, 명태, 고등어, 미꾸라지, 뱀장어, 조기, 쏘가리, 대추, 사과, 귤, 복숭아, 냉이, 미나리, 시금치, 파, 마늘, 쌀, 생강, 꿀, 엿 등

- 부적합한 식품: 메밀, 배추, 배, 수박, 참외, 오이, 밤, 고구마, 호두, 녹두, 보리, 무, 돼지고기, 쇠고기 등

- 건강 관리법
  - 체질에 맞는 건강법: 따뜻하게 보하는 것을 위주로 생활해야 한다. 항상 명랑하고 기쁜 마음으로 매사에 임하며 다급한 일에도 당황하지 않는 여유가 있어야 한다.
  - 차: 인삼차, 생강차, 유자차, 꿀차, 수정과, 식혜
  - 옷차림: 두꺼운 옷은 좋지 않으며 냉증이 걸리기 쉬운 체질이므로 하의를 두껍게 입는 것이 요령이다.

제7장 건강증진 프로그램의 기획과 평가

1. 건강증진 프로그램 기획

건강증진 프로그램을 개발하여 적용하고 그 프로그램의 효과를 평가하기 위해서는 기획이론을 적절하게 활용하여야 한다. 기획이론이란 프로그램의 기획, 실행, 평가를 도와주는 이론이므로, 프로그램에 담아야 하는 내용뿐만 아니라 프로그램 진행과정까지 적절하게 안내해주는 중요한 기능을 한다. 본 장에서는 건강증진 분야의 기획이론으로 PATCH 모형과 MAPP 모형을 제시하고자 한다.

1) 기획의 개요

기획은 복잡한 상황에서 발생하는 새로운 문제들을 해결함으로써 바람직한 목표를 달성하기 위하여 최적의 전략을 개발하려는 의도적인 사회활동 또는 조직활동으로, 미리 정해진 방법에 따라 대상에게 변화를 가져올 행동을 설계하는 것이다. 즉 기획은 의도된 미래의 목표에 도달하기 위해 현재를 변화시키는 과정이며, 모든 기획에는 현재의 상태, 미래에 원하는 방향(목적과 목표), 원하는 방향으로 가기 위한 방법(전략과 사업내용) 등이 기본적인 요소로 포함된다. 기획의 특성은 다음과 같다.

- 미래지향적이다. 기획은 미래 사건들을 예측하고 미래에 조직이 어떤 활동을 필요로 할 것인지를 결정하기 위한 노력이다.
- 목표지향적이다. 기획은 미래를 우리의 의도에 맞게끔 변화시키고자 하는 인간의 희망을 반영하는 수단이다.
- 목표달성을 위한 최적의 수단을 제시한다. 기획은 막연히 바람직한 미래를 상상

하는 것이 아니며, 그것을 달성하기 위한 구체적인 수단을 제시한다.

- 행동지향적이다. 기획은 단순히 계획을 수립하는데 그치지 않고 계획이 성공적으로 수행될 수 있도록 이끈다.
- 체계적인 일련의 의사결정과정이다. 기획은 일회적이거나 단편적인 의사결정이 아니라 연속적인 과정이며, 여러 단계는 서로 연결되어 상호 영향을 준다.

2) PATCH(Planned Approach to Community Health)

미국 질병관리본부에서 지역보건요원의 보건사업 기획지침서로 개발한 것으로, 전세계적으로 널리 이용되는 지역사회보건사업 기획모형 중 하나이다.

(1) PATCH의 주요 요소

① 지역사회 주민의 참여

PATCH는 다양한 지역사회주민의 참여에 의해 이루어진다. 이들은 지역사회 자료를 분석하고, 우선순위를 설정하고, 중재안을 개발하고 수행하며, 지역사회 건강문제를 결정하는 데 참여하게 된다.

② 자료에 기반한 프로그램 개발

지역사회 건강수준 및 요구를 확인하기 위해 다양한 자료가 활용된다. 이러한 자료들은 PATCH에 참여하는 지역사회주민이 건강문제 우선순위를 설정하고, 중재활동을 개발하는 데 도움이 된다.

③ 지역사회주민에 의한 포괄적 중재안 개발

지역사회 참여주민은 확인된 건강문제에 영향을 주는 요소를 분석하고, 지역사회 정책, 서비스, 자원, 등 다양한 분야를 검토한다. 이를 바탕으로 교육, 대중매체를 활용한 캠페인, 정책옹호, 환경수정 등 적절한 중재안을 개발하며, 학교·산업장·보건의료시설 등 여러 환경에서 이를 적용한다.

④ 평가를 통한 결과 환류 및 프로그램 향상 도모

시기적절한 환류는 이 프로그램 참여자 모두에게 매우 필요하며, 프로그램의 향상을 유도할 수 있다.

⑤ 건강증진을 위한 지역사회 역량 강화

PATCH의 목적은 지역사회 주민들로 하여금 지역사회 보건사업을 기획하고 이를 해결하기 위한 전략을 개발하는 기술을 향상시킴으로써 건강문제를 다루는 역량을 강화시키는 데 있다. PATCH 코디네이터가 참여하여 프로그램이 원활히 진행될 수 있도록 돕고 있지만, 지역사회 주민이 이 프로그램 운영의 주최자가 되어야 한다.

(2) PATCH 과정

PATCH는 5단계로 구성되어 있으며, 새로운 우선순위가 선정되고, 목표 모집단에 변경이 있으며, 새로운 중재방법의 개발에 따라 반복적으로 진행된다〈그림 7-1〉.

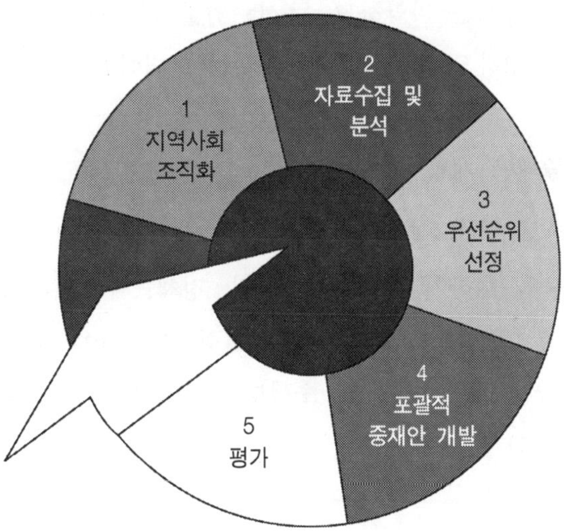

출처: Planned Approach to Community Health. CDC.

그림 7-1. PATCH의 5단계

① 1단계: 지역사회의 조직화

1단계에서는 PATCH가 적용될 지역사회가 정의되고, 참여할 주민이 선정되며, 지역사회의 인구학적 특성에 대한 조사가 완료된다. 이 과정은 참여 주민으로 하여금 이 지역사회의 인구분포를 더 잘 이해하게 되고, 지역사회의 특성을 잘 반영할 수 있도록 하는데 도움이 된다. 1단계 동안 지역사회에서는 주민을 대상으로 PATCH가 진행될 것임을 공지하여 주민들 특히 지역사회 지도자의 적극적인 참여를 도모한다.

② 2단계: 자료수집 및 분석

2단계에서는 지역사회의 사망률, 이환율, 주민들의 의견이나 행위 등에 대한 자료를 수집하고 분석한다. 다양한 방법을 통해 양적, 질적 자료를 모두 수집한다. 또한 이 단계 동안 분석된 결과가 지역사회에 어떻게 환류될 수 있는지에 대해서도 논의한다.

③ 3단계: 우선순위 선정

지역사회 참여주민은 질병, 사망, 또는 손상의 위험을 가져오는 행위적·사회적·경제적·정치적·환경적 요소를 파악하고, 우선순위를 확인한다. 건강 우선순위에 관련된 지역사회 목표를 설정하고, 가장 일차적으로 해결되어야 할 우선순위를 선정한다.

④ 4단계: 포괄적 중재안 개발

4단계 동안 지역사회 참여주민은 중재방안을 선정하고, 설계하고, 또한 수행한다. 기존 서비스와의 중복을 피하기 위해, 기존자원, 정책, 환경조치 등을 확인하며, 포괄적인 건강증진 전략을 고안하고, 중재목표를 설정하며, 중재안을 개발한다. 중재안에는 전략, 자원자, 활동에 대한 안내 및 수행방안, 평가방안 및 결과에 대한 지역사회 환류 등의 내용을 포함한다.

⑤ 5단계: 평가

이것은 지속적인 과정으로, PATCH 각각의 단계가 잘 진행되고 있는지, 중재활동은 잘 수행되고 있는지 등을 모니터하게 된다. 어떤 상황을 성공적인 것으로 정의할 것인지, 어떻게 자료를 수집하여 이를 확인해 나갈 것인지에 대한 기준을 설정한다. 마지막으로 사업결과에 대한 환류를 통해 지역주민이나 집단의 PATCH 참여를 확대하고, 중재안의 향상을 도모한다.

3) MAPP(Mobilizing for Action through Planning and Partnerships)

MAPP은 미국 지역보건협의회(NACCHO: National Association of County and City Health officials)와 미국 질병통제예방센터(CDC)의 Public Health Practice Program Office가 함께 참여하여 1997년에서 2000년 사이에 개발한 지역사회 건강 향상을 위한 전략적 접근방법의 하나이다. 지역사회는 MAPP을 이용함으로써 지역사회 자원을 확인하고 적절히 활용하며, 그 지역사회의 특수성과 요구를 고려하고, 전략적 활동을 위한 효과적인 동반자관계를 형성하게 된다.

(1) MAPP의 주요 원칙

① 체계적 사고

- 건강한 지역사회라는 비전을 개발하기 위해 지역사회 내 다양한 보건체계 간의 상호관계 존중

② 대화

- 다양한 목소리와 견해 존중

③ 비전의 공유

- 건강한 미래 지역사회를 구축하고자 하는 비전 형성

④ 자료

- 각 과정에 필요한 정보 제공

⑤ 동반자관계 및 협조

- 자원의 공유, 책임성의 공유를 통해 수행도를 최대화

⑥ 전략적 사고

- 체계가 직면하는 문제, 기회에 대해 적극적으로 대처하도록 함

⑦ 성공에 대한 축하

- 참여 또는 기여를 인정하고, 지속적인 참여 유도

(2) MAPP의 주요 요소

① 지역사회중심 지역사회별 접근

- 그 지역사회가 가지고 있는 장점, 요구, 욕구 등에 기반하여 프로그램을 구성하므로, MAPP는 지역사회 중심의 사업들을 제시할 수 있다.

② 과거 경험과 교훈에 근거한 프로그램 개발

- 기존에 시도되었던 보건기획모형, 지역사회 사정도구(Assessment protocol for excellence in public health; APEXPH) 등을 활용하여 MAPP이 개발됨에 따라 기존의 여러 보건사업 기획모형에 비해 좀 더 발전된 모형이라고 할 수 있다.

③ 전통적인 전략적 기획의 개념 활용

- 전략적 기획을 함으로써 지역사회가 좀 더 효과적인 방법으로 자원을 확보하고, 지역주민의 요구나 외부의 환경 변화에 대처하도록 하며, 변화에 대처하고, 장기적인 측면에서의 지역사회의 발전방향을 제시할 수 있다.

④ 지역 보건의료체계의 역량강화

- MAPP에서는 지역 보건의료체계를 보건의료에 기여하는 인간, 정보, 재정, 조직적 자원이라고 정의하고 있다. 이것은 보건의료가 다양한 요소들과 상호작용함을 의미하며, 따라서 지역사회의 건강은 다양한 조직, 주민, 또는 지역사회 이익집단의 공동의 책임 하에 달성될 수 있음을 강조하고 있다.

⑤ 국가 보건의료 지도자 양성

- MAPP는 그 지역의 보건의료체계를 강조하지만, 또한 국가 보건의료단체의 역할 또한 강조된다. 즉 이들은 각 지역사회에서 MAPP를 시작하도록 하는 데 지도자

적인 역할을 담당한다.

⑥ 보건의료 활동을 위한 필수 보건의료 서비스의 활용

- 필수 보건의료 서비스와 기타 보건의료 실무가 MAPP에 통합되어 스며들어 있다.

⑦ 4가지 영역에 대한 사정을 통한 전략적 기획 개발

- MAPP에서는 4가지의 독특하며 또한 포괄적인 사정을 통해 해당 지역사회의 전략적 기획에 필요한 정보를 도출한다. 4가지 사정 내용은 아래 MAPP 과정의 3단계에 구체적으로 제시하였다.

(3) MAPP 과정

MAPP은 6단계로 구성되어 있으며 〈그림 7-2〉에 제시하였다.

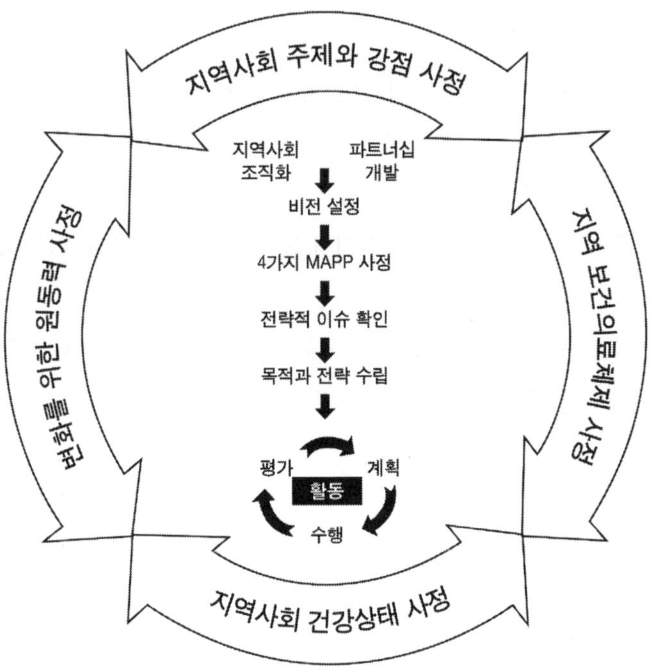

출처: http://mapp.naccho.org/MappModel.asp

그림 7-2. MAPP의 과정

① 1단계: 지역사회의 조직화

- 기획과정을 조직화하고 기획에 참여할 동반자를 개발하는 데 초점을 둠
- 이 단계의 목적은 기획과정의 틀을 구축함으로써 참여자들이 적극적인 파트너로 활동하고, 참여자의 시간을 적절히 활용하며, 현실적으로 실현가능한 기획안을 개발하는 데 있음

② 2단계: 비전 설정

- 지역사회로 하여금 협조적이고 창의적인 과정을 통해 지역사회의 비전과 공동의 가치관에 도달하도록 함
- 비전과 가치관을 제시함으로써 MAPP의 목적, 주요 관심사, 나아가야 할 방향을 명확히 할 수 있으며, 참여자들은 이러한 비전과 가치관에 도달하기 위해 공동의 노력을 하게 됨

③ 3단계: 사정(assessments)

- 지역사회의 이슈와 강점, 지역의 보건의료체계, 지역사회 건강상태, 변화를 위한 원동력 등 4가지 영역에 대한 사정
- 지역사회 이슈와 강점: 무엇이 이 지역사회에서 중요한가? 지역사회 주민이 인식하는 삶의 질은 어느 정도인가? 지역사회 건강을 증진하기 위해 활용될 수 있는 자원에는 어떤 것들이 있는가? 등 사정
- 지역의 보건의료체계: 지역주민의 건강증진에 도움이 되는 조직과 단체 조사. 지역사회의 보건의료체계 구성요소, 활동, 능력이 어느 정도인 지, 필수 보건의료서비스가 어떻게 지역사회 주민에게 제공되는지 등 사정
- 지역사회 건강상태: 지역사회 건강 또는 삶의 질과 관련한 우선순위 조사. 지역주민들은 얼마나 건강한가, 지역사회의 건강수준이 어떻다고 생각하고 있는 지 등 사정
- 변화를 위한 원동력: 지역사회와 보건의료체계의 운영에 영향을 주는 규정, 기술, 기타 임박한 변화를 초래하는 근원 조사. 지역사회 주민의 건강 또는 지역의 보건의료체계에 어떤 변화가 일어나고 있는가? 또는 변화가 일어날 것인가, 이러한 변화에 따른 구체적인 위협 또는 기회는 무엇이 있는가? 등에 대해 사정

④ 4단계: 전략적 이슈 확인

- 지역사회가 직면하고 있는 가장 중요한 이슈를 목록화하고 3단계에서 사정했던 내용에 바탕을 두고 전략적 이슈를 확인하며, 이러한 이슈가 어떻게 비전을 달성하는데 영향을 주고 있는지를 확인

⑤ 5단계: 목적과 전략 수립

- 4단계에서 확인한 전략적 이슈를 바탕으로 이러한 이슈와 관련한 목적을 수립하고, 이러한 이슈를 다루고, 지역사회 비전과 관련된 목적을 달성하기 위해 필요한 넓은 범위의 전략 설정

⑥ 6단계: 활동주기

- 활동주기에는 3가지 활동 즉 기획, 수행 및 평가를 포함하며, 각 활동끼리는 서로 연관되어 있으며, 지속적으로 상호작용을 하게 됨

2. 건강증진 프로그램 평가

평가란 보건사업에 관한 의사결정을 지원하기 위해 체계적으로 정보를 수집, 분석, 보고하는 과정이다. 평가를 실시함으로써, 목적달성의 정도를 파악하고, 사업의 효과나 효율을 판정하며, 사업개선 방안을 모색하고, 사업 책임을 명확히 하며, 보건사업과 관련한 새로운 지식을 획득할 수 있다. 평가는 복잡한 과정이며, 프로그램의 기획과 수행에 사용된 자원을 이용할 수 있다. 건강증진은 불확실한 업무이기 때문에 투입에 따른 어떤 효과의 산출도 보장하지 못할 수 있다.

그렇다면 왜 건강증진사업을 평가하는 것은 중요한 일인가에 대한 의문이 생긴다. 평가는 결과를 분석하고, 목표가 성취되었는가를 결정하고, 적용된 방법이 적절하고 효율적인가를 밝히기 위해 필요하다. 이러한 분석 결과는 사업을 수행하기 위한 기획과정에 환류시킬 수 있다. 평가는 근거중심 건강증진사업의 책임성과 발전에 도움을 줌으로써 건강증진 사업가의 활동 중에서 중요한 부분이 된다.

1) 평가 개요

(1) 평가 영역

① 건강증진사업을 통하여 무엇을 수행하였는가를 평가하게 된다. 이는 주로 사업의 산출물(output)을 평가하는 것으로 사업이 계획대로 진행되었나를 평가하기 위함이다.

② 사업의 결과에 대한 평가하게 된다. 이는 사업이 목표를 달성하였나를 평가하는 것이다. 사업목표는 건강수준의 향상과 같은 결과(outcome) 목표와 지식이나 행태의 변화 같은 영향(impact)목표로 구분할 수 있다.

③ 사업의 성공과 실패에 대한 이유를 분석한다.

④ 사업평가 결과를 바탕으로 앞으로 사업을 계속 할 것인가, 사업을 계속 한다면 어떻게 개선시킬 것인가 다른 지역이나 집단을 대상으로 이와 같은 사업을 시행할 것인가를 질문해 보는 것이다. 이는 평가결과의 활용성을 높이기 위한 것이다.

⑤ 사업이 계획대로 진행되는가를 보는 것이다.

(2) 평가 시 유의사항

① 사업의 전략적 목표와 부합되는 평가를 하여야 한다.
② 모든 사업을 평가할 수 있는 것은 아니며, 평가가 가능한 사업은 기획단계에서 결정한다.
③ 지속적으로 평가자료를 수집하여야 한다.
④ 평가결과는 반드시 사업의 개선에 활용되어야 한다.

2) 평가 유형

평가 유형은 〈표 7-1〉와 같다.

표 7-1. 평가유형의 비교

<table>
<tr><th>평가모형</th><th>투입(Input)</th><th>과정(Process)</th><th>산출(Output)</th><th colspan="2">결과(Outcome)</th></tr>
<tr><td>내용</td><td>• 인력
• 시설/장비
• 정보/자료
• 사업비</td><td>• 주민 참여
• 예산집행
• 진행과정
• 문제점</td><td>• 사업량</td><td>• 기여요인
• 결정요인</td><td>• 건강수준
• 사회지표</td></tr>
<tr><td>투입-산출</td><td>구조평가</td><td colspan="2">과정평가</td><td colspan="2">결과평가</td></tr>
</table>

(1) 구조평가

사업에 투입되는 자원의 적절성을 평가하는 것으로, 주로 사업인력, 시설 및 장비의 적절성에 대하여 평가한다. 특히 사업 인력부분에서는 인력의 양적 적절성과 함께 전문성도 평가하게 된다. 최근에 들어 보건사업 수행에 있어 정보의 중요성이 커지고 있다. 따라서 구조분석에서는 유형적인 인력과 시설 이외에 무형의 정보가 사업 수행에 적합한가를 평가할 필요가 있다.

(2) 과정평가

사업을 실행하는 과정 중에 실시하는 평가로, 사업 진행일정의 준수, 사업 자원의 적정성과 효율성, 사업 이용자의 특성과 형평성, 그리고 사업전략 및 활동의 적합성과 제공된 서비스의 질을 평가한다. 이러한 과정평가를 통해 사업계획과 진행 정도를 비교함으로써 목표달성이 가능하도록 사업내용을 조정하고, 목표달성을 저해하는 요인을 조기에 발견하여 시정하는 한편 목표달성을 촉진하는 요인은 강화하고자 하는 목적에서 실시하게 된다.

(3) 결과평가

사업의 종료 시 사업효과를 측정함으로써 사업의 지속이나 확대 여부를 판단하기 위하여 실시한다. 결과평가에서는 다음과 같은 내용에 관심을 가지고 평가를 진행하게 된다.

- 사업이 목적과 목표를 달성하였는가?
- 사업에 의해 야기된 의도되지 않은 결과는 없는가?
- 사업이 사회적 형평성의 달성에 기여하고 있는가?
- 조직과 지역사회 문제 해결 역량이 강화되었는가?
- 사업의 전략이 얼마나 효과적인가?
- 사업의 가능한 대안은 무엇인가? 다른 대안과 비교할 때 사업이 얼마나 효과적인가?
- 다른 상황 하에서는 사업이 얼마나 효과적일 것인가?
- 사업을 지속하거나 확대할 필요가 있는가?

3) 건강증진 프로그램 평가의 과정

(1) 프로그램을 기술하는 단계

논리적 모형을 이용하여 활동이나 프로그램, 정책의 목적과 목표, 수행과정의 구조를 명확히 하고, 다른 프로그램이나 활동과의 연관성을 밝힌다. 평가에 참여할 이해관계자를 결정하고 과업집단(task group)과 같은 참여기전을 마련한다.

(2) 이해관계자로부터 관심 이슈와 의문사항 확인 단계

관심 이슈와 평가 의문사항을 구체화함으로써 평가목적을 결정하는 단계이다. 이러한 과정을 통하여 이해관계자들의 프로그램에 대한 이해가 깊어지고 역량이 향상된다. 평가 의문사항을 명확히 하지 않으면 평가가 기술적으로 흐를 우려가 있다.

(3) 자료수집 과정에 대한 설계

- 평가방법 결정
- 지표의 측정 목적과 측정방법 결정
- 평가자, 자료수집 시기 결정
- 양적자료, 질적 자료 적절히 배분

(4) 자료수집

합의된 자료수집 방법에 따라 자료수집을 실시한다. 윤리적 문제를 해결하기 위해 참여연구를 할 수도 있다.

(5) 자료분석과 해석

통계적 분석과 질적 분석 모두 이용할 수 있다.

(6) 권고의 작성

이해관계자가 참여하여 결과를 해석하는 단계이다. 발견된 결과의 장 · 단기 의미를 명확히 하고, 필요한 변화를 제시하고, 권고를 실행할 때와 하지 않을 때의 비용과 편익을 제시한다.

(7) 결과의 배포

이해관계자에게 의미 있고 유용한 형태로 결과를 배포한다.

(8) 행동 단계

평가결과는 보고서로만 사장될 우려가 많다. 앞서의 평가과정에 변화해야 할 사람들이 포함되었다면, 평가 결과를 바탕으로 변화를 일으킬 가능성이 높아진다.

제8장 각국의 건강증진 정책

1. 미국의 건강증진 정책

미국의 국가보건계획인 Healthy People은 국민건강 수준을 향상시키고, 건강형평성을 달성하겠다는 비전을 효율적으로 달성하기 위한 국가 의제(national agenda)이다. 10년 내에 달성해야 할 일련의 구체적이고 측정 가능한 목표와 목표치로 이루어져 있으며, 목표는 중점영역(topic area)별로 조직되어 있다.

Healthy People 2010에서 제시했던 비전은 "건강한 사회 속에서 건강한 사람"이었고, 10년 후에 Healthy People 2020의 비전은 "모든 사람이 건강 장수하는 사회"였다. Healthy People 2020이 국가를 위해 무엇을 하고 있으며, 국민들이 이를 어떻게 활용하여야 하는가에 대한 정보를 제공하기 위해 5가지 미션과 구체화된 4가지 총괄 목적을 제시하고 있다.

1) Healthy People의 5가지 미션과 4가지 총괄목표

(1) 5가지 미션

- 건강향상을 위한 국가적인 우선순위를 확인한다.
- 건강, 질병, 장해에 대한 결정요인과 건강향상을 위한 기회에 대한 대중의 인식과 이해를 증진시킨다.
- 연방, 주 및 지방정부 차원에서 활용할 수 있는 측정 가능한 목적과 목표를 제시한다.
- 활용 가능한 최선의 과학적 근거와 지식에 의해 확인된 건강관리 활동에 대한 다

양한 사회 부문을 참여시킨다.

- 중요한 연구 및 자료수집의 필요성을 확인한다.

(2) 4가지 총괄목표

① 예방 가능한 질병, 장애, 사고 및 조기사망을 제거한다.

- 제1과제: 예방과 건강증진의 중요성 강화
- 제2과제: 대형 인공 및 자연 재해에 대한 대비

② 건강형평성을 확보하고, 불평등을 제거하며, 모든 집단의 건강을 향상시킨다.

- 취약계층의 건강관리 강화

③ 모든 사람의 건강을 향상시키는 사회적 물리적 환경을 조성한다.

- 사회생태적 관점 반영

④ 생애 모든 주기에 걸쳐 성장과 건강한 행태를 향상시킨다.

- 생애주기별 서비스 제공

2) Healthy People 2020의 건강 결정요인과 접근모형

Healthy People 2020의 건강 결정요인과 접근모형은 Dahlgren과 Whitehead의 건강 결정요인모형을 바탕으로 한 모형은 〈그림 8-1〉과 같다. 건강 결정요인의 중앙에 개인의 타고난 특성으로 연령, 성, 종족, 유전적 요인 등을 제시하고, 외곽으로 가면서 개인의 행동, 그 다음으로 사회, 가족 및 지역사회 네트워크, 또 그 다음으로 생활 및 작업환경, 그리고 가장 외곽에 광범위한 사회, 경제, 문화, 건강, 환경적 조건을 제시하고 있다. 다양한 중재는 복합적인 차원에서 건강 결정요인에 영향을 미쳐 건강수준을 향상시키게 된다. 중재의 결과는 사정, 모니터링, 평가를 거쳐 판단되며, 과학적 근거가 있는 중재의 확산을 통해 효과적인 전략을 기획 과정부터 활용하는 순환적 과정이 지속된다.

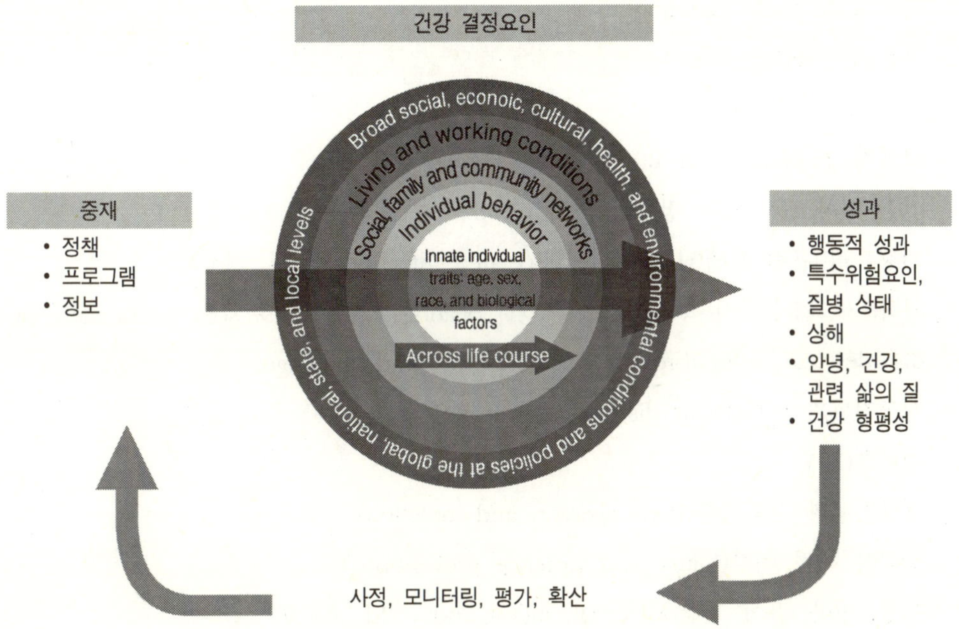

그림 8-1. Healthy People 2020의 건강 결정요인과 접근모형

3) 주제 영역(topic area)

- 건강관리 서비스 접근도(Access to Health Services)
- 사춘기 건강(Adolescent Health)
- 관절염, 골다공증, 만성허리문제(Arthritis, Osteoporosis, and Chronic Back Conditions)
- 혈액장애와 혈액안전(Blood Disorders and Blood Safety)
- 암(Cancer)
- 만성 신장질환(Chronic kidney disease)
- 당뇨병(Diabetes)
- 장애 및 이차적 상태(Disability and Secondary Conditions)
- 초기와 중기 아동기(Early and Middle Childhood)
- 교육적 지역사회 기반 프로그램(Educational and Community-Based Programs)
- 환경 건강(Environmental health)

- 가족계획(Family planning)
- 식품 안전(Food safety)
- 유전(Genomics)
- 국제적 건강(Global health)
- 건강 의사소통, 건강 정보학(Health communication and health IT)
- 건강관리 관련 감염(Healthcare-associated infections)
- 청력문제, 기타 감각 혹은 의사소통 장애(Hearing and other sensory or communication disorders(ear, nose throat - voice, speech, and language)
- 심장질환과 마비(Heart disease and stroke)
- 에이즈(HIV)
- 예방접종과 감염질환(Immunization and infectious diseases)
- 상해와 폭력 예방(Injury and violence prevention)
- 모성, 영아, 유아 건강(Maternal, infant and child health)
- 의료물품 안전(Medical product safety)
- 정신건강, 장신장애(Mental health and mental disorders)
- 영양과 체중상태(Nutrition and weight status)
- 직업 안전과 건강(Occupational safety and health)
- 노인건강(Older adult)
- 구강건강(Oral health)
- 신체활동 및 적정(Physical activity and fitness)
- 공중보건 인프라(Public health infrastructure)
- 삶의 질, 안녕(Quality of life and well-being)
- 호흡기질환(Respiratory disease)
- 성병(Sexually transmitted diseases)
- 건강의 사회적 결정요인(Social determinants of health)
- 물질남용(Substance abuse)
- 흡연(Tobacco use)
- 시력(Vision)

2. 캐나다의 건강증진 정책

1) 인구집단 건강증진 모형에서의 건강증진 활동 순서

캐나다의 건강증진 정책인 인구집단 건강증진 모형(PHP: Population Health Promotion)은 개인보다 전체 인구집단의 건강수준을 중시하는 접근모형이다. 전체 인구의 건강수준을 유지 향상시킴과 동시에 집단 간의 건강수준의 불평등을 감소시키는 것을 목적으로 한다. 인구집단 보건모형에서는 다음과 같은 순서로 건강증진 활동을 수행한다〈그림 8-2〉.

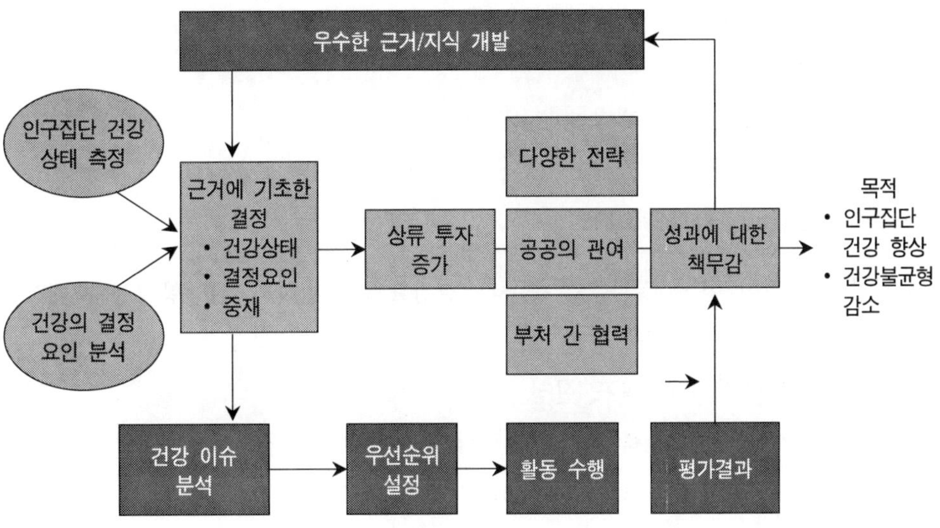

그림 8-2. 인구집단 보건모형의 핵심요소

(1) 인구집단의 건강을 측정하기 위한 모니터링

- 단순한 질병 수준이 아닌 건강수준 측정을 위한 지표 결정
- 집단의 건강수준과 불평등 상태 측정
- 환경의 여건, 특성, 추세 평가

(2) 건강 결정요인과 집단의 건강상태 간의 관계 확인

- 건강 결정요인을 측정하기 위한 지표 확인
- 건강 결정요인과 요인 간의 상호작용을 측정하고 평가
- 건강 결정요인과 건강문제를 논리적으로 연결

(3) 근거에 기반을 둔 결정

- 정책과 사업개발의 모든 단계에서 확실한 근거 활용
- 다양한 자료의 활용과 복합적인 연구를 통하여 근거 생성: 참여적 연구를 통해 확보한 질적·양적 자료를 병합하여 활동
- 건강문제의 우선순위, 주민의 요구, 효과적인 개입방법, 사업의 실행 가능성 확인 등에 근거를 활용
- 연구결과의 배포와 정책 채택의 활성화

(4) 결과에 기반을 둔 평가와 공표

- 투입이나 과정이 아닌 결과(건강수준과 결정요인의 변화와 건강형평성의 개선)에 기반을 둔 평가체제 구축
- 기초자료 확보하고 결과 목표 설정
- 결과평가 도구의 활용을 촉진하고 효과적인 평가체계 도입
- 건강영향평가(heath impact assessment)의 도입 권장
- 대상 집단에 대한 결과의 향상뿐만 아니라 전체 인구집단 중 결과 변화를 가져온 비율도 평가
- 결과를 공표하고 책임을 물음

2) 인구집단 건강증진 모형 적용

인구집단 건강증진 모형은 3차원으로 구성되어 있으며, 전면에는 건강 결정요인, 상면에는 대상자, 측면에는 전략으로 포함하고 있다〈그림 8-3〉.

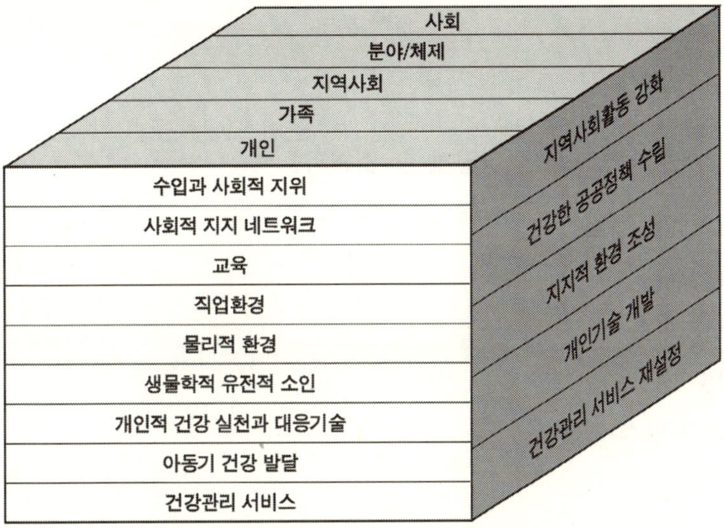

그림 8-3. 캐나다 인구집단 건강모형(Population Health Model: PHP)

(1) PHP의 1차원(전면: 사회적 건강 결정요인): 무엇을 다룰 것인가?

- 수입과 사회적 지위
- 사회적 지지 네트워크
- 교육
- 직업 환경
- 물리적 환경
- 생물학적 유전적 소인
- 개인 건강 실천과 대응기술
- 아동기 건강 발달
- 건강관리 서비스

(2) PHP의 2차원(상면: 대상자): 누구를 대상으로 할 것인가?

- 사회
- 분야/체계(sector/system)
- 지역사회

- 가족
- 개인

(3) PHP의 3차원(측면: 전략): 어떻게 할 것인가?

- 지역사회 활동 강화
- 건강정책 수립
- 지지적 환경 조성
- 개인 기술 개발
- 건강관리 서비스 재설정

3. 일본의 건강증진 정책

1) 건강일본21(Health Japan 21) 개요

건강일본21(Health Japan 21)은 일본의 21세기 건강과 관련된 모든 관계기관과 단체가 국민 개개인의 건강생활을 지원함으로써 국민의 건강수준을 향상시키고자 하는 일본의 국가보건계획이다. 건강일본21은 21세기 일본의 모든 국민이 건강하고 심적으로 풍요로운 생활이 가능한 활력 있는 사회를 건설하기 위해 3가지 목적과 9가지 중점분야로 나누어서 기획하였다.

(1) 건강일본21의 목적

- 장년기 사망률 감소
- 건강수명 연장
- 삶의 질 향상

(2) 기본 정책

- 일차예방 중시
- 건강증진 지원을 위한 환경 창조
- 목표 설정과 평가
- 다양한 실행주체 사이의 연계에 의한 효과적인 운동 추진

(3) 중점분야

건강위협인자 6가지(영양 · 식생활, 신체활동 · 운동, 휴양 · 정신건강, 흡연, 알코올, 구강건강)와 주요 질환 3가지(당뇨병, 순환기질환, 암) 중점분야에 대한 세부사업 내용은 다음과 같다.

① 영양 · 식생활

- 에너지나 영양결핍질환, 생활습관 관련 질환 및 영양과다 관련 장애 예방
- 자격 영양사에 의한 음식과 영양 교육 강화
- 일본인을 위한 영양 가이드라인 제공
- 대사증후군 등 영양관련 질환의 check up과 상담 시 영양사의 활동

② 신체활동 · 운동

- 운동의 중요성에 대한 대중의 인식 증진, 매일 운동하는 인구 비율 증가, 운동 친화적 환경 창조
- 과학적인 근거에 기반을 둔 운동과 신체활동 권고안 제시
- 운동과 신체활동 가이드라인 제공

③ 휴양 · 정신건강

- 충분한 휴식과 스트레스의 적절한 관리 중요
- 수면 가이드라인 제시
- 매스컴을 통한 자살예방 활동

④ 흡연

- 흡연이 건강에 미치는 영향에 대한 정보 확산, 소수자들을 위한 금연정책, 공공장소와 직장에서 흡연구역 엄격 구분, 금연 지원 프로그램 확산
- 간접흡연(passive smoking)을 예방하는 건강증진법 제정(흡연 부모로부터 어린이 보호, 오락시설에서의 엄격한 흡연 구역 분리)
- 금연치료의 보험 적용
- 금연 지원 매뉴얼 개발
- 흡연 노출로부터 보호 가이드라인 개발 및 적용
- 간접흡연에 대항하는 예방적 대책위원회 구성
- “금연하고자 하는 사람은 금연할 수 있도록” 국가적 캠페인, 금연 원하는 사람에 대한 지원 및 지지적 환경 제공

⑤ 알코올

- 과도 음주자 수 감소, 소수자를 음주로부터 보호하기, 적절한 알코올 섭취에 대한 정보 확산
- World Health Assembly에서 개발한 "해로운 알코올에 의한 건강문제" 해결방안 채택
- "해로운 알코올 음주를 감소시키는 전략" 승인

⑥ 구강건강

- 국가적인 8020 캠페인(80세까지 치아 20개를 보존하자), 치주질환 예방, 충치 예방 캠페인
- 40, 50, 60, 70세에 치주질환 선별검사 실시

⑦ 당뇨병

- 당뇨병 일차예방을 향상시키기 위해 생활습관 변화, 질병 조기발견, 지속적인 치료
- 내장지방 위험도가 높은 사람은 특수 검진 및 상담
- 당뇨병 중재의 성과 평가 지표: 당뇨병 전단계에서 실제 당뇨병으로 전환율, 당뇨병 환자의 치료 중단율, 당뇨 합병증 30%까지 감소

⑧ 심혈관질환

- 일차예방을 통한 생활습관 변화, 심혈관질환 조기발견
- 정기 check up을 통한 조기발견
- 만성화 예방
- 영양 및 식습관, 운동 및 신체활동 계몽을 통한 일차예방

⑨ 암

- "암 정복 10개년 전략"을 통한 암 진단, 치료 기술의 진보
- "암 관리법(Cancer Control Act)" 입법 활동
- "암 관리 프로그램 기초계획" 작성

2) 건강일본21(Health Japan 21) 기획모형

건강일본21의 기획모형은 생활습관을 개선하고 검진을 비롯한 예방서비스 이용을 중시함으로써 중요 위험인자인 고혈압, 비만 및 고지혈증 관리가 가능하고 그 결과 주요 질병이 감소한다는 이론적 기틀을 가지고 있다〈그림 8-4〉. 따라서 건강일본21의 모형은 행태학적 모형과 의학적 모형이 혼재되어 있다고 볼 수 있다.

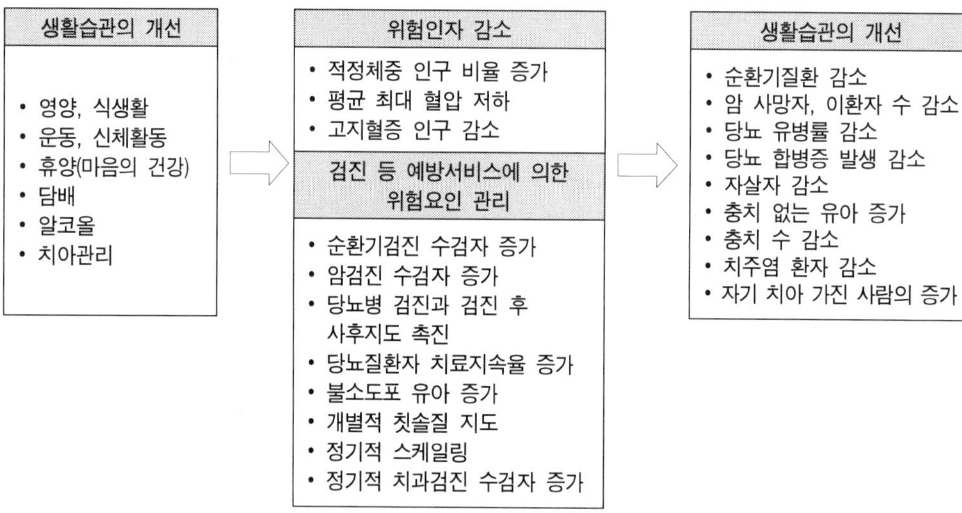

그림 8-4. 건강일본21의 기획모형

2. 한국의 건강증진 정책

1) 국민건강증진종합계획 개관

우리나라에서는 1995년에 국민건강증진법을 제정하여 건강증진사업을 위한 법적, 제도적 장치를 마련하였다. 이후 2002~2010년까지의 "국민건강증진종합계획 2010"을 수립하였다. 이 계획은 6가지 영역에 걸쳐 40개의 목표를 가지고 있었으며, 목표 달성을 위한 39개의 사업이 포함되어 있었다. 2005년에 국민건강증진종합계획 2010에 대한 중간평가를 실시하여 "새국민건강증진종합계획 2010"이라는 수정된 계획을 수립하였다. 2011년에는 새국민건강증진종합계획 2010의 평가를 실시하고, 동시에 "국민건강증진종합계획 2020"을 발표하였다.

2) 국민건강증진종합계획 2020

국민건강증진종합계획 2020(이하 HP 2020)은 보건복지부 영역 내에서 사업을 구상하는 것을 벗어나서 사회 · 물리적 환경요인의 개선을 중시하였다.

(1) HP 2020의 기본방향

① 건강에 대한 시각

WHO에서 제시한 포괄적인 건강의 시각(신체적, 정신적, 사회적 안녕상태)을 기본으로 하며, 건강을 기본권으로 간주하여 모든 사람이 차별받지 않고 누릴 수 있는 건강형평성을 중시하였다.

② 건강증진 접근법에 대한 시각

개인의 주도적 참여에 의한 자신의 건강 및 건강 결정요인의 변화 능력을 향상시키는 것을 정부가 지원하는 과정으로 설정하였다.

③ 건강 결정요인

건강행태, 보건의료서비스 제공환경, 사회 · 물리적 환경요인의 개건을 중점적인 사업과제로 선정하였다.

④ 접근전략

건강과 건강 결정요인에 대한 관리능력 강화전략으로 주창, 투자, 역량강화, 법규 제정 및 규제, 파트너십 형성, 연대 구축을 기본방향으로 정하였다.

(2) HP 2020의 기본모형〈그림 8-5〉

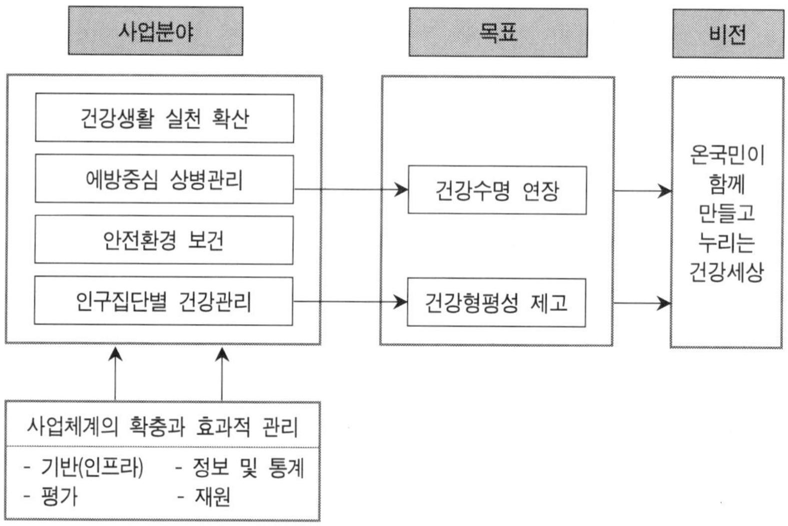

그림 8-5. HP 2020의 기본모형

① HP 2020의 목표: 건강수명의 연장과 건강형평성의 제고

- 포괄적 건강의 정의와, 건강증진의 기본이념인 스스로 건강 관리이념 및 기본권으로서의 건강개념을 적용
- 국민 모두가 활기찬 건강과 장수를 누리는 사회의 구축을 지향

② HP 2020의 사업 분야

- 분야별 중점과제 목표 및 사업 개요〈표 8-1〉

  건강생활 실천 분야: 만성질환과 관련이 있는 금연, 절주, 신체활동 및 영양 등 4개 중점과제가 포함되었다.

표 8-1. HP 2020 분야별 중점과제 목표 및 사업 개요

		HP2020			HP2010		
분야명		중점과제명	목표	세부사업	중점과제명	목표	세부사업
총계		32	151	140	24	169	108
건강생활 실천확산		금연	8	4	금연	10	5
		절주	5	6	절주	7	4
		신체활동	3	5	운동	5	5
		영양	5	7	영양	17	5
예방중심의 상병관리	만성 퇴행성 질환과 발병 위험 요인 관리	암	8	3	암관리	8	4
		건강검진	3	3	-		
		관절염	3	2	관절염	5	2
		심뇌혈관질환	9	6	심뇌혈관질환	6	3
		-			고혈압	4	4
		-			당뇨병	4	2
		비만	4	6	과체중비만	4	3
		정신보건	5	4	정신보건	15	6
		구강보건	12	9	구강보건	13	8
	감염 질환 관리	예방접종	6	6	예방접종 대상 감염병 관리	8	5
		비상방역체계	10	3	-		
		의료관련 감염	5	5	-		
		-			매개체 감염병	5	3
		결핵	4	8	결핵 · 호흡기질환 및 약제내성 관리	11	4
		에이즈	4	4	에이즈 · 성병 및 혈액매개 감염병 관리	10	4
		-			신종감염병 관리	6	5
안전 환경보건		식품정책	4	5	식품매개 감염병 관리	3	4
		손상예방	3	2			
		건강영향평가	3	3			
인구집단 건강관리		모성건강	4	5	모성건강	5	3
		영유아건강	4	5	영유아건강	6	4
		노인건강	5	3	노인건강	3	4
		근로자 건강증진	2	2	근로자 건강증진	6	6
		군인 건강증진	2	2			
		학교보건	8	8	학교보건	6	10
		다문화가족건강	1	2	-		
		취약가정방문건강	4	1	-		
		장애인건강	7	7	-		
		-			형평성확보	2	5
		기반(인프라)	3	4			
사업체계관리		평가	1	4	-		
		정보 및 통계	4	4			
		재원	2	2			

* 자료: 보건복지부(2011). 제3차 국민건강증진종합계획(2011-2020)

- 예방중심의 상병관리

만성퇴행성질환과 발병위험요인 관리 분야에는 암, 심뇌혈관질환, 관절염, 비만, 정신보건, 구강보건과 만성질환 관리를 위한 건강검진 또한 중제과제에 포함되었다.

감염질환 관리 분야에서는 결핵, 에이즈, 의료관련 감염 및 감염병 대응을 위한 예방접종과 비상방역체계가 포함되었다.

- 안전 · 환경보건

사회 · 물리적 환경의 관리를 위해 식품정책, 건강영향평가, 교통사고 등 손상 예방 관련 중점과제가 포함되었다.

- 인구집단 건강 관리

생애주기별 구분으로 영유아건강, 모성건강, 노인건강이 포함되었고, 생활별 구분으로 근로자 건강증진, 학교보건, 군인 건강증진이 포함되었으며, 건강 형평성 구분으로 다문화가족 건강, 취약가정 방문 건강, 장애인건강이 포함되었다.

- 사업체계 관리

다양한 건강증진사업의 추진을 위한 수단을 정비하고 효과적으로 관리하기 위해 사업체계와 관련 과제들을 중점과제에 포함하였다. 인프라, 평가, 정보 및 통계, 재원 등이다.

(3) HP 2020 대표지표

국민건강증진종합계획 2020에서는 〈표 8-2〉와 같이 총 16개 영역에서 16개 대표지표를 제시하였다.

표 8-2. HP 2020 대표지표

영역		대표지표	지표추이		2020년 목표치
			2008년	2009년	
1	금연	성인남자 흡연율	47.7%	46.9%	29.0%
2	절주	성인 고위험음주율	남자 28.3% 여자 8.5%	남자 24.6% 여자 7.3%	남자 18.0% 여자 5.0%
3	신체활동	중등도 신체활동 실천율 성인(걷기 제외)	14.5%	13.4%	20.0%
4	영양	건강식생활 실천율(지방, 나트륨, 과일/채소, 영양표시 4개 지표 중 2개 이상을 만족하는 인구 비율)	28.9%	-	35.0%
5	암관리	전 국민 암검진 수검률	50.7%	53.3%	80.0%
6	건강검진	일반건강검진 수검률	65.3%	65.8%	80.0%
7	심뇌혈관질환	고혈압 유병률(30세 이상)	26.9%	30.3%	23.0%
8	비만	성인비만 유병률	남자 35.3% 여자 25.2%	남자 35.8% 여자 26.0%	남자≤35.0% 여자≤25.0%
9	정신보건	자살사망률 감소 (인구10만명 당)	26명	31명	18명
10	구강보건	아동청소년 치아우식 경험률 (영구치)	61.1% ('06)	60.5% ('10)	45.0%
11	예방접종	영유아 필수예방접종률	59.5%	-	95.0%
12	결핵	도말 양성 결핵 발생률 (인구10만명 당)	22.7명	23.2명	10명
13	손상예방	교통사고 사망률 (인구10만명 당)	16.1명 ('06)	-	7명
14	모성건강	모성사망비(출생 10만명 당)	12명	-	9명
15	영유아건강	영아사망률(출생아 천명 당)	3.4명	-	2.8명
16	노인건강	노인 활동제한율 -일상생활수행능력(ADL) 장애율	11.4%	-	11.4%

* 자료: 보건복지부(2011). 제3차 국민건강증진종합계획(2011-2020)

(3) HP 2020의 사업

* 중점과제 1. 금연

- 흡연예방사업, 흡연자 금연사업, 비흡연자 보호사업, 금연환경 조성사업

* 중점과제 2. 절주

- 주류판매 면허제도, 주류가격 조정사업, 음주조장 환경을 개선하여 필요한 규제 강화, 음주문제예방 사업, 절주사업 및 평가시스템 구축 및 지원 사업

* 중점과제 3. 신체활동

- 한국인 신체활동 표준지침 제정, 다양한 신체활동 프로그램 및 건강교육 프로

그램 개발 확산, 지역사회 신체활동 활성화를 위한 정보제공, 건강증진 신체활동의 추진기반 조성, 신체활동 실천의 형평성 강화

* 중점과제 4. 영양
  - 식생활 지침의 주기적 개정 및 교육자료 개발 · 보급, 가공식품 및 외식 음식 중 나트륨 함량 감량 사업, 영양표시 적용 범위 확대 및 인식 제고: 점진적 자율표시 확대 및 의무화, 건강 체중 인식 확산을 위한 교육 및 홍보 사업, 노인급식의 질 관리 및 제고 사업(경로식당, 밑반찬/도시락 배달, 노인정 등), 영양관리서비스의 산업기반 정비 및 건강/질환관리 상품으로 육성, 취약계층을 위한 영양관리 사업 개발 및 확대

* 중점과제 5. 암관리
  - 암예방 및 관리강화, 국가암검진사업의 활성화, 암 생존자 관리체계구축

* 중점과제 6. 건강검진
  - 국가건강검진 수검률 향상 사업, 국가건강검진의 질 향상 사업, 국가건강검진 사후관리 강화 사업

* 중점과제 7. 관절염
  - 관절염의 임상적 검사를 통한 유병률 및 기초자료 조사를 위한 코호트 구축, 지역사회 중심의 관절염 관리 사업

* 중점과제 8. 심뇌혈관질환
  - 심뇌혈관질환 예방관리 교육 · 홍보, 고혈압, 당뇨병, 고지혈증의 지속관리기반 구축, 심정지, 급성 뇌졸중 등 응급대응 강화, 심뇌혈관질환 급성기 진료역량 제고, 심뇌혈관질환 조기 재활 및 재발 방지체계 구축, 심뇌혈관질환 등록 및 조사감시체계 구축과 운영

* 중점과제 9. 비만
  - 비만에 대한 건전 정보 제공과 홍보 · 캠페인, 비만 예방 · 관리를 위한 비만 진단기준 정립 및 국가적 비만 관리지침 개발 보급, 직장인 비만예방 · 관리 서비스 제공, 취약계층 비만예방 프로그램 개발 보급, 아동 · 청소년 비만예방 프로그

램 강화, 고도비만 관리 지원

* 중점과제 10. 정신보건
  • 정신질환 편견해소(Anti-stigma movement), 지역사회 정신보건 기반 구축, 국민 정신건강 질 향상, 중증정신질환자 삶의 질 향상을 위한 정신보건 치료적 환경 개편

* 중점과제 11. 구강보건
  • 아동 · 청소년의 바른 양치 실천사업, 수돗물 불소농도조정사업, 취약계층별 예방중심 구강질환관리사업, 저소득층 노인 · 장애인 의치보철사업, 찾아가는 구강보건의료 서비스 제공사업, 공공 구강보건 의료 서비스 전달체계 확충사업, 구강보건 교육 · 홍보 사업, 국민구강건강 실태 조사 사업, 아동 · 청소년 치과주치의 제도 개발

* 중점과제 12. 예방접종
  • 예방접종대상 감염병 관리 감시 강화, 필수예방접종 국가부담사업 추진 강화, 필수예방접종 백신 수급 관리 강화, 예방접종 교육 홍보, 예방접종 등록시스템 운영, 예방접종 실시기준 및 안전관리

* 중점과제 13. 비상방역체계
  • 신종 및 재출현 전염병 감시사업, 신종 및 재출현 전염병 진단, 치료, 예방사업, 신종 및 재출현 전염병 대비 의료자원 확보 및 관리, 교육시스템 개발

* 중점과제 14. 의료관련 감염
  • 의료관련 감염 감시체계 구축을 통한 의료관련 감염률 감소, 감염관리의사 및 감염관리간호사 인정제도 도입, 다약제 내성균 및 중요 의료관련 감염 병원균 관리, 항생제 적정 사용 관리 및 평가 프로그램 개발, 의료관련 감염 예방을 위한 교육, 연구, 표준화 작업

* 중점과제 15. 결핵
  • 결핵관리사업 M&E(모니터링 및 평가)를 위한 결핵정보 통합관리 시스템 고도화 구축, 결핵환자 접촉자 검진 및 잠복결핵감염자 치료 확대, 민간공공협력사

업 확대, 노숙인 등 취약계층에 대한 결핵치료 관리체계 구축, 결핵조기진단을 위한 진단체계 개선, 결핵 연구 및 진단 등 개발, 공공민간 결핵표준지침서 개발, 난치성 다제내성결핵 환자의 치료 효율 향상을 위한 지원

* 중점과제 16. 에이즈

• 남성 동성애자 대상 에이즈 예방 교육·홍보 및 검진상담소 운영, HIV 감염인 치료 순응도와 삶의 질 향상을 위한 상담사업 및 교육 실시, '에이즈 바로 알리기' 교육·홍보 사업, 보건의료인 및 민간단체 사업인력 전문화 교육 훈련사업

* 중점과제 17. 식품정책

• 식중독 예방 및 관리, 수입식품의 안전성 제고, 유통식품의 HACCP 의무 적용 비율 제고로 안전성 강화, 음식점 위생등급평가 실시 확대 및 정착, 기후변화 등 환경변화에 대응하기 위한 식품안전관리 강화

* 중점과제 18 손상예방

• 인구집단별 비의도적, 의도적 손상예방에 대한 교육홍보사업 지원, 인구집단별 비의도적 손상예방을 위한 안전환경 지원사업

* 중점과제 19 건강영향평가

• 건강영향평가 기술 지원 체계 구축 및 운영, 건강영향평가 실시를 위한 법적 근거 마련, 지방자치단체 및 민간부문의 건강영향평가 확산 지원 및 환경 조성

* 중점과제 20. 모성보건

• 분만 취약지역의 단계적 해소를 위한 지역별 맞춤형 지원 및 공공투자 확대, 고령임신 및 고위험 임산부 건강관리 강화 및 공적지원 확대, 산전·산후 건강관리 표준 가이드라인 개발 및 보급, 불임(난임) 부부 임신 및 출산을 위한 의료적, 사회적 지원체계 구축, 청소년 생식건강 증진

* 중점과제 21 영유아건강

• 신생아집중치료실 지원, 영유아 사전 예방적 건강관리, 보건소 모유수유클리닉 운영 및 직장 내 모유수유실 설치, 취학 전 아동 질병예방사업, 보육시설의 영유아 건강역량 강화

* 중점과제 22. 노인건강
  - 치매 조기발견 및 예방관리사업, 노인 안검진 및 개안수술사업, 노인건강운동교실

* 중점과제 23. 근로자 건강증진
  - 사업장 건강증진운동 활성화, 근로자건강센터 설치 운영

* 중점과제 24. 군인 건강증진
  - 건강증진실 설치 운영('15까지 101개 설치 후 지속운영), 신체적 · 정신적 건강증진운동 활성화

* 중점과제 25. 학교보건
  - 학교 건강지원기구 설립, 학생들의 불건강한 보건행태의 감소사업, 학생들의 개인위생 실천율의 증가, 학생들의 정신건강 향상, 학생들의 건전한 이성교제의 조성, 학생들의 손상예방, 학생들의 인터넷 중독 감소사업, 건강한 학교 환경 조성; 건강한 학교 환경 평가사업

* 중점과제 26. 다문화가족 건강
  - 결혼이민 여성 및 자녀에 대한 건강관리 프로그램 개발 운영, 다문화가족에 대한 맞춤형 방문건강관리사업

* 중점과제 27. 취약가정방문건강
  - 맞춤형 방문건강관리사업

* 중점과제 28. 장애인 건강관리
  - 국가단위의 보건통계 생산 시 장애인 건강 통계 산출, 장애예방사업 강화, 장애인의 건강행태 개선 및 이차장애 예방정책 강화, 장애범주와 의료보장의 지속적 확대, 지역사회중심의 건강증진 시스템 구축, 장애인의 건강관련 프로그램 요구도 파악, 장애인의 건강기능지표 개발 및 적용

* 중점과제 29. 기반(인프라)
  - 건강증진재단 설립: 건강증진사업 지원단 및 관련 기술 지원단의 통합 운영, 주민건강센터 설치 및 운영 지원, 도시보건지소 설치: 도시보건지소 설치에 따른

시설 및 장비 지원, 건강증진 서비스 기능 활성화, 민간부문 건강증진사업 참여 확대

* 중점과제 30. 평가

• 국민건강증진종합계획 모니터링 및 평가체계 구성 및 운영, 국민건강증진종합계획 2020 모니터링 및 평가위원회 구성 및 운영, 모니터링 및 평가를 위한 통합지원체계 구축 및 운영, 건강증진사업 성과관리 체계 구축, 건강관련 지원단들의 기반 확충과 성과관리체계 구축

* 중점과제 31. 정보 및 통계

• 건강증진종합계획 모니터링 및 평가를 위한 건강증진 평가정보관리체계 구축, 건강증진 통계정보관리체계 구축, 건강증진 지식관리체계 구축, IT기술을 적용한 건강증진 정보화 추진

* 중점과제 32. 재원

• 건강증진 기금 재원구조 개편, 건강증진 기금 재원 확대(담배에 부과되는 건강증진 기금 인상 검토, 주류에 건강증진 부담금 부과 검토)

제9장 건강증진을 위한 전략과 이슈

1. 건강증진을 위한 협력

1) 건강을 위한 파트너십(partnership)

전 국민의 더 나은 건강을 위하여 정부, 지역사회와 개인이 함께 협동하는 것이 중요하다. 파트너십은 건강 향상이란 목표를 향하여 파트너들이 상호 책임을 지고 권한을 평등하게 공유하며 협동해나가는 것을 의미한다. 영국에서는 "국민건강(Health of Nation)"에 도달하기 위한 전략으로 국민의 건강과 안녕에 신체적, 정신적, 사회적, 환경적 영향을 미치는 요인들에 대해 국민이 영향력을 증가시킬 수 있도록 조직과 개인의 파트너십으로 구성된 건강연대를 창설하였다.

이러한 협력을 위하여 국가에서는

- 국가적 조정과 지도력 제공
- 정부부처 간 정책 결정 시 국민 건강 우선적으로 고려
- 건강 향상을 위한 국제 협력
- 건강위험 평가하고 그 위험요소들을 국민에게 홍보
- 대중이 건강 향상을 위해 필요로 하는 근거중심 정보 제공
- 건강 관련 규제와 입법
- 불건강의 근원 저지

지방정부와 지역사회에서는

- 지역특화 건강증진 프로그램 개발하여 시행
- 지방의 건강증진 전략을 위한 지도력 발휘
- 지역주민의 불건강 근원을 저지하고 건강을 향상시키기 위하여 협력
- 필요로 하는 모든 사람들에게 양질의 건강서비스를 계획하고 제공

국민들은

- 자신의 건강에 대해 책임을 지고 건강한 생활습관을 구축
- 다른 사람의 건강에 해를 끼치지 않는 행동하기(예: 공공장소 금연)
- 교육, 훈련, 고용을 통해 더 나은 자신과 가족의 삶의 기회 가짐

2) 건강도시 프로젝트(Healthy Cities Project)

건강도시 프로젝트는 'Health for All'을 달성하기 위해 1986년 유럽과 북미의 16개국 30개 도시에서 시작되었다. 영국에서는 70여 개 이상의 지방정부, 50여 개 이상의 보건당국과 자원봉사조직, 학술기관 등이 참여한 건강도시 프로젝트의 핵심 특징은 다음과 같다.

- 다양한 집단의 협력을 포함한다.
- 지역사회 스스로에 의해 결정된 우선순위에 따른 지역사회 참여 원칙을 강조한다.
- 협력을 촉진하기 위한 조직을 설립한다.

2004년 세계보건기구에서는 건강도시란 도시의 물리적, 사회적, 환경적 여건을 창의적이고 지속적으로 개발해 나아가는 가운데, 개인의 잠재능력을 최대한 발휘하며 지역사회의 참여 주체들이 상호협력하며 시민의 건강과 삶의 질을 향상하기 위하여 지속적으로 노력해 나가는 도시라고 정의하였다. 건강도시의 목적은 도시의 건강과 환경을 개선하여 도시 주민의 건강을 향상시키기 위함이고, 이는 지방자치단체와 지역사회의 창의성을 발휘하여 "모든 인류에게 건강을(Health for All)"을 달성하려는 데 있다. 건강도시 프로젝트의 주요 특징은 강력한 정치적 지원, 각 분야 간의 협력, 적

극적인 시민들의 참여, 생활터전의 활동적 통합, 건강 프로필과 지역 활동 계획의 개발, 주기적인 모니터링과 평가, 참여적 연구와 분석, 정보 공유, 대중매체의 참여, 사회 내 모든 집단의 취합, 지속가능성, 인적 자원과 사회의 개발의 연계, 국가와 국제적 네트워크 등이다.

대한민국건강도시협의회(2013)에서 제시하는 건강도시의 조건을 살펴보면,

- 깨끗하고 안전하며 질 높은 도시의 물리적 환경
- 안정되고, 장기적으로 지속가능한 생태계
- 계층 간 부문 간 강한 상호지원체계와 착취하지 않는 지역사회
- 개개인의 삶, 건강 및 복지에 영향을 미치는 문제에 대한 시민의 높은 참여와 통제
- 모든 시민을 위한 기본적 요구(음식, 물, 주거, 소득, 안전, 직장) 등의 충족
- 시민들 간의 다양한 만남, 상호작용 및 의사소통을 가능하게 하는 기회와 자원에 대한 접근성
- 다양하고 활기 넘치며 혁신적인 도시경제
- 역사, 문화 및 생물학적 유산 혹은 지역사회 내 모임과 개인과의 연계 도모
- 모든 시민에 대한 적절한 공중보건 및 치료서비스의 최적화
- 높은 수준의 건강과 낮은 수준의 질병 발생
- 이상의 요건들이 서로 양립할 뿐 아니라 더불어 이 요소들을 증진시키는 도시행태

우리나라 건강도시협의회에는 68개 도시가 회원으로 활동하고 있으며, 전 시민의 건강 향상을 위하여 지방정부, 지역사회기관 및 시민들의 협력을 통하여 건강증진사업을 수행해 나가고 있다〈그림 9-1〉.

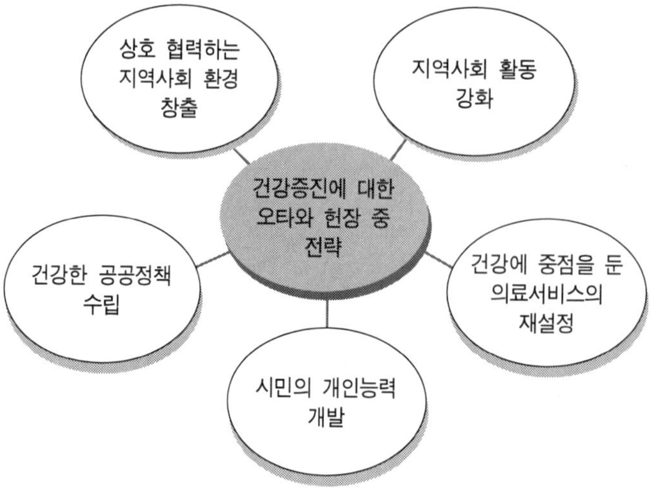

〈그림 9-1〉 건강도시 전략

3) 건강증진 협력사업의 장점

- 건강과 관련이 없는 단체도 참여함으로써 건강이 치료중심 접근이 아닌 전체적 접근으로 발전
- 해당 조직들이 서로에 대한 이해를 증진시켜서 역할을 명확히 하고 대립관계 극복
- 광범위한 자문, 종합적 지식, 실제 지역의 요구 사정을 바탕으로 정확한 서비스 목적 설정
- 서비스 중복을 피하고 인력과 자원을 효율적으로 활용
- 시민들에게 모순되지 않는 일관성 있는 메시지 전달
- 환경, 규정 등의 불건강 결정요인에 대한 인식이 증가되고 불건강의 근본 원인 제거 가능

건강과 관련하여 성공적인 파트너십이 가능하려면, 의사소통, 회의 참여, 서류와 시간관리, 집단 내 일원이 되기 등의 과업을 성취해야 하고 다음에 제시하는 요건도 갖추어야 한다.

- 다른 기관과 활동을 같이 하기 위한 충분한 시간을 가져야 한다. 그렇지 않다면 눈앞에 일을 해결하기 위해 자기분야의 식견만으로 의사결정하기 때문에 협력사

업을 하기 어렵다.

- 조정자는 열심히 일할 수 있는 환경을 조성하고 잠재적 자원을 분배하는 일을 돕는다.
- 조직원들은 의사결정에 충분한 지위와 권한을 가져야 한다.
- 건강연대 협력사업이 지향하는 건강에 대한 공유하는 비전과 개념이 명확하여야 한다.
- 건강증진사업에 대한 공유된 목적과 목표가 있어야 한다.
- 협력을 위한 지원과 작업을 원활하게 할 수 있는 시스템을 구축하여 가시적인 성과가 나도록 해야 한다.
- 성과 달성 정도를 명시한다. 건강연대의 참여와 몰두 정도, 활동 등 연대 과정을 모니터링 한다.

건강증진을 위해 협력해야 하는 핵심부서로는 정부 부서, 보건당국, 보건교육당국/국가지도기관, 일차보건의료팀, 의료관련 전문직, 지방정부, 지역사회단체/자원봉사단체, 기업부문, 주요 고용주, 대중매체 등이 있다.

2. 사람들의 변화 돕기

1) 자기 책임감(Self responsibility)

건강증진 생활양식과 관련하여 가장 기본적으로 고려해야 할 것은 일반 대중의 건강에 대한 책임감이다. 건강을 스스로 지키고 키우겠다는 강한 자기 책임감 없이는 결코 건강을 유지·증진할 수 없고, 바람직한 생활양식이나 생활환경의 변화를 기대할 수 없다. 건강증진은 하루아침에 돈을 주고 살 수 있는 것이 아니다. 건강증진을 위한 운동을 누가 대신 해줄 수 없으며, 소식다동(小食多動)이 좋다는 것은 알고 있지만 식사량을 조절하고 평소 계단 오르내리기를 부지런히 하는 것은 스스로의 삶의 방식에 대한 자기 결정권이고 스스로에 대한 자기 책임감이다.

자기 책임은 성공적인 건강증진을 위한 열쇠이며, 자신만이 자신의 생활을 조절할 수 있다는 사실을 인식하는 것이다. 사람들은 흡연, 알코올이나 약물중독, 과식, 음주 상태에서의 운전과 다른 건강하지 못한 행위들이 건강에 미치는 영향을 인식하고 있으므로 이러한 위험한 행동들을 삼가야 할 책임도 있는 것이다. 뿐만 아니라 규칙적인 운동이나 자동차를 탈 때 안전띠를 매는 것, 그리고 균형 잡힌 식사를 하는 것과 같은 건강을 증진시키는 데 긍정적인 영향을 미치는 행위들을 개발하고 유지할 책임도 가지고 있다.

생활양식을 수정하고자 할 때에 여러 가지 장애물이 따르는데, 대부분의 사람들은 아직도 건강을 '질병이 없는 상태'로 생각한다. 사람들은 아프다고 느끼지 않는 한 생활양식을 변화시키려는 마음을 갖지 않는다. 그 변화라고 하는 것이 미래 언젠가의 '보다 나은 건강'을 위해 맛있는 음식을 포기하고, 차를 타지 않고 걷고, 현재의 즐거움을 포기한다는 것을 의미할 때, 생활양식을 바꾸는 일은 쉽지 않은 것이다. 많은 사람들은 자신이 원하는 것을 하면서 10년 적게 사는 것이 '자제'와 '중용'의 생활로 오래 사는 것보다 낫다고 말한다. 그들은 특히 '10년 적게'라는 것이 분명하게 느껴지지 않고, 지금 현재의 당면한 위험이 아니기 때문에 이러한 견해를 가지게 된다.

오늘날 건강에 대한 자기 책임감은 개인적인 차원과 더불어 공적인 차원도 포함이 된다. 노인이 되어 건강을 유지하지 못하게 되면 스스로의 불편은 물론이고 가족, 사회, 국가적 부담을 발생시키게 되므로 젊은 시절부터 건강에 대한 자기 책임감을 가질 필요가 있다. 사회와 국가가 건강한 환경을 조성하고 건강 관련 법과 규정을 제정하고 국가적인 건강증진 정책을 실시하여 전 국민의 건강을 향상시키는 것은 물론이고, 국민 개개인도 자신의 건강에 대한 자기 책임감을 가지도록 교육과 홍보를 병행할 필요가 있다.

사람들이 자기책임감을 가지고 건강증진을 향해 나아가게 하려면 개인의 잠재력을 개발해야 한다. 잠재력은 감성, 영성, 의미 있는 관계나 선택능력의 영향을 받는다. 인간의 감성을 이해하고 인정하고 표현하도록 하고, 이러한 감성의 균형과 발달로 인해 건강에 대한 긍정적인 태도가 형성될 수 있다. 우리는 어디에서 와서 어디로 가고 있는가?, 인간의 존재 목적은 무엇인가? 선과 악이란 무엇인가? 등의 영성과 관련된 근원적인 사고를 통하여 영적 잠재력이 개발되고, 더 높은 자아, 평화, 조화로 나아갈 수 있다. 인간은 의미 있는 관계를 형성하지 않고는 목적 있는 삶을 영위하기 어려우므로, 이웃과 함께 더불어 살며, 지역사회, 도시, 국가의 한 부분이 된다. 또한 의식적이건 무의식적이건 간에 효과적인 선택을 하게 되면 건강과 균형을 이루고 개인의 잠재력을 보다 확대시킬 수 있다.

2) 동기유발(motivation)

동기란 사람을 움직이는 원인으로 욕구, 희망, 긴장상태, 흥미 등이라고 말할 수 있으며, 개체를 내부로부터 움직여 행동을 하게하며, 목표를 달성하게 하는 조건이다. 생활양식의 변화를 위해서는 개인의 동기가 중요한 요인이 된다. 건강에 대한 관심이 일기 시작할 때가 생활양식의 수정을 위해 가장 적절한 시기이다.

(1) 동기유발의 단계

- 각 개인에게 적용되는 위험요소를 깨닫고, 그것을 받아들인다(예를 들면 내가 담배를 계속 피운다면 암에 걸릴 것이다).
- 지식을 통합시킨다. 즉 자아상을 원하는 쪽으로 수정한다(나는 흡연가이다. 흡연은 죽음을 초래한다. 나는 사랑하는 가족을 위해 담배를 끊을 수 있다).
- 행동변화를 위해 노력한다(행동수정을 어떻게 할 것인가를 결정하고, 지속적으로 실천하도록 노력한다).

무작정 변화를 시작하는 것은 장기적인 개선에 도움을 주지 못한다. 많은 정보를 동원하여 동기를 유발해야 한다. Benjamin Spock은 어린이들에게 건강한 미래를 준비할 때 가족은 그들에게 결단력을 가지도록 가르치는 것, 즉 내적으로 동기를 가지도록 도와주는 것이 필요하다고 했다. 이를 위해서는 계속적인 정서적 지지와 도전과 기회를 제공하는 것이 중요하다.

간호사는 대상자에게 건강의 위험요소들을 알려주고 동기를 유발시켜 더욱 더 건전한 생활양식을 개발할 수 있도록 돕는다. 그리고 대상자들이 건강행위에 참여하도록 하는 다양한 기술을 사용하는 것이 간호사의 역할이다.

(2) 동기의 기능

- 행동에 활력을 준다.
- 어떤 목표를 향하도록 방향을 제시한다.
- 목표달성을 위해 효과적인 행동을 하도록 한다.

즉, 동기는 학습능률을 증가시킨다. 동기가 유발된 사람과 동기수준이 낮은 사람 간에는 학습속도에 차이가 있다. 동기에 의해 개인은 학습하여 도달하려는 목표를 정한다. 동기가 낮은 사람은 낮은 수준의 목표를, 높은 사람은 높은 수준의 목표를 정하여 그에 도달하려는 노력을 하게 된다.

(3) 동기화 방법

- 먼저 상담이나 교육을 통해 왜 그런 행동을 해야 하는지를 이해시킨다.
- 영향력이 있는 사람이 대화로 이끌어 주고 행동으로 모범을 보인다.
- 집단으로 행위변화를 시작하여 서로를 보면서 동기를 가지도록 한다.
- 역할 모델을 보면서 그 행동을 했을 때의 장점을 파악시킨다.
- 자존감, 자아의식, 자기효능감을 활용한다.

3) 행동수정

건강행동을 변화시키거나 건강과 관련된 생활방식을 수정하기 위한 추진력과 기술은 대상자의 몫이다. 그러나 행동변화를 쉽게 할 수 있도록 교육적이고 조직적인 관리를 제공하고 건강을 위한 행동을 뒷받침해주는 환경을 조성해주는 것은 간호사의 몫이다.

행동수정의 적용범위는 생활습관 교정, 스트레스 해소, 증상조절, 치료지침에 대한 순응도 향상, 단순기술 습득, 각종 질병의 위험요인 감소 같은 것들이 있다. 많은 임상상황에 있어서 치료요법과 동시에 대상자의 생활행동양식의 일부를 바꾸어야 하는 처방 즉, 과식, 과음, 흡연, 약물남용 등 불건강한 행동을 줄이고 적절한 식이, 규칙적 운동 등 건강한 행동을 증가시키는 것이 요구되고 있다. 특히 만성질환에서는 치료나 건강증진을 위한 행동수정이 약물요법에 못지않게 효과적인 경우가 많다.

(1) 강화관리

대상자가 이용할 수 있는 가장 효과적인 자기수정 기법 중 하나가 강화관리이다. 이는 모든 행동이 스스로 판단하는 결과에 의해 결정된다는 전제를 기본으로 하고 있다. 만약 긍정적인 결과로 판단한다면 같은 행동을 반복할 가능성이 많아지고, 부정적 결과라고 판단한 경우에는 같은 행동을 반복할 가능성이 감소된다.

자가 행동수정에 초점이 맞추어졌다면 대상자는 변화시켜야 할 행동과 이에 따른 강화를 선택해야 한다. 부정적 강화(혐오스런 조건의 제시)나 벌(혐오스런 경험)보다 긍정적 강화(보상)는 더 효과적인 행동변화의 동기를 부여한다. 강화시켜야 할 행동을 명확하게 확인하고 강화방법을 명확하게 계획해야 한다.

① 긍정적 강화

- 조형(shaping)

성공적인 접근이라고도 하며 바람직한 행동을 점차적으로 근접시키는 행동 강화방법이다. 최종적인 행동반응을 여러 요소와 단계로 나누어 반복적인 실패보다는 초기에 계속적으로 성공을 유도함으로써 요소별 단계별로 강화시키는 것이다.

- 격려(prompting)

새로운 행동을 시작할 때 언어나 행동으로 시행을 도와주는 방법

- 모방(modeling)

대상자가 다른 사람의 행동과 행동결과를 관찰하고 관찰된 수행을 흉내 내도록 하는 방법이다.

② 부정적 강화

- 벌주기

벌은 잘못된 행동을 제거하려는 것이며 일반적으로 벌주기와 관련된 선행자극 시에는 벌주기가 행동억제를 일으킨다. 벌은 소거(extinction)보다 반응을 더 빨리 제거하지 못하므로 벌주는 것보다 소거시키는 것이 바람직하다.

(2) 주장훈련(assertiveness training)

자신의 권리를 주장하거나 감정을 개방적으로 표현하지 못하는 대상자는 대개 어색한 상황에 대한 감정과 여러 가지 불안을 경험하는 것에 대해 두려움이 있다. 대상자에게 여러 가지 상황에 대한 주장하는 행동을 가르친다. 대개 바람직한 행동을 보여주기 위해 모방이 흔히 사용된다.

먼저 환자의 주장할 사항에 대해 토의하고 다음 단계로서 주장하기 훈련을 시작한다. 목소리의 톤, 억양, 높낮이와 같은 언어적 행동뿐 아니라 눈 접촉, 자세, 얼굴표정과 같은 비언어적 행동을 포함하여 기본적인 의사전달 기술과 이야기, 감정표현, 상황별 적절한 언어사용 등에 대하여 시범을 보이고 리허설을 실시한다.

(3) 상황계약(contingency contracting)

조작 상황을 구체화하고 행동에 따른 강화와 벌주기를 관계된 모든 사람에게 알려주고 서면으로 공식적 계약을 하는 것이다. 어떤 경우는 환자에게 일방적으로 요구하는 경우도 있으나 가능한 한 환자와 협상하는 것이 효과적인 방법이다.

4) 자가간호(self care)

건강이탈 요소가 문제가 된다면 즉각적으로 관심을 가져야 하겠지만, 건강증진에 중점을 두는 간호사는 주로 공통적, 발달적 요소에 관심을 갖는다. 간호학자 Orem은 자가간호 모형을 제시하여 전문적 간호 실무를 3가지 체계 즉 보상체계, 부분 보상체계, 교육—발달적 체계로 나누어 기술하였다. 보상체계에서 간호사가 대상자에게 모든 돌봄을 제공한다. 이러한 유형의 돌봄은 병원의 중환자실에서 가장 흔하게 일어난다. 부분 보상체계에서의 돌봄은 간호사와 대상자가 돌봄에 대한 책임을 공유할 때 이루어진다. 진행성 만성질환이나 질병으로부터 회복되는 기간에는 이러한 돌봄이 해당된다. 교육적—발달적 간호체계에서는 대상자가 자신의 건강에 대한 일차적 책임을 지며 간호사는 상담자의 역할을 수행한다. 건강보호와 건강증진에 가장 적합한 것이 바로 세 번째 간호체계이다.

자가간호를 위한 교육적—발달적 간호의 주요영역은 운동과 신체건강, 영양과 체중조절, 스트레스 관리, 여러 형태의 위험감소, 가족 및 다른 사회지지체계의 유지, 상해 및 폭력적 행위의 회피, 건강유해 요인의 감소, 건강증진 요인을 강화시키기 위해 가정, 학교, 산업장 그리고 지역사회 환경을 수정할 수 있도록 대상자의 능력을 향상시키는 것 등이다.

간호사는 지역사회와 다른 건강전문인들과 협조하여 대중의 자가간호 참여를 활성화시키기 위해 노력해야 한다. 또한 공공건강기금에 의해 지원받아야 한다. 의료 소비자들이 스스로 자신의 건강을 책임진다는 개념이 활성화되기 위해서는 다음과 같은 내용이 이루어져야 한다.

- 건강문제 해결에 적극 참여한다.
- 건강과 의료에 대해 합리적인 선택을 한다.
- 변화하는 생활환경 속에서 적응력과 창조력을 기르는 기술과 능력을 발달시킨다.
- 건강과 안녕에 영향을 주는 환경적 조건을 조절하기 위한 노력을 한다.
- 다양한 지역사회 내에서 건전한 생활양식을 뒷받침하는 공공정책의 수립을 지지한다.
- 모든 사람을 대상으로 다양한 수준의 자기간호 교육을 함에 있어 그 비용을 지불하기 위한 자금마련 계획의 수립을 옹호한다.

5) 건강교육

건강교육은 생활양식이나 식이, 운동 등 건강과 관련된 정보를 제공하여 긍정적 건강상태가 되도록 하는 것을 의미한다. 미국의 학교보건 교육용어제정위원회에서는 "건강교육이란 개인이나 집단의 건강과 관련된 지식, 태도, 행동에 영향을 미칠 목적으로 학습경험을 제공하는 과정"이라고 하였다. 전통적으로 건강전문가들은 대상자의 건강에 도움이 되는 것을 추구하는 사람이라는 것이 전제되었으며 건강교육 지도자로서는 다양한 폭을 갖는 간호사가 가장 적절하다고 인식되어져 왔다.

(1) 건강교육의 기본과 목표

① 질병이나 불구를 막고 비록 질병이나 불구의 상태에서도 최적의 안녕상태를 확보하기 위해서 필요하다면 대상자의 생활양식이나 행동을 수정하도록 도와준다.
② 예방적 조치를 취하여 의료비를 낮추도록 한다.
③ 긍정적인 건강을 유지하고 건강의 효율을 높이기 위해서 적절한 건강전달체계를 이용하게 한다.

요약하면 긍정적인 건강상태를 유지하게 위해서는 건강유지에 필요한 지식이나 건강을 유지하려는 동기를 소지하는 것이 중요하며, 이때 적극적으로 참여하는 실천이 뒤따르지 않으면 자신의 건강목표를 달성할 수 없다는 사실을 이해시켜야 한다.

개인의 건강습관은 변화될 수 있다. 변화를 촉진하는 외적 요인은 건강에 관한 홍보와 주변사람의 역할이다. 건강관리의 중요성에 대한 자각이나 실천성을 높이기 위해서는 건강행위를 방해하는 환경요인을 파악하여 배제하려는 대상자 자신의 내적 요인인 결단이 필요하다.

(2) 건강교육 프로그램의 운영

건강증진사업의 목표가 대상자에게 받아들여지지 않는다든지, 부적절하고 이해가 되지 않는 경우에는 진행상 어려움이 따른다. 교육자료가 부실하거나 교육내용이 충실치 못하면 프로그램에 대한 평가가 부정적으로 나오게 될 것이다. 그러나 가장 중요한 것은 건강전문인의 특성이다. 대상자가 의료인과 비슷한 사회계층인 경우에는 교육의 진행이 쉽지만 기본배경이나 의식구조에 상당한 차이가 있는 경우에는 건강교육 프로그램이 실패할 수 있다.

프로그램에 대한 신념을 잃어서 실패하게 된 경우, 그 원인을 분석하여 수정하려는 적극적인 자세를 가짐으로써 오히려 수준 높은 프로그램으로 발전시킬 수 있다. 그러한 과정에 있어서 다양한 경험을 소지하고 있으면 간호과정의 평가단계와 유사한 접근을 하여 알찬 프로그램을 마련할 수 있을 것이다.

효과적인 교육방법으로 인정된 프로그램도 상황에 따라서는 매우 부적절하다는 평가를 받을 수 있다. 그러므로 각각의 특별한 상황을 고려하여 필요한 내용을 첨가하거나 수정하여 계획을 세워야 한다. 대상자의 요구에 근거한 프로그램을 마련했을 때 예측했던 바의 기대수준에 도달할 가능성이 높다.

(3) 개별교육과 그룹교육

① 개별교육

개별교육은 소책자, 시청각 자료, 직접 학습의 수단을 통한 계획된 학습에 의해서 이루어진다. 계획된 학습이란 정해진 학습의 목표를 효과적으로 달성하기 위해서 교육 자료를 마련하는 것을 말한다. 교육 자료는 특정한 프로그램의 지침이나 기타 관련된 자료를 포함하는데 무엇보다도 경험이 가장 중요한 자료라고 할 수 있다.

부담이 되지 않는 범위 내에서 학습에 대한 반응을 평가하는 것 도움이 될지, 또는 좀 더 자세한 설명을 해주는 것이 좋을지를 학습 반응에 따라 결정하도록 한다. 계획된 학습의 장점은 대상자의 지적인 이해도를 높이기 때문에 능동적으로 학습에 참여하도록 유도하며 잘못된 반응에 대해서 즉각적인 교정이나 강화를 개인적 학습 성과에 따라 할 수 있다는 점이다.

유사한 문제를 가진 사람들, 예를 들면 인공항문관리, 당뇨환자들과 같이 공통의 문제를 가진 대상자들에게 치료방법 및 도달해야 할 목표수준이나 질병결과에 대한 의문을 집단건강교육을 통해 해결해줌으로써 현재의 건강수준을 보다 높이도록 하는 것이 필요하다. 어떤 경우에는 교육의 정보제공 효과보다도 오히려 비슷한 문제를 가진 사람들 상호간에 제공되는 사회적 지지 혹은 자조집단(self-help group)이 더 좋은 효과를 보이기도 한다.

② 집단건강교육

- 적절한 크기로 유사한 문제를 가진 대상자를 묶어서 집단을 구성한다.

- 지도자 선정

각 그룹원 중 이해력이 빠른 사람을 선정하여 교육받은 내용을 토의를 통해서 검토하면서 잘못 인식된 것이나 보완할 것을 살펴보게 하는 것은 자신들의 문제되는 부분을 보다 쉽게 고치도록 한다. 지도자를 집단 구성원들이 선정하게 하는 것이 좋다.

- 기록하기

2~3분 동안 강의를 듣도록 한 다음 그 내용을 요약하여 기록하게 하는 것은 학습효과를 높인다. 교육내용을 소개하면서 특히 대상자와 깊게 관련된 부분을 반복 설명해 주는 것이 대상자의 이해에 도움이 된다.

(4) 교육방법 선택 시 고려해야 할 사항

① 실시시간

건강교육 프로그램은 무엇보다 대상자들을 언제 모이게 하는 것이 가장 효과가 높을 것인가를 고려하여 계획을 세워야 한다. 예를 들면 농촌지역에서는, 농한기에는 시간의 구애를 비교적 적게 받겠지만 농사철에는 주민들이 들에서 일하는 시간대를 피해서 건강교육 시간대를 정하지 않으면 출석률이 낮아 건강교육의 효율이 낮을 수밖에 없게 된다. 또한 건강전시회 등을 개최하는 시간대도 마찬가지다. 사람들이 많이 모일 수 있는 일자와 시간대를 골라서 개최하여야 관람자가 많아 효과를 기대할 수가 있다.

② 장소

사람들이 모이기에 편리한 장소, 그리고 대상자의 수와 질에 알맞은 장소가 있어야 한다. 장소에 따라서 알맞은 방법이 택해져야 한다. 차광이 안 되는 장소에서 건강교육을 실시하면서 슬라이드나 OHP를 이용하는 방법은 그 건강교육의 내용이 아무리 좋고 준비를 철저히 하였다 하더라도 사용할 수 없는 방법인 것은 자명한 일이다. 건강교육이 실시되는 장소에 따라 동원되는 방법은 달라져야 한다.

③ 대상자의 참여

건강교육을 통해 대상자들이 정보를 듣고 이해한 다음, 그에 상응하게 태도가 변하고 행동이 변화되어 일상생활에서 실천하게 하는 것이 건강교육의 궁극적인 목적이다. 이 같은 행동의 변화를 일으키는 지름길은 대상자 스스로가 건강교육의 계획에서부터 평가에 이르기까지 전 과정에 직접 참여할 수 있는 건강교육방법을 채택하는 것이 바람직하다.

④ 사전 조사, 예행연습 및 교정

특정한 건강교육방법을 교육 현장에서 실제로 사용하기 전에 그 방법의 적합여부를 사전에 검사할 필요가 있다. 사용하려는 방법이 정해진 대상자와 장소에 얼마나 적합한가를 알아보기 위하여 교육에 참가할 대상자들과 비슷한 특성을 가진 소수의 사람들에게 먼저 보여주고, 그들로부터 의견을 받아 약점이 있으면 보완하고 교정하는 것이 좋다.

(5) 교육방법의 실례

① 강의(Lecture)

강의는 건강교육에서 정보를 전달하는 기본적인 도구이다. 때때로 정보전달 방법의 일환인 강의식은 비판을 받기도 하지만 현재까지 건강교육 영역에서 사용되는 가장 일반적인 방법이다. 이 방법을 통하여 보다 교육적 효과를 얻으려면 다른 방법과 함께 사용하는 것이 좋다. 여러 가지의 시청각 자료들 즉 포스터, ppt, 노래 부르기, 역할극, 시범 등을 병용하는 것도 좋다.

② 역할극(Role play)

역할극이란 실제 삶의 상황과 문제를 몇 개의 행동으로 나누어 구성하여 연출한 것이다. 출연자는 자신이 맡아 행동할 사람의 특성이 묘사된 대본을 받아서 역할극의 진행과정에 따라 행동과 대화를 해나간다. 출연자는 어떤 특정한 상황이나 문제를 당면할 때 대본에 있는 사람이 행동하고 말했던 대로 행동하고 말하도록 노력한다. 그렇다고 해서 출연자가 그렇다고 대본에 기술된 대로만 하라는 것은 아니다. 대본의 내용을 소화하여 자신이 할 수 있는 대로 자연스럽게 행동하면서 역할을 꾸려 나가면 된다.

역할극을 할 때는 자원자나 지정 받은 사람을 극에 출연시키고 다른 사람들은 관중으로써 극의 연출에 동참하게 한다. 역할극이 끝난 다음에는 출연자와 관중이 함께 참여하는 토론을 통하여 연출된 극에 대한 반응을 보이게 한다. 이때 중요한 것은 토론의 진행방법과 토론의 내용이다. 토론의 사회자는 출연자에게 다음과 같은 질문을 하면서 답변을 유도할 수 있다.

- 맡은 역할에 대하여 어떻게 느꼈는가?
- 맡은 역할은 일어났던 상황에서 만족스러운 것이었는가?
- 설정된 상황에서 보다 더 좋은 결과를 가져오기 위하여 다른 것을 할 수 있었겠는가?

③ 시범

직접 시범을 보이는 것은 정보의 제시, 정보의 강화 및 학습주제의 재현력을 향상시키는 데 매우 유용하다.

④ 전시/게시판

전시나 안내판은 그래픽과 문장을 관심을 집중시킬 수 있는 스타일로 합쳐놓은 방법이다. 이 방법은 긍정적인 교육 환경을 제공할 수 있고 전달하고자 하는 내용의 중요한 점을 강조할 수도 있다.

⑤ 소식지/팸플릿

소식지나 팸플릿은 목표 집단에게 다음과 같은 중요한 정보들을 제공한다. 워크숍이 열리는 장소, 다가 올 워크숍에 대한 열기 조성, 워크숍에서 제시될 주제의 소개 및 강조 등, 오늘날의 e-mail, e-journal, internet 등을 이용하여 많은 집단들에게 이 방법을 사용할 기회를 증가시키고 있다.

⑥ 대중매체

건강교육과 관련된 주제를 대규모 시청자들에게 교육시킬 수 있다. 신문, 잡지, 라디오, 시각교재 등을 이용한다.

⑦ CAL(Computer-Assisted Learning)

컴퓨터 보조 교육은 엄격히 그 자체로는 교육방법이 아니라 오히려 다른 교육기술을 사용하는 것을 가능하게 하는 도구이다. 이 교육방법은 소리와 그래픽의 시청각 교재를 같이 사용할 수 있도록 한다. 주요한 문제는 교육 주제에 적합한 소프트웨어를 찾고 그 다음에 프로그램을 작동시키는 데 필요한 하드웨어를 준비하는 것이다.

⑧ 자기평가

자기평가란 개인의 행동변화에 있어 중요한 단계로 개인의 자체평가를 고무시키는 기술이다. 2~3개 정도 항목의 간단한 체크리스트로부터 일기에 이르기까지 자가평가의 형태는 다양하다.

⑨ 논쟁

논쟁은 일반적으로 각기 다른 관점을 가진 집단 또는 개인들 간의 조직화된 토론이다. 체계적 구성에 의한 이 방법을 통해 한 주제에 대한 다양한 관점들을 더욱더 잘 이해하게 된다. 논쟁의 방법을 통해 구술 설득력도 향상시킬 수 있다.

⑩ Brianstorming

Brainstorming을 집단으로부터 주제와 관련된 중요한 정보나 생각을 끌어내는 교육방법이다. 이것은 문제를 정의하거나 문제에 대한 해결책을 도출해내도록 사용할 수 있다. 또한 이 방법은 긍정적인 집단 분위기를 조성하는 데 매우 효과적이며, 집단구성원들로부터 자유로운 생각을 통해 가능한 한 많은 해결책을 도출해내고 이것들을 체계적으로 집단화하고 재구성하는 능력을 향상시킬 수 있다.

⑪ e-learning

간호사를 포함한 의료전문인이 web-based 교육 자료를 개발하여 운영하는 건강증진 교육이 필요하다. e-health가 중요한 이슈가 되고 있는데 비해 상업적인 사이트 운영이 많아서 일반대중이 정보의 효용가치를 평가하기 어려운 면이 있다. e-health를 평가하는 준거 마련과 의료인의 책임성이 강조되어야 할 것이다.

6) 권한부여/역량강화(empowerment)

역량강화를 통해 대상자가 자신의 삶의 모든 면을 조절하고 지배하도록 도울 수 있다. 이것은 건강관리 상황뿐만 아니라 사회적/정치적 맥락에서도 마찬가지이다. 대상자를 자신의 건강관리에 있어서 가장 전문가로 받아들이고 의견을 존중한다. 역량강화의 기초단계에서는 기술, 자원, 접근법 및 사용하는 용어 등을 교육한다. 그러면 만성질환 대상자들은 정보를 가지고 가능한 한 독립적으로 자신을 관리할 수 있게 된다.

역량강화는 지지적인 환경에서 가능하므로, 어떻게 힘을 북돋우는 환경을 제공할 것인지를 고려해야 한다. 미국의 경우, 아픈 사람들이 건강관리, 주거, 고용, 수송 등을 문제없이 이용할 수 있도록 배려하는 것을 사회적으로 당연시하고 있다. 간호사는 환자들이 정책 관련 활동에 능동적으로 참여하고 자신의 건강관리 권리를 스스로 옹호하도록 격려할 수 있다.

3. 변화된 행동의 유지

1) 행동변화의 유지(Maintenance)

일단 습득한 건강증진 행위를 유지/지속시키는 것이 대단히 중요하다. 일시적인 행동의 변화로는 목표를 달성할 수 없다. 행동변화가 이루어진 환경뿐만 아니라 다른 상황에서도 행동변화가 이루어지도록 일반화시킬 수 있어야 한다. 변화된 행동유지는 끝이 없으며 새로운 행동의 안정화로부터 시작하여 평생 지속되는 단계이다. 유지단계의 전략들로는 재발예방, 추가교육, 행동의 재활성화를 위한 계획단계, 혹은 준비단계의 반복, 습관형성 등이 있다.

습관이란 거의 의식적인 노력 없이 자극-반응 수준을 유지해 나가는 자동화된 행동을 말한다. 간호사는 대상자로 하여금 특정 건강증진 행동을 같은 상황에서 반복해서 할 수 있도록 계획을 세우는데 도움으로써 습관형성을 촉진시킬 수 있다.

건강증진 생활양식은 일생을 통해 지속적으로 수행하여 습관화되어야 한다. 어떤 원인으로 인해 건강증진 활동을 시작하여 수주 혹은 수개월 간 지속하다가 서서히 혹은 갑자기 중단해 버리는 경우가 많다. 이렇게 건강증진 행위를 중단하게 되면 지속적으로 고도의 안녕상태(high level wellness)를 유지하는 것이 어렵다.

(1) Maintenance에 영향을 미치는 요인

* 예상되는 변화의 결과는 무엇이며, 그것이 가치 있는 것인가? 혹은 결과가 오히려 부정적인 것은 아닌가?
* 사회적 지지: 시도하는 건강증진 행위가 주위로부터 지지를 받는가?
* regimen characteristics: 건강증진 행위의 특성이 어떠한가? 하기 어려운 것인가? 재미있는 것인가?
* 건강신념(health belief) 대상자의 건강신념은 어떠한가? 건강을 최우선시하는 사람인가? 건강을 스스로 변화시킬 수 있다고 생각하는가?
* 대상자-건강관리자 관계(client-provider relationship): 대상자-건강관리제공자 양자 간의 관계가 좋고 지속적으로 추후관리를 한다면 좋은 효과를 낼 수 있다.

(2) 유지 전략

* 건강증진을 위한 의사결정에 대상자가 능동적으로 관여하도록 격려한다.
* 사회적 지지를 활용하도록 격려한다.
* 자존감을 증진시킨다. 거울보고 'I can do' 연습한다.
* 부정적 사고(negative thinking)를 하지 않도록 한다.
* 자기효능감을 증진시키는 중재를 제공한다.
* 정기적 혹은 수시로 추후관리 및 격려를 한다.
* 대상자와 의료인과 좋은 친분관계를 형성한다.
* 대상자—간호사 간 계약(contraction)을 적절하게 활용한다.
* 긍정적 강화를 제공하는 incentive program을 활용한다.
* 건강증진 행위에 지지적인 환경을 조성한다.
* 자기효능감을 증진시킨다.
* 자조모임(self-help group) 조직 등을 통해 대상자들이 건강증진 생활양식을 지속적으로 해나가도록 돕는다.

2) 사회적 지지(Social support)

개인과 집단은 서로 사회적 지지를 주고받는다. 그것은 서로 편안함, 격려, 정보를 제공하는 상호작용 과정이며 자원이다. 사회적 지지는 성공적인 대응기전을 키우며 만족스럽고 효과적인 삶을 증진시킨다. Norbeck에 의하면, 지지체계란 신체적 장애와 정서적 장애를 지닌 개인들이 그들이 지닌 장애에 대해 좀 더 잘 적응하도록 지지를 해 주고 격려해 주는 것을 말한다. 비공식적인 지지는 대체로 친구들, 친척들, 또는 동료들에 의해서 제공되고 반면에 공식적인 지지는 교회나 그룹 등에 의해서 제공된다고 하였다. 그러므로 사회적 지지를 통해 스트레스의 발생을 감소시키고 스트레스의 충격을 완화시키며 스트레스에 대한 생리적 반응을 감소시킬 수 있다.

(1) 사회조직망(social network)과 사회적 지지(social support)

사회조직망은 사회적 접촉을 하는 사람들의 모임이며 사회적 결속력의 형태를 가진다. 개인이나 가족이 서로 알고 있고 서로 상호 작용하는 사람들로 구성된다. 이 상호작용은 자주 혹은 드물게 일어날 수도 있으며 수많은 개인들을 포함한다. 실례로 개인에게 초점을 두면, 각 개인은 사회조직망의 중심점이고 각각의 교환이 연결고리를 통해 이루어진다. 각 개인은 조직망을 시간 내의 어떤 특정한 지점에서 환경에 영향을 주며 이 연결고리는 환경이 개인에게 영향을 주는 통로를 제공한다.

사회적 지지는 사회적 조직망보다 건강과 안녕에 대해 직접적으로 관련이 되어 있고, 내가 타인을 위해서 하는 것이 아니라 나 자신을 위해서 소속되고, 선택받고, 사랑받고, 존중받고, 가치 있게 여겨지고, 필요로 하는 등의 주관적 감정으로 정의될 수 있다. 사회적 지지의 중요한 요소는 사회적 지지의 근원과 사회적 지지가 제공하는 기능과 관계의 특징인 친밀도이다.

(2) 사회적 지지 형태

사회적 지지의 형태에는 정서적 지지, 도구적 지지, 정보적 지지, 긍정적 확신이 있다.

- 정서적 지지는 느낌이나 믿음의 행위로서 존경, 관심, 애정, 경청, 신뢰의 행위, 사랑, 격려 등을 포함한다.
- 정보적 지지는 의뢰 및 알선, 이해나 문제대처 등의 사건 해결과 관련된 내용을 포함한다.
- 도구적 지지는 음식을 제공하거나 아이 돌봐주기, 아이 등·하교시키기 등과 같은 특수한 과업을 도와주는 것을 의미한다.
- 긍정적 확신은 개인으로 하여금 그들의 힘과 잠재력을 깨닫도록 도움을 주는 것이다.

(3) 사회적 지지의 근원

사회적 지지는 공적인 지지와 사적인 지지로 분류할 수 있다.

- 전문가에 의한 공적인 지지

대개 의료인과 같은 전문가가 리더가 되어 다양한 차원의 지지를 제공하며, 불분명한 정보의 확인이라던가, 충고나 제안을 통하여 문제를 해결하는 전략에 도움을 준다.

- 동료, 가족, 일반인에 의한 사적인 지지

사적인 지지는 정서적, 사회적 교류감, 상호공동감의 공유, 관심과 경험의 나눔, 감정해소 등 주로 정서적인 지지제공의 역할을 하고 경험에 의한 정보를 준다.

(4) 사회적 지지의 단위

개인 대 개인의 개별적인 지지, 지지모임을 통한 그룹지지가 있다.

- 개별 지지
- 집단지지

대부분 구성원이 서로 유사한 처지에 있는 대상자로 구성되므로 남에게 털어놓지 못할 고민을 함께 나눌 안정성을 느끼고, 신뢰감을 갖게 되므로 자기노출의 장이 된다. 지지그룹을 통한 사회적 지지는 공통의 경험, 사고, 및 느낌을 가진 대상자들이 제 문제를 서로 나눔으로써 정보의 교환과 보편성, 소속감, 수용감 및 응집력이 형성되어 긍정적 결과를 가져오는 중재방법으로 유용하다.

(5) 사회지지체계의 향상

① 사회결속 촉진

사회적 결속을 촉진시키기 위해서는 사회기술훈련을 통해 다른 사람과의 지지적 대인관계를 발달시킨다. 사회기술훈련은 학습을 통해 사회적으로 허용된 반응을 배우는 것이다. 처음에는 훈련을 통해 사회적 상황에서 적절한 행동의 인지를 수정하고 사정하는 방향으로 행해진다. 또한 좀 더 긍정적인 방법으로 자신에 대한 생각을 재사정하도록 배운다.

사회적 상호작용 형태를 향상시키기 위해 모델링, 역할극, 수행에 대한 피드백(예: videotape), 코칭(coaching), 과제 분담 등을 실시한다. 훈련기술은 대화를 시작하는 법, 칭찬을 주고받는 것, 침묵의 시간을 다루는 법, 신체적 매력을 향상시키는 것, 비언어적 대화방법, 신체적 친밀감을 형성하는 것, 비평과 충돌을 다루는 법 등이 있다.

② 대처방안 향상

발달적 위기나 상황적 위기의 결과로 인한 심각한 정신적, 육체적인 문제를 겪는 시기에는 문제를 해결하는 대처방안이 요구된다. 사별가족, 별거나 이혼한 부모를 둔 아이들, 자녀를 상실한 경험을 가진 부모들이나 감옥에 있는 사람의 친척을 위한 모임은 그들이 스트레스에 잘 대처하도록 도울 수 있다. 이 프로그램의 장점은 혼란스럽고 황당한 정서적 반응을 이해하고, 소외감을 감소시키고, 사람들이 위기에 대처하도록 도와주는 데 있다. 따라서 프로그램은 내용과 구성은 대상자 집단에 맞도록 계획되어야 한다.

③ 지지 상실과 외로움 예방

고위험 집단을 확인하여 이들 사회적 집단에 초점을 두어 교육적 중재를 해야 한다. 자원봉사자를 확보하여 지지의 부족과 외로움에 상처받기 쉬운 집단과 끊임없이 노부모를 돌보아야 하는 책임감을 가진 중년 부인들과 같은 고위험 집단에 접근하여 교통수단 해결, 가족간병자(caregiver)를 위한 휴식 프로그램 제공, 자조그룹, 컴퓨터를 통한 중재지지그룹의 활동으로 외로움과 소외감을 감소시킬 수 있도록 도와준다.

3) 이행

이행(compliance)이란 건강관리 권고와 일치하는 행위를 잘 수행하는 것을 의미한다. 불이행(noncompliance)이란 그와 같은 권고와 일치하지 않는 행동을 하는 것을 말한다. 이행은 의료적 충고에 따르는 인간행위의 범주로서 약물요법, 식이요법 및 생활습관의 변화 등이 이에 포함될 수 있다.

이행 향상 전략은 개개인에게 초점에 맞추어야 한다. 이행 정도는 권고한 건강행위를 행하는 빈도, 합병증 발생, 다양성 등을 관찰하고, 방문 약속을 지키는 것, 금주 혹은 약물 복용을 잘 지키는 것 등으로 측정할 수 있다. 이행촉진 중재 방법으로는 교육적 중재 방법, 사회지지 방법, 환자와의 계약 방법, 자기효능감 증진 방법, 건강동기 등이 있다.

참고문헌

고려수지침학회 · 대한서금요법학회(2013). http://www.seokeum.com/

권숙희, 김숙남, 박춘화, 서영승, 성미혜, 여정희, 유연자, 이선옥, 전은미, 정영숙, 조은정(2006). 여성과 건강, 서울: 수문사.

김봉인, 홍승정(2002). 복부비만 대상자에 관한 경락마시지의 효과적 연구, 한국미용학회지, 8:1, 85-94.

김윤경(2002). 복부경락마사지가 변비 완화에 미치는 효과, 부산대학교 석사학위논문.

김정택 신동균(1978). STAI의 한국 표준화에 관한 연구, 최신의학 11, 21, 69-75.

남호창(1965). 코오넬 의학지수에 관한 연구 제3편: 코오넬 의학지수의 간이화, 현대의학, 3, 471-475.

대한가정의학회(2004). 한국인의 건강증진, 서울: 계축문화사.

대한민국건강도시협의회, http://www.khcp.kr/hb/main/sub03_01, retrieved in 2013. 9.13

대한종양간호학회(2012). 종양치료와 간호, 서울: 포널스출판사.

류현주, 박정숙(2007). 학교 건강증진사업의 실천 정도, 중요성 인지도 및 개선방안, 지역사회간호학회지, 18:1, 123-135.

류훈, 이명수, 배병훈, 신용섭, 손진훈, 김수용, 정현택(1997). 한국의 기수련법이 상태불안과 알파파 강도 및 호르몬계에 미치는 효과, 한국정신과학학회지, 1:2, 71-75.

박명화, 고자경, 김은심, 김효정, 박정숙, 양혜주, 윤은자, 이명옥 외(2008). 노인간호학, 서울: 정담미디어.

박영임, 유재순, 김인자, 이인숙(2006). 건강증진과 건강교육, 서울: 수문사.

박정숙(2005). 건강증진론, 대구: 계명대학교출판부.

박정숙 외(2013). 성인간호학, 서울: 엘스비어코리아.

변영순, 장희정(1992). 건강증진 개념 분석에 관한 연구. Journal of Korean Academy of Nursing.

보건복지부(2011). 제3차 국민건강증진종합계획(2011-2020).

보건복지부 · 한국건강증진재단(2013). 2014년 지역사회 통합건강증진사업 설명회.

배상수(2012). 건강증진의 이론과 접근방법, 서울: 계축문화사.

배상수(2008). 보건사업기획(제2판), 서울: 계축문화사.

선우덕(2008). 일본의 건강생활 코디네이트 프로그램이란?, 건강길라잡이(한국보건사회연구원), 2008년 12월호.

성기홍, 장지훈, 김창규, 염태순, 정구철, 이동수(2001). 경락마사지와 규칙적 신체활동이 신체 조성 및 혈중지질 농도에 미치는 효과, 한국유산소운동과학회지, 5:1, 33-47.

성근석(2009). 우울과 삶의 질에 대한 관련성 연구: 국민건강영양조사 제4기 1차년도 (2007) 자료를 이용하여, 2009, 석사학위논문, 연세대학교, 서울.

송지호 외(2009). 아동간호학, 서울: 현문사.

신경림 외(2007). 보완대체 간호중재, 서울: 현문사.

양경희, 박금숙, 이정란(2008). 중년여성의 폐경 증상과 신허 증상에 대한 경락마사지의 효과, 대한간호학회지, 38:1, 131-139.

양순옥(1990). 한국인 건강생활양상에 대한 실체이론 연구, 간호과학, 2권, 65-86.

양진향(2001). 한국여성의 음식양생에 관한 체험연구

윤순녕 외(2000). 건강증진, 서울: 수문사.

이경혜 외(2012). 여성건강간호학, 서울: 현문사.

이명숙, 최의순(1998). 기공체조 프로그램이 고혈압 환자의 생리 심리적 지수에 미치는 영향, 대한간호학회지, 28:4, 856-868.

이상은, 이향련(2003). 경락마사지가 편마비 환자의 손부종과 손기능에 미치는 효과, 성인간호학회지, 15:4, 520-530.

이향련, 김병은(2001). 안면 경락마사지 간호중재가 뇌졸중 환자의 안면마비 회복에 미치는 영향, Journal of Korean Academy of Nursing, 31:6, 1044-1054.

이화인(2002). 일부 간호대학생의 영적 안녕과 정신건강과의 관계 연구, 대한간호학회지, 32:10, 7-15.

임지혁, 배종면, 최순식 외(1996,). 외래용 스트레스량 측정도구로서 한국어판 BEPSI 설문서(수정판)의 타당성, 가정의학회지, 17, 42-53.

장순양, 박정숙(2006). 한방 건강증진 서비스와 간호의 종류와 중요도 -델파이 방법을 이용하여-, 성인간호학회지, 18:1, 62-70.

정순양(2003). 뇌졸중 환자의 변비 완화를 위한 복부 경락마사지의 효과, 동의대학교 석사학위논문.

조결자, 이명희, 지은선(2007). 경락마사지가 영아의 성장과 수면 및 어머니의 민감성과 역할수행 자신감에 미치는 효과, 아동간호학회지, 13:3, 349-356.

채정숙(1999). 본태성 고혈압 환자의 혈압하강을 위한 경락마사지 효과, 경희대학교 대학원 석사학위논문.

최찬호(2008). 건강증진학, 제니 나이두, 제인윌스 저, 지역보건연구회 역(2008). 건강증진 이론과 실제, 서울: 계축문화사.

한국건강증진재단(2013). http://www.khealth.or.kr/Index.do retrieved 15 October.

한국보건교육 · 건강증진학회(2005). 건강증진의 방향 및 분야별 건강증진, 2005년 춘계학술대회 자료집.

한정안, 박정숙(2007). 산업간호사의 산업장 건강증진사업에 대한 중요성 인지도 및 실천 정도. 한국산업간호학회, 16:2, 205-221.

홍경자, 김혜원, 안혜영, 조경미, 이주현, 김정은, 신희선, 이은주, 정연이, 이영희, 권미경, 김숙영, 김희영, 한혜리(2008). 인간발달과 건강증진, 서울: 현문사.

KBS 생로병사의비밀제작팀(2008). 여성의 몸, 서울: 예담.

Clark, C. C., Paraska, K. K.(2012). Health Promotion for nurses: Burlington: Jones & Bartlett Learning.

Edelman, C. L., & Mandle, C. L.(2010). Health promotion throughout the life span, 7th. ed., St. Louis: Elsevier.

Ministry of Health, Labour and Welfare. http://www.mhlw.go.jp/english/wp/wp-hw2/part2/p2c1s3.pdf retrieved in Oct. 13, 2012.

Naidoo, J., Wills, J.(2004). Health promotion foundation for practice, London: Harcourt Health Sciences.

Paloutzian, R. F., & Ellison, C. W.(1982), Loneliness: Spiritual well being & the quality of life. In L. A., Peplau, D. Perman(Eds). Loneliness: A source-book of current theory, research & therapy. New York: Jorn Wiley & Sones.

Talbot, L., & Verrinder, G.(2005). Promoting health: The primary health care approach, 3rd. ed., Sidney: Elsevier.

Windsor, R., Clark, N., Boyd, N. R., & Goodman, R. M.(2004). Evaluation of health promotion, health education, and disease prevention programs. 3rd. ed., Boston; McGrawHill.

건강증진 이론과 실제

발행일 초판 1쇄 인쇄 2014년 2월 12일
초판 1쇄 발행 2014년 2월 20일

지은이 박정숙
펴낸이 신일희
펴낸곳 계명대학교 출판부
주 소 704-701 대구광역시 달서구 달구벌대로 1095
전 화 053-580-6233 | **팩 스** 053-580-6235
등록번호 제347-1998-1호(1970. 9. 1.)
홈페이지 www.kmupress.com

ISBN 978-89-7585-652-5

잘못된 책은 교환하여 드립니다.
정가 25,000원

불법복사는 지적재산을 훔치는 범죄행위입니다.
저작권법 제136조(권리의 침해죄)에 따라 위반자는 5년 이하의 징역 또는
5천만원 이하의 벌금에 처하거나 이를 병과할 수 있습니다.

이 도서의 국립중앙도서관 출판시도서목록(CIP)은 서지정보유통지원시스템 홈페이지(http://seoji.nl.go.kr)와
국가자료공동목록시스템(http://www.nl.go.kr/kolisnet)에서 이용하실 수 있습니다.(CIP제어번호: CIP2014004099)